上海市级医院健康科普知识系列丛书

申康科普随身学

上海申康医院发展中心　编著

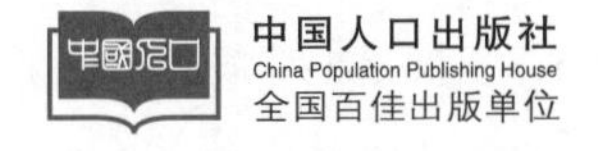

中国人口出版社
China Population Publishing House
全国百佳出版单位

图书在版编目（CIP）数据

申康科普随身学 / 上海申康医院发展中心编著 . --
北京 : 中国人口出版社 , 2023.8
ISBN 978-7-5101-9346-0

Ⅰ . ①申… Ⅱ . ①上… Ⅲ . ①健康教育 - 普及读物
Ⅳ . ① R193-49

中国国家版本馆 CIP 数据核字 (2023) 第 146632 号

申康科普随身学

SHENKANG KEPU SUISHENXUE

上海申康医院发展中心 编著

责任编辑	刘继娟 刘梦迪
策　　划	崔志军
责任印制	林　鑫 任伟英
出版发行	中国人口出版社
印　　刷	小森印刷（北京）有限公司
开　　本	710 毫米 ×1000 毫米 1/16
印　　张	24.75
字　　数	326 千字
版　　次	2023 年 8 月第 1 版
印　　次	2023 年 8 月第 1 次印刷
书　　号	ISBN 978-7-5101-9346-0
定　　价	86.00 元

电子信箱	rkcbs@126.com
总编室电话	（010）83519392
发行部电话	（010）83510481
传　　真	（010）83515922
地　　址	北京市西城区广安门南街 80 号中加大厦
邮政编码	100054

前言

健康是人民幸福生活的基石。拥有健康的心灵与健康的体魄，是实现人的全面发展的必然要求。党的十八大以来，党和国家高度重视人民群众健康，坚持把人民健康摆在优先发展的战略地位。为深入贯彻健康中国、健康上海战略，践行人民城市重要理念，上海申康医院发展中心（以下简称“申康中心”）自2019年起，携手全市市级医院每年举办“市民健康科普宣传周”和“医院开放日”活动，开展形式多样的医学健康科普和以患者为中心的沉浸式体验，将健康理念传递到千家万户。为进一步打造权威健康科普高地，申康中心整合上海市级医院专家资源，陆续推出“申康科普周”健康科普微信公众号、看看新闻网“申康科普”专栏、IPTV 网络电视“申康科普”公益专栏以及申康中心官方网站“健康科普”专栏等科普平台，制作传播原创医学健康科普视频，并联合媒体开展“申康科普面对面”“申康科普直播间”“申康科普进行时”等科普项目，持续加大优质科普资源供给，扩大健康知识普及范围。

本书内容来源于申康科普相关公众平台原创科普视频，分为“日常养生”“女性健康”“儿童及青少年健康”“老年人健康”“疾病与健康”“临床研究”“云端开放——便民利民”七个板块。上海市级医院的名医专家及经验丰富的临床医务工作者，围绕与老百姓息息相关的健康话题，用通俗易懂的语言、图文并茂的形式，进行专业健康知识普及和养生误区辟谣。本书有干货、有故事、有情怀，旨在为读者献上听得懂、记得住、用得上的“健康知识能量包”，努力倡导健康生活方式，提升人民健康生活品质。

编 者

目录

第一章 日常养生

第四章 老年人健康

第五章 疾病与健康

心脑血管疾病

消化系统疾病

泌尿系统疾病

肿瘤类疾病

第六章 临床研究

第七章 云端开放——便民利民

第一章　日常养生

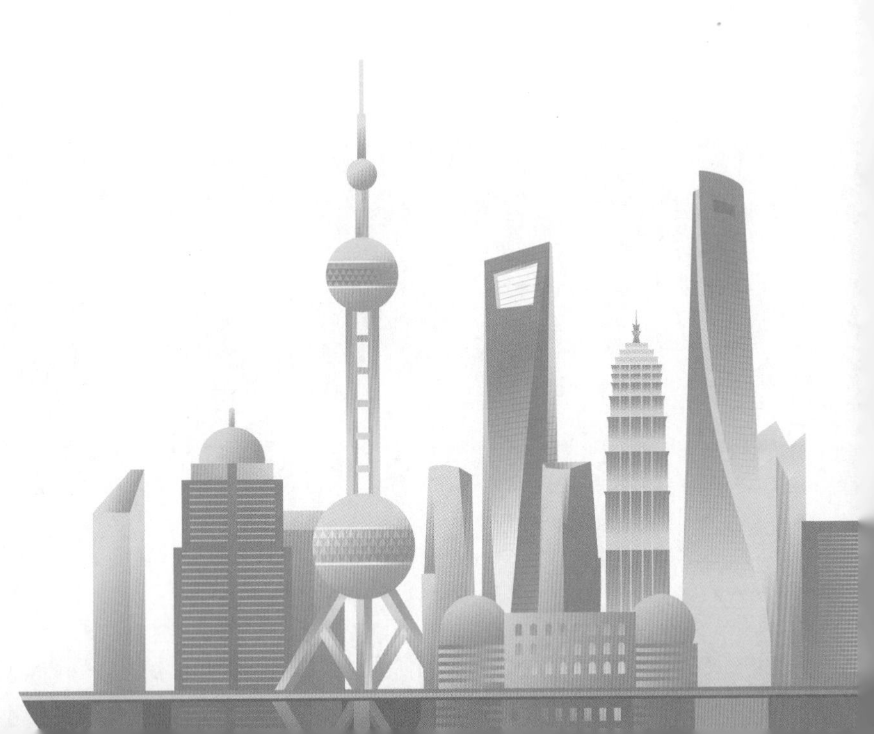

1 坚果的好处

徐仁应 主任医师
（上海交通大学医学院附属仁济医院 临床营养科）

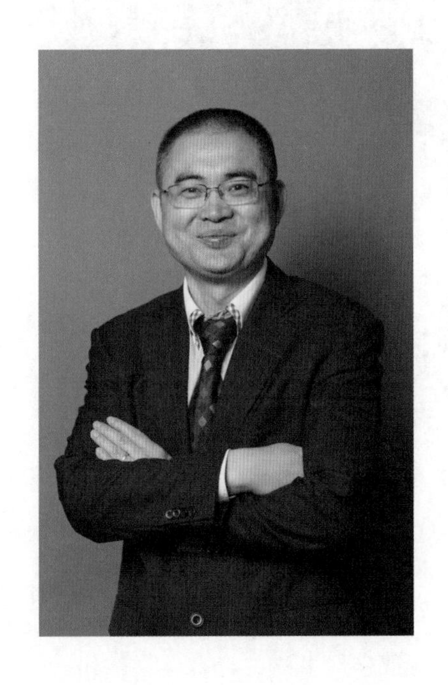

逢年过节坚果是最常见的零食，也是馈赠佳品，坚果对人体有什么好处呢？美国的研究证明，长期食用坚果可以降低1/3左右的总体死亡率；降低大约20%肿瘤的发生。长期食用坚果可能对于改善情绪有好处，这就是为什么我们在觉得情绪不好的时候，想吃一点坚果。

到底吃多少坚果算是适量呢？中国营养协会推荐的坚果和大豆的摄入量，每天累计 30 ~ 50 克。折算下来，每天吃 10 克左右的坚果就可以了。坚果最主要的营养成分是多不饱和脂肪酸，能量比较高，如果吃得太多会对体重产生影响。

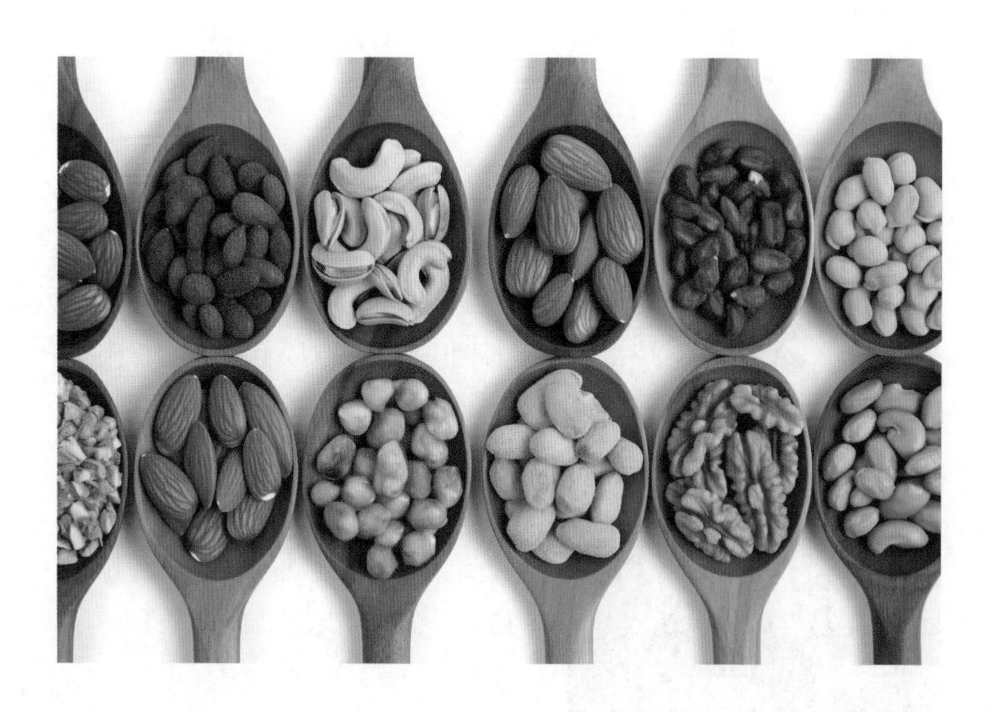

2 夏季运动的五大讲究

葛勤敏 主任医师
（上海交通大学医学院附属新华医院 急诊医学科）

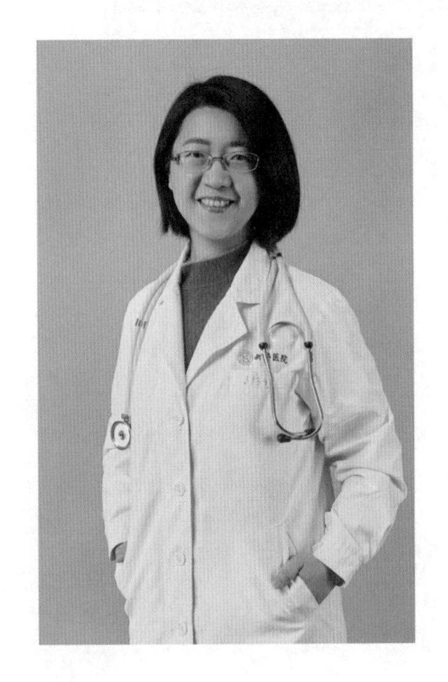

如何在炎热的夏天进行运动？

第一，要注意运动的量和强度。我们在运动的时候要循序渐进，不要突然做非常剧烈的运动，然后每 20 ~ 30 分钟休息一次。

第二，要避免在烈日下做剧烈的运动。

第三，要适当地、及时地补充水分，不要等到身体发出口渴信号的时候，才想到去喝水，运动之后可以适当地饮用淡盐水。

第四，不要在运动之后马上冲凉水澡，建议等汗液擦干后去冲个温水澡。

第五，当身体发出不适信号的时候，要及时终止运动，如感到胸闷、胸痛或者呼吸不适的时候，要及时终止运动。

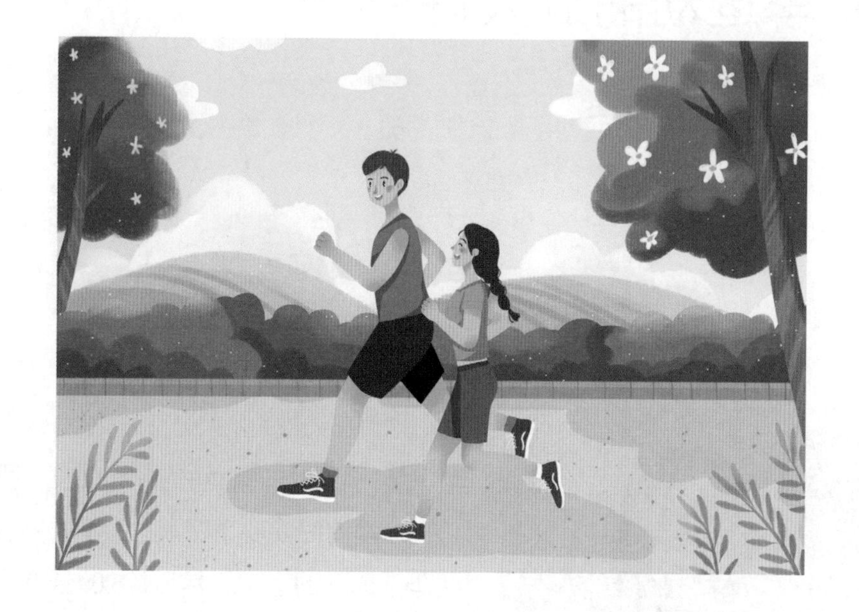

3 养生茶，你喝对了吗

蔡梦洁 主治医师（上海中医药大学附属曙光医院 内分泌科）

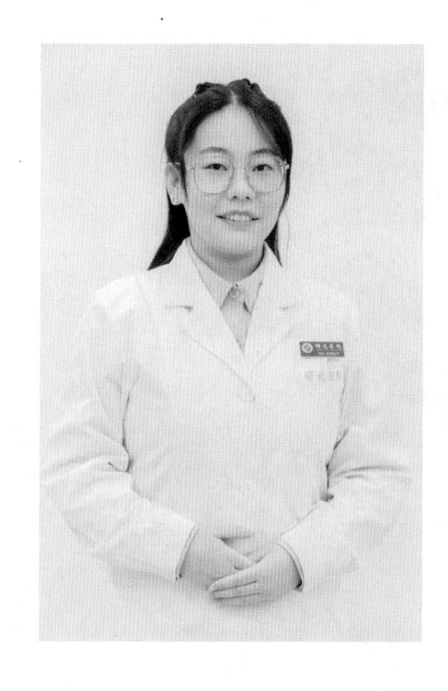

相信大家在生活中或多或少的听到过喝茶可以养生，但喝什么茶都可以养生吗？你真的选对了适合自己的养生茶吗？

如果你怕冷、乏力、腹泻等，那可能属于阳气不足，可以选用黄芪、人参、山药等，益气健脾；如果你喉咙肿痛、口舌生疮，那可能属于表热，可以选用薄荷、甘草、金银花等，疏风清热；如果你手脚心热、口干口渴、心烦失眠，那可能属于虚弱阴亏，可以选用天冬、麦冬、西洋参等，益气养阴。

如果什么症状都没有，就想喝点茶养生，那该如何选择呢？《黄帝内经》提到“上古之人，其知道者，法于阴阳，和于术数。”这就是说可以根据四季的变化情况不同来选择适合自己的养生茶。春生万物，可以选用当归、白芍、玫瑰花等疏肝柔肝；夏季炎热，易耗气伤阴，可以选用夏枯草、金银花、甘草等清热除烦；秋季干燥，可以选用玉竹、沙参、麦冬等养阴润燥；冬季寒冷，易伤阳气，可以选用红参、红枣、桂圆等升阳化气。

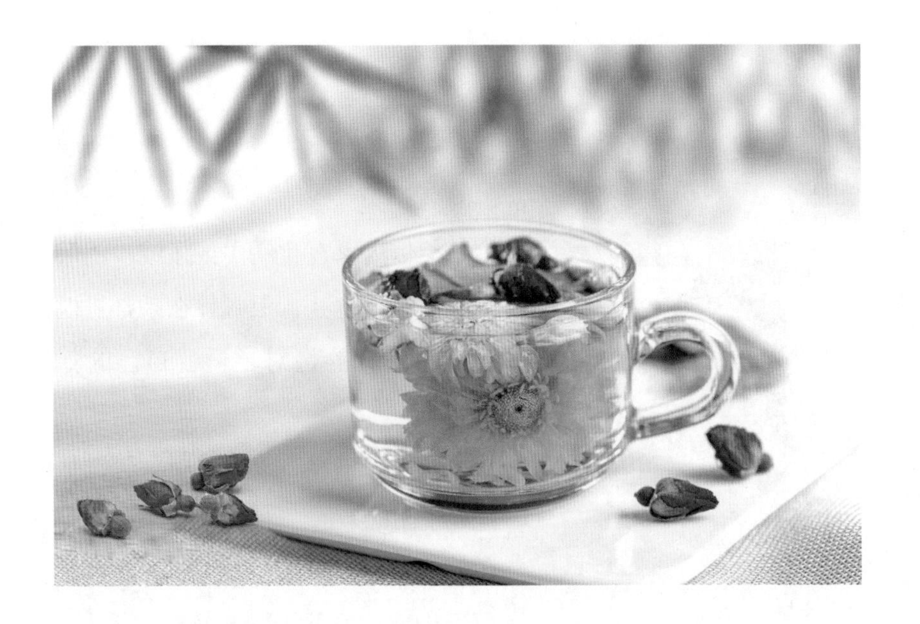

4 冬病夏治，伏天敷贴

陆超元 副主任医师（上海中医药大学附属曙光医院 儿科）

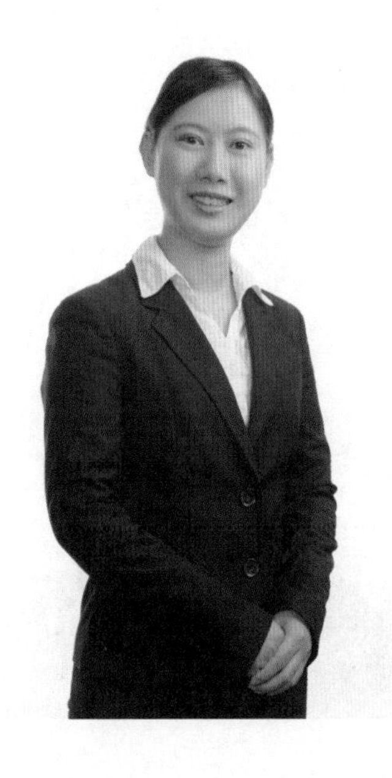

冬病夏治是我国古代医学家倡导的一种独特的治疗方法，就是将冬天好发的疾病在夏天进行治疗。早在《黄帝内经》中就有记载“春夏养阳，秋冬养阴”的养生理论。冬病夏治，穴位敷贴是重要的治疗方法之一，是将药物贴在特定的穴位上，经过皮肤吸收，通过经络的作用传导入人体，从而起到调节脏腑功能的作用。那么，冬病夏治的治疗方法适用于哪些疾病呢？可以分为以下三类。

第一类是呼吸系统疾病，包括成人的慢性支气管炎、慢性阻塞性肺病、支气管哮喘、肺气肿等；小儿反复呼吸道感染、慢性鼻炎、过敏性哮喘、过敏性咳嗽等。

第二类是骨伤科类疾病，包括颈肩腰腿痛、骨关节炎、风湿和类风湿关节炎、颈椎病、腰椎病等。

第三类是虚寒体质者，如怕风、怕冷、胃痛、腹泻、胞宫虚寒及免疫低下的亚健康人群。

一年之中的夏季三伏天是天阳之气最旺盛的时候，所以也是穴位敷贴冬病夏治的最佳时机，用天阳之气助人之阳气，可以达到事半功倍的效果。因此，每年穴位敷贴的最佳时间为 7 月到 8 月的中上旬，同样的一天当中，阳气最旺的时间是中午，所以我们选择上午或者中午的时间进行穴位敷贴。如果您和您的家人有这样的问题，那么今年夏天就开始冬病夏治吧。

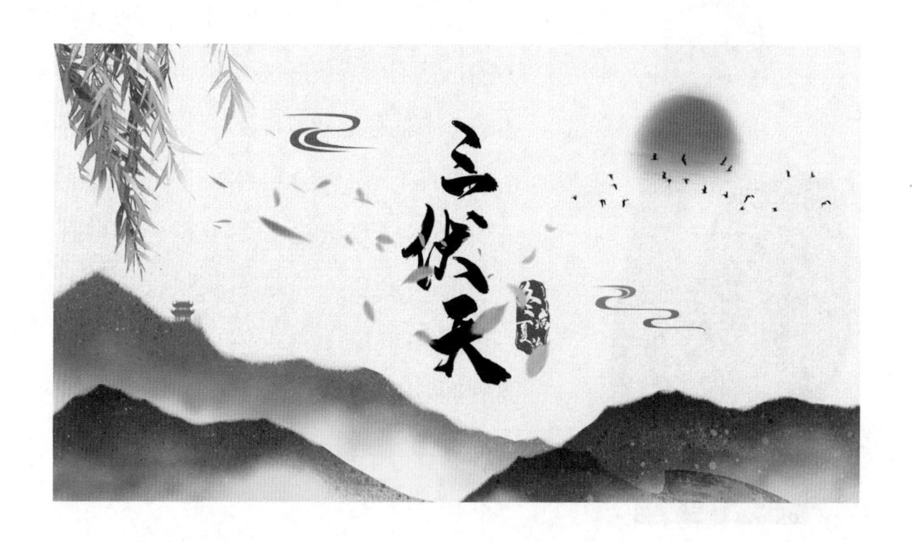

5 居家按摩两穴位，血压平稳不波动

许佳年 副主任医师（上海市第十人民医院 中医科）

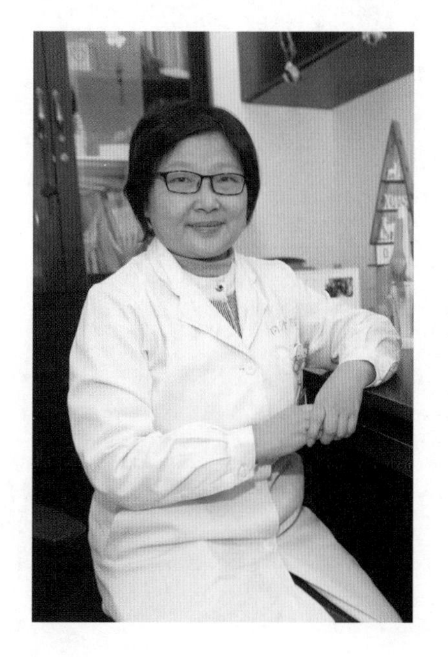

调节人体血压简便易操作的两腧穴，一个是曲池穴，一个是合谷穴。

如何进行定位呢？大家看一下肘横纹，在肘横纹的外侧端，有一个骨突的地方是肱骨外上髁、肘横纹的外侧端与肱骨外上髁连线的中点，就是曲池穴，属于手阳明大肠经。进行按揉，看一下有没有酸酸胀胀的感觉。

合谷穴，位于第一掌骨、第二掌骨之间，大约在第二掌骨的中点，进行按揉，也会有酸胀的感觉。合谷穴在上肢两侧是对称的。因为合谷穴属于手阳明大肠经，阳明经多气多血，具有行气活血之功，对于人体的血液循环能起到很好的调节作用。针灸腧穴一个非常主要的特点是双向的调节，保持着人体的自稳状态。

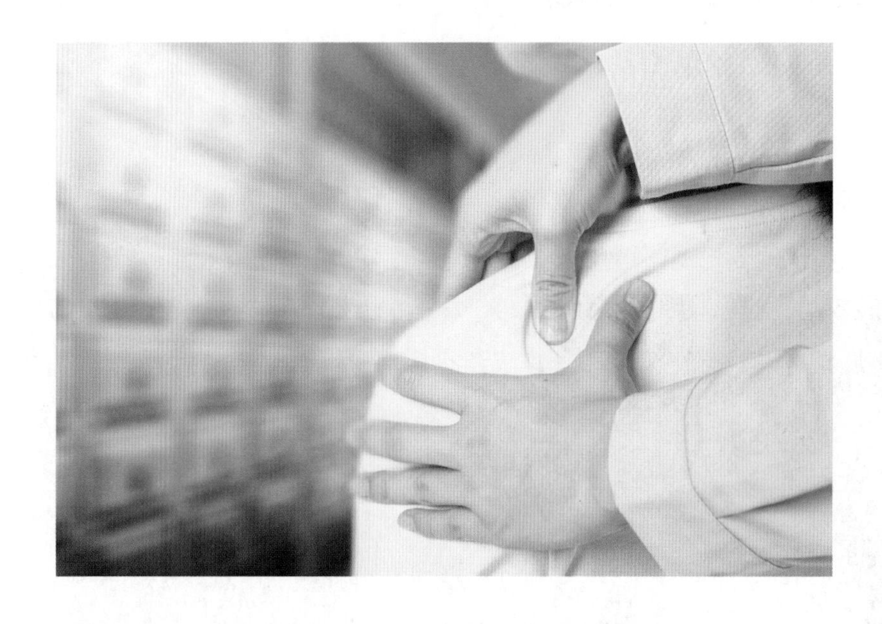

6 心情烦闷、辗转难眠？试试耳穴按摩操

肖姝雲 主任医师（上海市中医医院 神志病科）

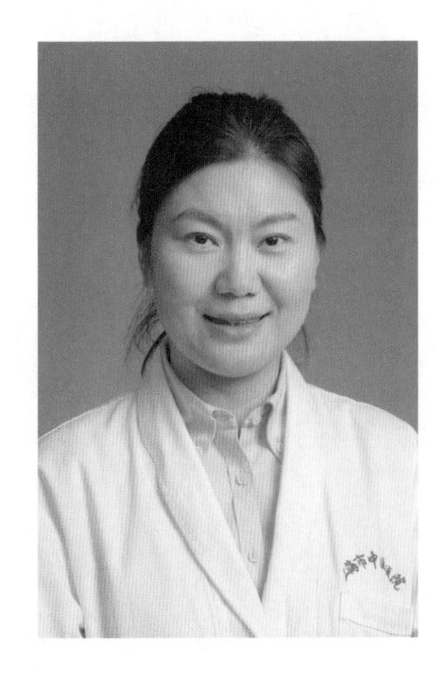

我们该如何照顾好自己的心情？

第一，建议大家不要熬夜，按时用餐，可以选择太极拳、八段锦、俯卧撑等不影响楼下邻居的运动。还可以午后在窗边晒晒后背，后背有人体的督脉，可以提升阳气。

第二，试试简单有效的耳穴按摩操。第一步按揉耳廓，双手搓热，轻轻按揉双侧的耳廓，直至微微发热。第二步喜鹊点头，用双手的食指按压耳屏内的神门、肝、枕、皮质下，每一个穴位按揉一分钟。这些穴位既可以帮助大家舒缓心情，还有利于睡眠。

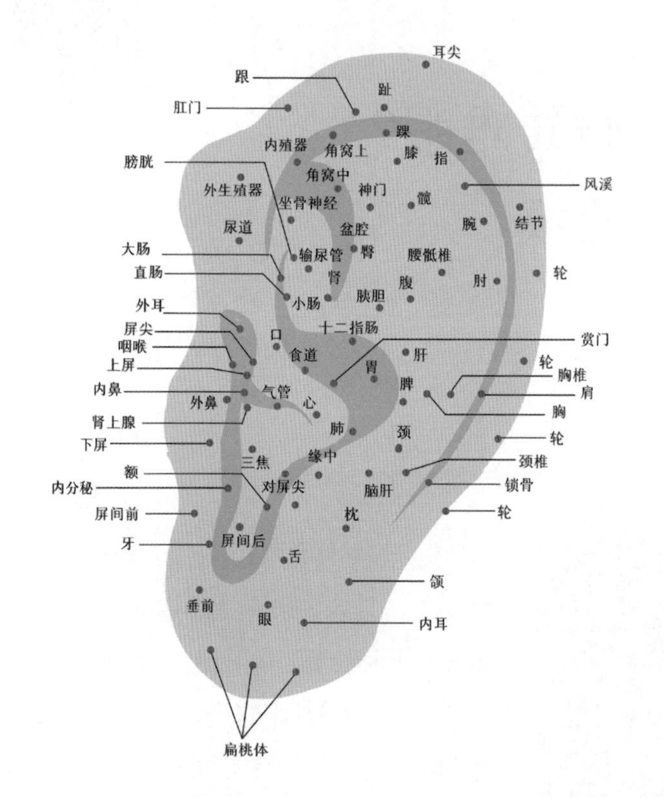
耳尖
跟
趾
肛门
踝
内殖器
角窝上
膝
指
膀胱
角窝中
风溪
外生殖器
神门
髋
坐骨神经
腕
结节
尿道
盆腔
大肠
输尿管
臀
腰骶椎
轮
直肠
肾
腹
肘
外耳
小肠
胰胆
屏尖
十二指肠
贲门
咽喉
口
肝
食道
轮
上屏
胃
胸椎
内鼻
气管
脾
肩
外鼻
心
胸
肾上腺
肺
轮
下屏
颈
三焦
缘中
颈椎
额
对屏尖
锁骨
内分泌
脑肝
屏间前
枕
轮
牙
屏间后
舌
颌
垂前
眼
内耳
扁桃体

耳正面

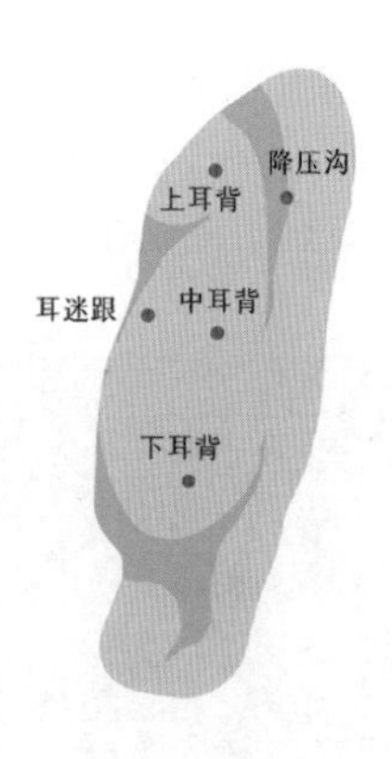
降压沟
上耳背
耳迷跟
中耳背
下耳背

耳背面

7 小耳穴，大健康

（上海中医药大学附属龙华医院）

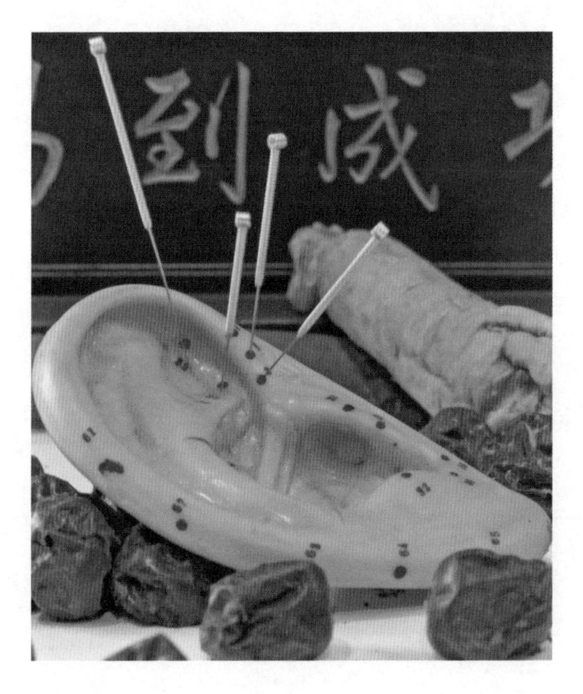

什么是耳穴？小小的耳穴又如何为我们带来大大的健康呢？欢迎大家和我一起走上耳穴的中医文化之旅。人体的耳朵蕴藏着中医的奥秘，传统医学认为，肾主藏精，开窍于耳，也就是说耳是肾乃至肾气的外在表现。而所谓的耳穴就是分布于耳廓上的腧穴，我们每只耳朵上遍布91个穴位，耳穴治疗就是对这些穴位进行刺激，通常我们选用针刺、耳穴贴压、按摩等方法来刺激。那么如何运用耳穴来防治高血压呢？临床上我们通常选用耳穴埋豆来进行治疗，而这一治疗手段也得到了2020年版《国家基层高血压防治指南》的官方推荐，通常我们选用的穴位是心、神门、降压沟，操作步骤如下。

一、消毒2次。

二、定位取穴。

三、埋豆贴压。

局部热麻胀痛不要慌，是耳穴在起效，治疗期间多观察贴压部位。

小耳穴，大健康。耳穴益处虽多，但也请您在专科医师的评估和指导下进行相关的耳穴治疗。

8

失眠多梦，中医有妙招

王 凤 副主任医师（上海市第六人民医院 中医科）

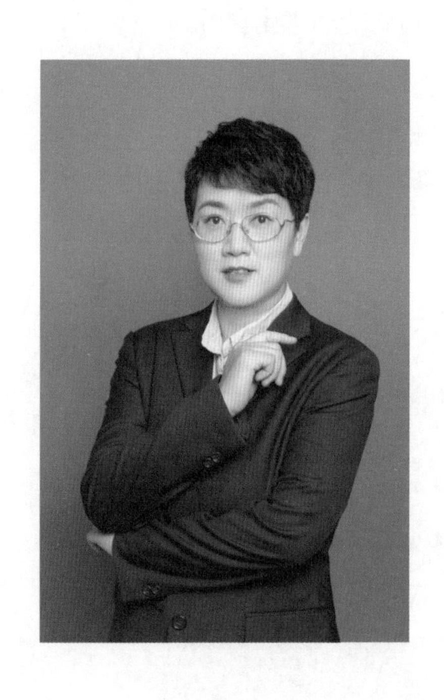

失眠在中医属于“不寐”“不得眠”“不得卧”的范畴，其发病多与情志不遂，心、肝、脾等脏受损，气血阴阳失调等有关。

失眠的临床表现有哪些？第一，入睡困难（入睡时间超过30分钟）；第二，睡眠维持障碍（整夜觉醒次数≥2次）；第三，早醒、睡醒之后再也无法入睡；第四，睡眠质量下降以及总睡眠时间减少（少于6个小时）；第五，频频从噩梦中惊醒，自觉整夜都在做噩梦；第六，伴有白天的一些功能障碍。

失眠对人体有什么危害呢？它会影响大脑的创造性思维，影响青少年的生长发育，影响皮肤的健康，导致疾病发生，还会引起肥胖。中医根据整体观念、辨证论治，将失眠分为心脾两虚型、阴虚火旺型、心虚胆怯型、肝火扰心型、痰火扰心型。

针对不同的症型，需用不同的中药处方，这里给大家举例介绍几味中药，如磁石是在临床中比较常见的一种药物，主要成分是四氧化三铁，可以镇惊安神、平肝潜阳、聪耳明目、纳气平喘，对于睡不好觉、耳鸣，伴有咳喘的患者比较适合；龙骨是古代哺乳动物的骨骼化石，可以镇惊安神、平肝潜阳、收敛固涩；酸枣仁相信大家都不陌生，可以养心益肝、安神、敛汗；柏子仁大家也很熟悉，具有养心安神、润肠通便的作用，对于睡不好觉又经常便秘的人群比较合适，平时可以用柏子仁进行煮粥食用。

总之，调理不寐需要掌握三个要领。第一，要注意调整脏腑气血阴阳的平衡；第二，强调在辨证论治的基础上，再使用安神镇静的药物；第三，要注意精神治疗、心理疏导的作用。睡眠质量决定您的生活质量和健康品质，愿您每天睡得好。

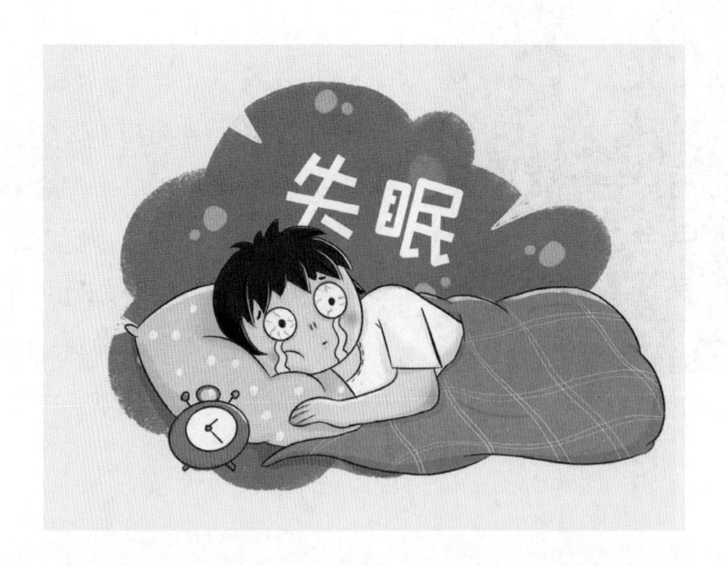

9 焦虑——一场心灵感冒

陈 运 主任医师（上海中医药大学附属龙华医院 脑病科）

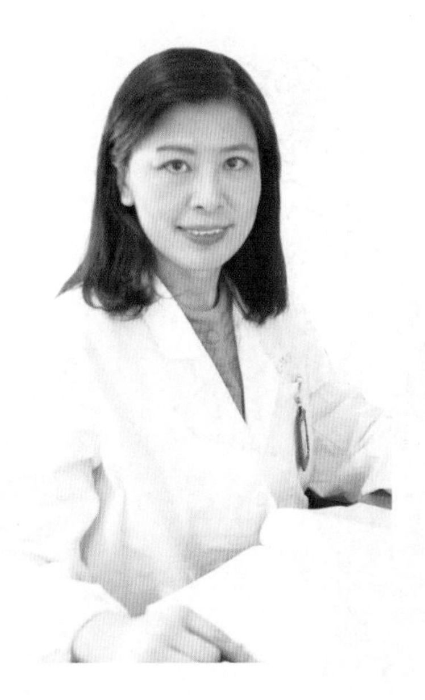

在门诊常会遇到一些患者因为心慌、胸闷、失眠来就诊，做了一大堆检查，没有发现任何问题，医生最后的诊断是焦虑。这个时候有的患者很疑惑，也更焦虑了。

其实，在生活当中，每个人都会受到各种客观因素的刺激引起焦虑的状态。大多数人通过自身的调节可以从焦虑状态中走出来。而有些人无法靠自我的情绪调整走出焦虑状态，这就成了病态焦虑。焦虑除了有情绪的症状外，有些人还表现为身体的不适，我们称为躯体化障碍。对于焦虑患者，医生会给予一些处方药物，有一部分患者会对服用精神类药物有抵触情绪，其实在医生的指导下，服用这类抗焦虑药物能够帮助患者稳定情绪，减轻身体不适，尽快走出这场“心灵感冒”，等到症状完全控制，也是完全有机会停药的。

中医对于轻中度的焦虑，常用疏肝解郁、清心泻火等疗法，可以取得很好的疗效。一些中草药，如玫瑰花、绿萼梅可以经常泡茶饮用。如果发现自己陷入难以缓解的焦虑，不要羞于求助，可以和朋友倾诉，也可以找医生聊聊，一起努力找到最适合自己的走出焦虑的方法。

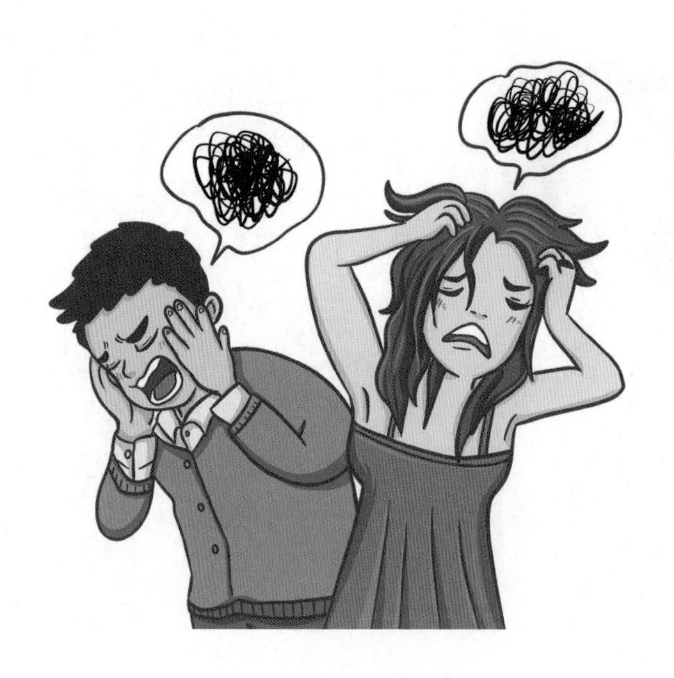

10 旅游可以治疗抑郁症吗

李 黎 心理治疗师（上海市精神卫生中心）

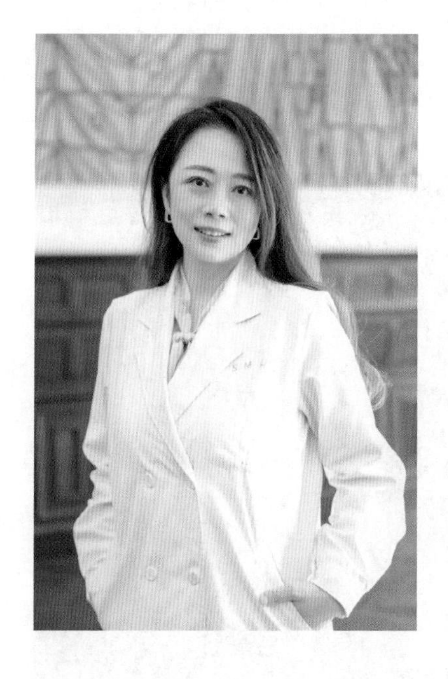

我们经常会在一些影视作品或者日常生活中看到这样的情景：当我们的亲朋好友陷入抑郁，甚至得了抑郁症的时候，身边的人就会劝他们出门散散心、旅旅游，这样抑郁就好了。出门旅游真的可以治疗抑郁症吗？

出门旅游的确可以让我们放松心情，看大自然的美景，和亲朋好友一起聊一聊，会觉得开心了很多，烦恼忧愁就会无影无踪了。但是如果你是轻度的抑郁问题，如生活上碰到烦心事或者是一些生活事件让你觉得心情低落，出去玩一玩、走一走、旅旅游是可以很好地调节心情的。

可是如果你患了抑郁症，那就不是一般的心理问题，而是一种精神疾病。有病就要治，所以我们还是要采取专业科学的治疗方案，如药物治疗、住院治疗等。因为不进行专业的治疗，抑郁症的程度会越来越重，甚至出现自伤、自杀等危险的后果，这个时候旅游、看书、听音乐这些自我调节方式就是杯水车薪，解决不了问题。所以当我们确定自己有抑郁症的时候，一定要去专业的医疗机构进行专业的治疗。听从医嘱，服药住院，帮助自己恢复过来。当然了，在我们治疗和恢复的过程中，进行适当的自我调适也是很好的辅助治疗。比如说，我们可以在亲朋好友的陪伴下，在周围逛一逛，出去看一看美景，这样就可以更好地帮助我们从抑郁的情绪里面走出来。说到底，精神疾病重在预防。经常出去走一走、旅旅游是有利于我们的身心健康的。

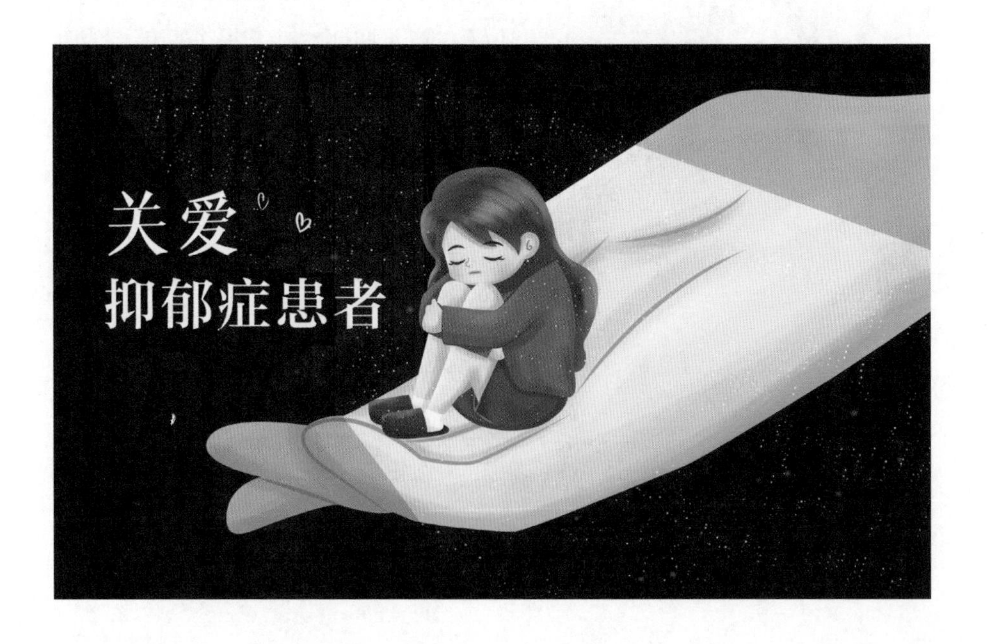

11 秋冬时节，小儿膏方正当时

吴 杰 主任医师（上海市中医医院 儿科）

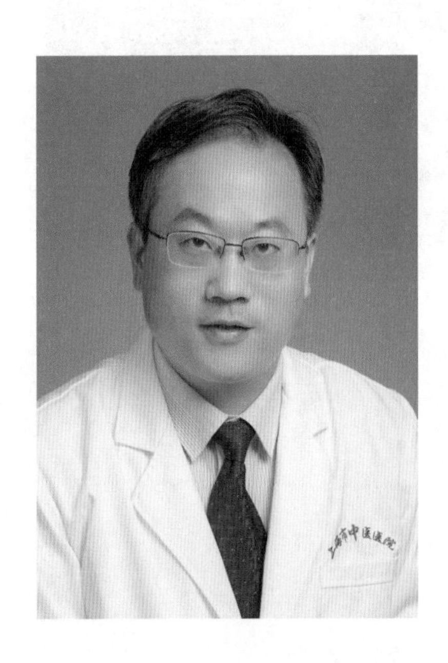

膏方是一种中医特色剂型，在疾病防治、滋补调理等方面发挥着重要作用，较传统药剂，具有易于接受、携带方便、口味怡人、可长期服用等优势。

值得注意的是，虽然膏方在临床上被广泛应用，但并非适合所有人，而且有一定的适应证。对于小儿患者群体，贫血、发育不良、营养不良、肾病等慢性疾病，以及呼吸道感染、哮喘、鼻炎、过敏性紫癜等易反复发作的疾病适合应用膏方调理。同时，服膏方时一般不宜用茶水冲饮，调理期间避免辛辣刺激的饮食；若出现急性发热、呕吐、腹泻、过敏，应立即停用膏方；若出现口腔溃疡、大便干结等症状，可暂停服用；若出现食欲下降、舌苔增厚等情况，可酌情减量。

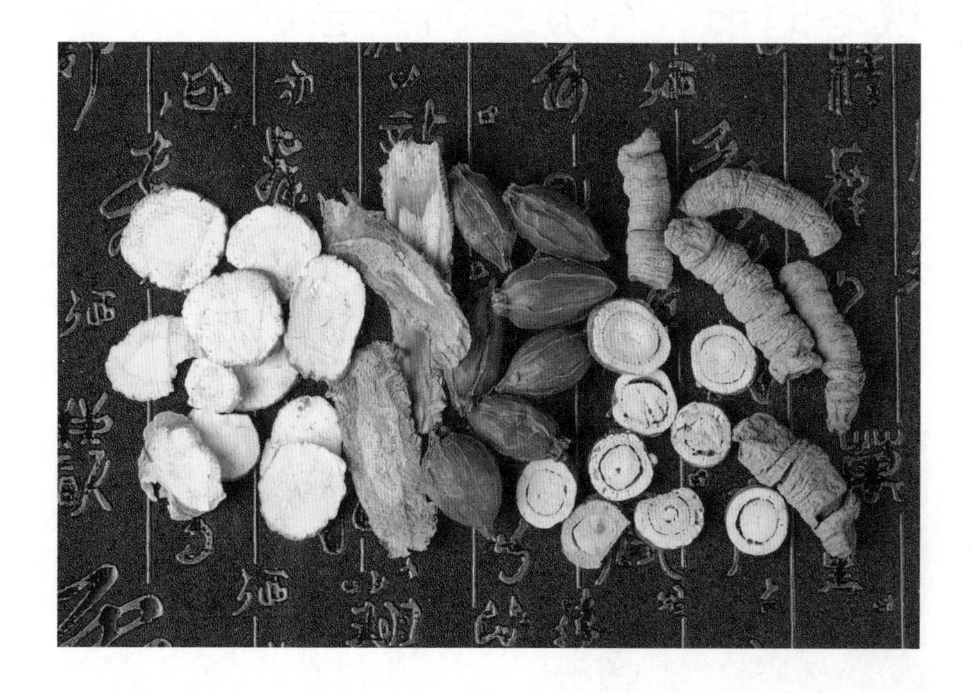

12 减肥与养生

魏华凤 副主任医师（上海中医药大学附属龙华医院 中医示范科）

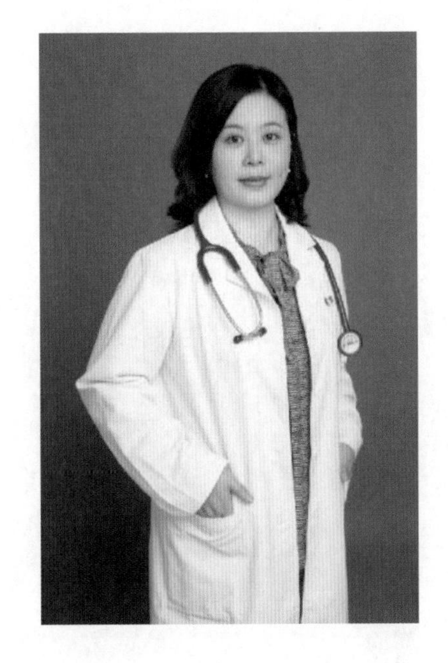

我们可以根据皮肤的颜色来区分肥胖的类型。

第一种是白胖，白胖其实是属于一种单纯性的肥胖，多数与生活习惯、饮食习惯相关，往往预后较好，皮肤状态看上去比较有弹性，颜色偏白一些，我们称为白胖。

第二种是红胖，这类患者的皮肤容易发红，脾气比较急，一急皮肤上的毛细血管就会扩张，呈现潮红，有时候还会出现出汗的现象，这一类患者要警惕高血压。

第三种是黄胖，这类患者的皮肤看上去颜色偏黄，没有光泽。这一类的肥胖患者很大的特点就是比较懒，大家不要责怪这种“懒”，这不是主观上的偷懒，其实主要是身体原因导致的，这类患者由于代谢率比较低，如甲状腺激素分泌水平低下，导致人体的代谢比较慢，所以他容易出现乏力、疲劳、没有精神等表现。针对这类患者，我们往往通过药物调理，效果比较好。

最后一种是黑胖，也就是所有的肥胖中对身体健康影响最大的一类肥胖。这类患者的颈部、腋下、腹股沟、肛周、脐窝等部位的皮肤颜色偏暗，局部皮肤比较粗糙，有角化的表现，我们医学上有个专业术语叫黑棘皮病，主要是跟胰岛素内分泌代谢有关，这一类肥胖的患者容易出现糖尿病等代谢疾病，

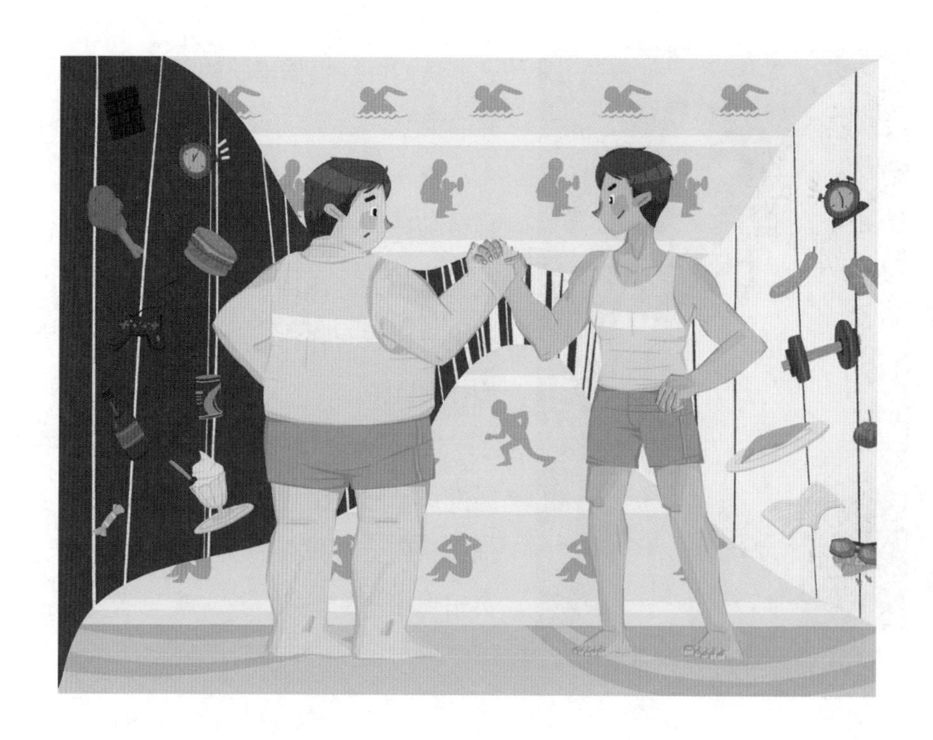

建议患者去医院进一步检查治疗。

什么样的减肥方法才是比较健康的呢？首先大家对减肥要有正确的认识：减肥不是单纯的减重，无论是继发性肥胖还是原发性肥胖，都提示人体代谢、内分泌等功能出现了问题。所以，减肥其实是恢复人体脏腑功能，恢复身心健康的一种治疗方法。

中医有哪些方法可以帮助患者健康地减肥呢？首先，应该先请医生辨识你的体质；其次，在医生的指导下，结合肥胖的类型来制订减肥调理方案。比如，中医认为脾为后天之本，脾胃吸收太好或者脾胃吸收功能差都可能引起肥胖，所以，减肥应给予健脾和胃，积极恢复脾胃功能。又如，中医认为“肥人多痰湿”，久坐少动容易血行减慢，所以，如果肥胖伴有痰湿、血液循环不好等问题时，应给予化湿活血等方法。内服的中药除了辨证给药外，还可以参考中药的现代药理研究结果进行辨病防治，如“白胖”患者可以给予具有化痰泄浊功效的“泽泻”，因为研究发现，泽泻还具有调节脂肪代谢的功效；“黄胖”患者可以给予既有补益作用又可以调节脂肪代谢的绞股蓝；“红胖”患者可以选择能降血脂的决明子以润肠通便、平肝阳和清肝火等。

此外，肥胖患者还可选择针灸、穴位埋线、局部熏蒸、推拿、耳穴、火罐等中医外治方法，以及回春功、八段锦、太极拳等中医功法。

13 得了肾病不要慌，中西结合来帮忙

龚学忠 主任医师（上海市中医医院 肾病科）

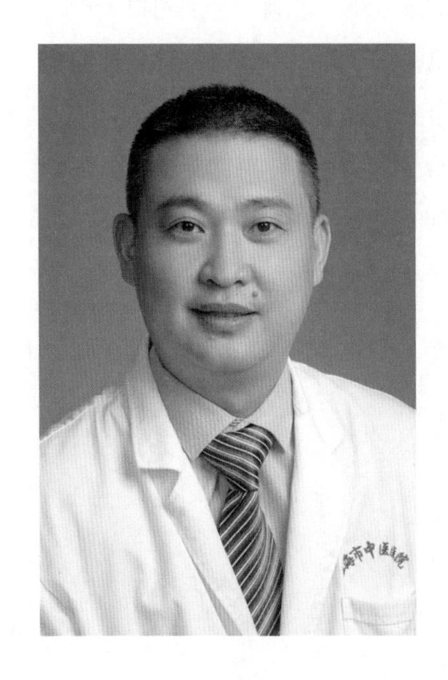

Q1：临床有哪些常见的肾脏病？肾脏病有哪些常见的表现？

临床常见的肾脏病有尿路感染，特别是复发性尿路感染；原发性肾病，表现为蛋白尿、血尿、水肿的这一类疾病；继发性肾病，如糖尿病肾病、高血压肾病、痛风性肾病等；药物毒性引起的肾脏损伤。肾脏疾病最常见的症状是腰酸腰痛，还会出现泡沫尿、血尿、水肿，有的还引起高血压表现。

Q2：为什么说肾脏病是“沉默的杀手”？

因为肾脏有强大的代偿功能，即使是生病了，有了蛋白尿、血尿，但在很长一个阶段，肾功能是能够支撑我们日常需求的，等到有明显症状时，很可能肾功能已经丢失了一多半。所以肾脏疾病起病隐匿，很多人把肾脏病称为“沉默的杀手”。

Q3：中医治疗肾脏病有什么优势或特色？

很多肾脏疾病靠单纯的西药可能不解决问题，很多时候需要中西医结合，这就涉及中医治疗肾脏疾病的优势了。肾脏疾病常见的症状有蛋白尿、血尿、水肿，西医治疗比较棘手，对于轻中度肾病，西医一般是用激素加免疫制剂。但中医就有比较好的办法，如玉米须、白茅根这些药食同源食材，中医在治疗肾脏疾病中还是有很多特有的优势的。另外对于尿毒症或是早中期的肾功能不全，中医的治疗优势也非常明显。

中医学认为肾为先天之本，治疗肾病的很多中药能够延缓衰老、补肾强腰、延年益寿。所以说肾脏疾病采用合理的补肾中药来治疗的话，能够使很多老年患者或者亚健康的、肾虚病的患者获得比较好的疗效。另外采用中药能够针对性地减少西药治疗肾脏病引起的一些潜在的风险和不良反应。

Q4：中医治疗尿路感染有什么特色或优势？

中医称尿路感染为劳淋，一劳就发，西医叫复发性尿路感染，就是说反复发作。中医药确实积累了很多的经验，如用车前草、玉米须、蒲公英煮水煲汤喝，能够有效地缓解尿频、尿急、下腹部坠胀症状，而且不良反应小，也有效缓解了复发性尿路感染的患者需要长期依赖抗生素的弊端。所以中医中药在治疗复发性尿路感染方面有很大优势。

Q5：如何鉴别水肿是否由肾脏疾病引起？

水肿在临床上分为肾性水肿和肾外疾病引起的水肿。肾外疾病常见的有肝脏疾病，如肝硬化、肝腹水；内分泌紊乱，如甲减；血管性水肿，如下肢动脉斑块、下肢静脉回流障碍、下肢静脉曲张等。

肾性水肿是双侧对称性的水肿，血管性水肿通常表现为回流差或是堵塞的一侧下肢水肿明显。其他原因引起的水肿有时在表现上和肾性水肿有共同的地方，可能也是对称性的，也可能轻度的时候是眼睑浮肿，严重时引起胸腹水，甚至全身性水肿，这时需要专业的医生来指导进行鉴别，采取针对性的治疗。

Q6：其他原因也会引起泡沫尿或血尿吗？

其他原因也会引起泡沫尿，就是蛋白尿，如进食高磷酸盐的食物，或者合并尿路感染，有糖尿病病史等。这里提醒大家一定要重视，及时到肾病科进行鉴别。

肾性血尿需要和无痛性的肉眼血尿相鉴别。如泌尿系统的肿瘤占位性病变引起的肉眼血尿是没有痛觉的，和尿路感染引起的尿频、尿急、尿痛不一样，需要辨别。如果有持续多年的反复镜下血尿，一旦出现几次无痛性的肉眼血尿，建议尽快到肾脏专科进行排查。另外节食等也会引起尿血。

Q7：中医在缓解痛风、降低尿酸方面有什么特色呢？

中医药在降尿酸水平上，虽不如那些促进尿酸排泄、抑制尿酸分泌的西药疗效来得快，但是稳定，并且安全性要高得多。中医治疗痛风讲究辨证论治，从整体上进行治疗，除了服用药物，还要对饮食、日常行为进行指导，尤其是很多中老年人的痛风，是由于饮食不规律、乱锻炼、不注意保护关节引起的。

大家在治疗痛风的时候，不妨尝试使用中药，当然也要避免一些有毒副作用的药物。如痛风急性期采用内服药的时候，可以加用外用的膏剂，局部敷贴来消肿止痛，这样能够很快地缓解患者轻至中度的疼痛。如果是重度的疼痛，建议可以用一些止痛剂，但剂量要小，一些中成药也是有解热镇痛作用的，相对不良反应要小很多。所以建议大家，得了痛风以后可以先尝试中西结合治疗。

Q8：中西医结合是如何延缓肾功能不全疾病的病情进展的？

尿毒症早期或者说早中期肾功能不全都是无法逆转的，但很多时候可以延缓它的进展。所以有些早中期的肾功能不全患者经过合理的中医药治疗后，实验室指标全部正常了，甚至可以维持好多年，肾功能可以保持在比较好的水平。所以说中医药在治疗肾功能不全方面还是有一些特点和优势的。

对于肾功能不全，中医有两个重要的病机，一个是虚，肾虚；第二个就是毒。中医药针对这两类病机采用一些相对性的药物，效果还是不错的。对于肾功能不全患者还要提醒大家要控制饮食，同时避免一些潜在的具有肾损伤的药物，如某些西药，还有一些中医的偏方、秘方。

另外要采用恰当的中医药治疗，并且要在肾病专科来治疗。日常要注意保健，防止反复感冒，不要乱吃药。

Q9：肾病患者有哪些食疗或者中医特色膏方，能给予一些帮助吗?

首先，我们建议大家得了肾脏病，不要慌，到正规的医疗机构，找肾病专业的大夫来采用中西医结合的治疗办法。其次，还是有很多食疗的办法用来辅助治疗的，比如说针对水肿、尿路感染，还有蛋白尿、血尿的患者，我

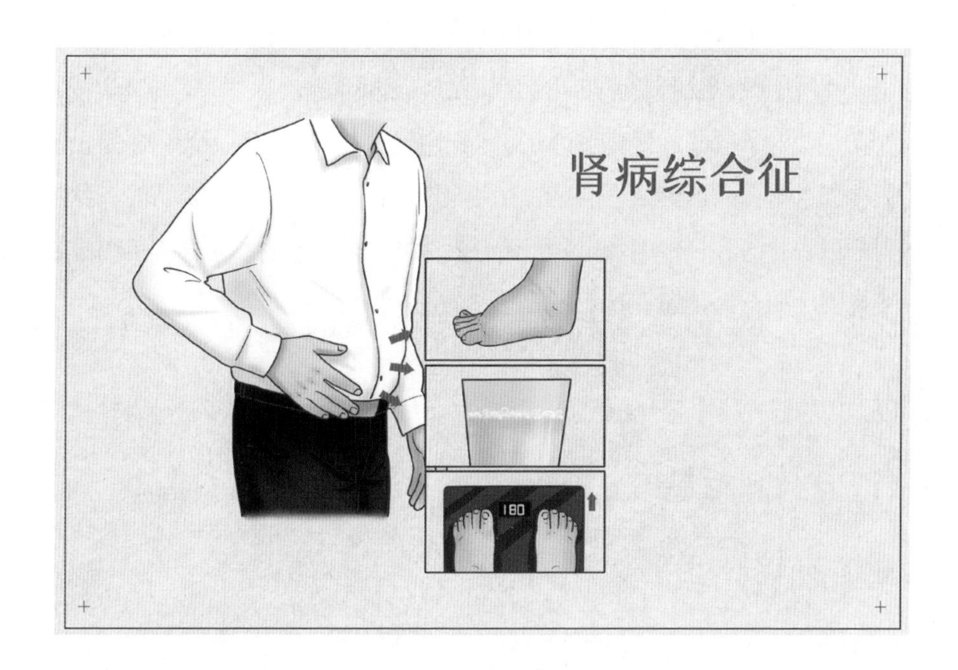

们推荐玉米须冬瓜皮汤，选新鲜的玉米须 50 克，冬瓜皮 50 克，洗干净以后煮水来喝，利尿消肿效果很好。尤其是对一般常见的轻度的尿路感染，甚至早上起来眼睑水肿、踝关节有点肿的患者，吃一点就能有效地缓解了。

再次，中医有很多药食同源的食材有补肾的作用，如芡实，又叫鸡头米，是比较好的补肾固涩敛精的食材，煲汤、做菜、做饭都可以，如山药芡实粥或山药芡实羹都可以。芡实补肾，山药健脾，再加上枸杞子滋补肝肾，能够对肾、脾、肝三个脏器都有作用，所以适合大家在平时的自我保健。

最后，还有一些膏方确实对慢性疾病能够取得比较好的治疗效果，因为膏方里除了有滋补药材外，也有治疗疾病的食材。而且方大药多，气血阴阳都会顾及。剂型简单、服用方便，所以得了肾病的患者，或者说有肾虚的患者、亚健康的患者，有条件的话是可以服用膏方的。

Q10：关于糖尿病肾病的治疗，您有什么建议吗？

肾脏疾病是不可逆转的，糖尿病肾病的愈后又很差，早期干预、规范治疗就很重要了。

第一，得了糖尿病，我们建议排查一下是否有早期的肾脏损伤，早期进行规范性的干预，就能延缓或阻断疾病发展的进程。

第二，对于糖尿病肾病患者，如果出现轻微的肌酐升高，蛋白尿增多，千万要引起重视，这时激素治疗的效果非常差，中医药还是有优势的，我们针对糖尿病肾病，轻中度蛋白尿，还有肾功能不全的患者，小样本单中心的研究发现中药对部分患者效果非常好。

14 一不小心闪了腰，在家如何缓解疼痛

徐世芬 主任医师（上海市中医医院 针灸科）

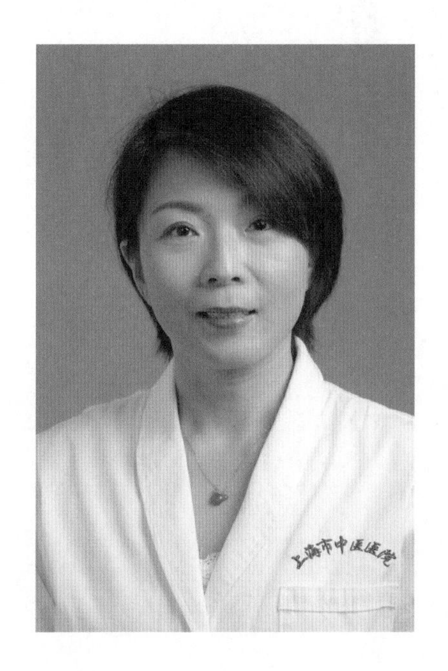

急性腰扭伤往往是腰部突然受到暴力的损伤，或者是运动不协调造成的，也是我们通常所说的闪腰。它的特点是受伤部位仅限于腰部，没有下肢的放射痛，局部有明显的压痛，活动受限。下面教给大家一些在家自我处理的正确方法。

首先要卧床休息，但是在卧床期间要注意床垫不能过软，要保持身体处于水平姿势，可以仰卧、俯卧、侧卧位。其次是冷敷，24 小时之内可以用冷敷来

缓解疼痛，用毛巾包裹冰袋敷在患处，一般可持续敷 15 分钟左右，2 ~ 3 小时后可以再冷敷一次，24 小时后就可以用热敷来缓解疼痛了。如果以上方法都没有缓解，教大家按揉腰痛穴，在第二、三掌骨之间的中点和第四、五掌骨之间的中点，按揉局部有酸胀感为度，在按揉的同时可以配合腰部前后左右的活动，两手交替按揉。

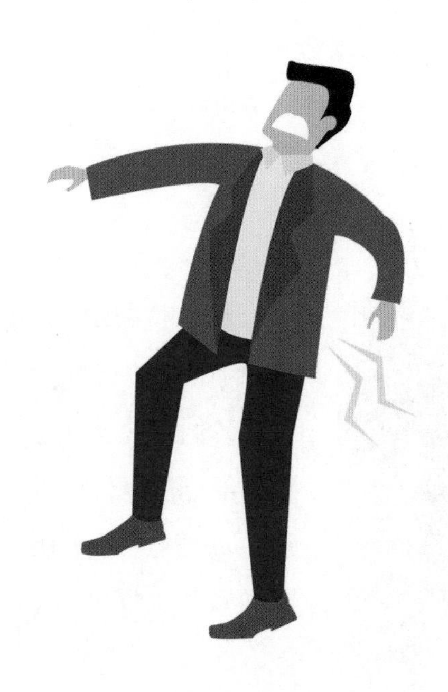

15 有一种痛叫“带状疱疹”

扫描二维码
观看科普视频

张 雨 康复治疗师（上海市第十人民医院 康复科）

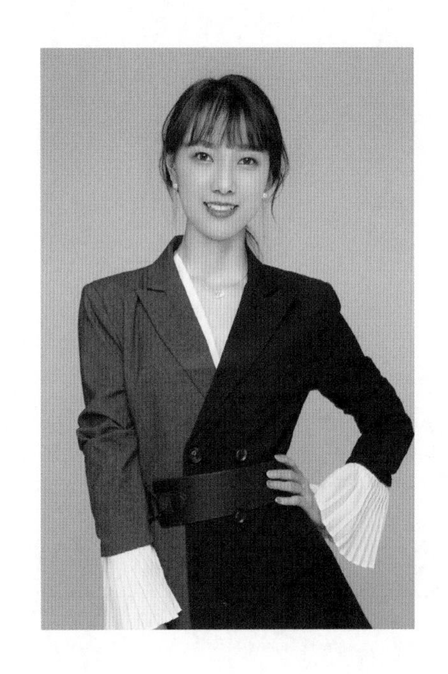

带状疱疹不仅仅是皮肤病，更是神经损伤性疾病。带状疱疹早期疼痛的主要原因在于病毒肆虐，侵犯神经出现的炎症反应，而后期疼痛的主要原因是神经纤维的破坏。如果急性期不能有效地控制神经纤维上的炎症，保护神经，那么，在随后的三周到四周的时间里，神经就可能产生明显的损伤，最后神经纤维逐渐变性破坏，导致带状疱疹后遗神经痛的发生。带状疱疹主要是潜伏在人体内的水痘－带状疱疹病毒由于免疫力下降等原因，被重新激活，损伤相应的感觉神经的结果。带状疱疹是常见病，95% 以上的人体内可检测到病毒的抗体，是老年人的多发病。据统计，我国每年有近 300 万成年人受带状疱疹影响，50 岁及以上人群每年新发带状疱疹病例约为 156 万，在目前医疗条件下，60 岁以上带状疱疹患者约有 30% 会有留下后遗神经痛的可能。年龄越大，患后遗症的可能性越大，疼痛也越来越严重，我们不仅要止痛，更要从根本治痛，即接受神经营养药物治疗，修复神经，所以我们从疱疹发作时就要关注受到病毒破坏的神经，早期治疗要抗病毒与保护神经并重，尽早控制病毒发作，使疱疹尽快消退，同时保护受累神经、抗神经炎症，减少病毒对神经的侵害。

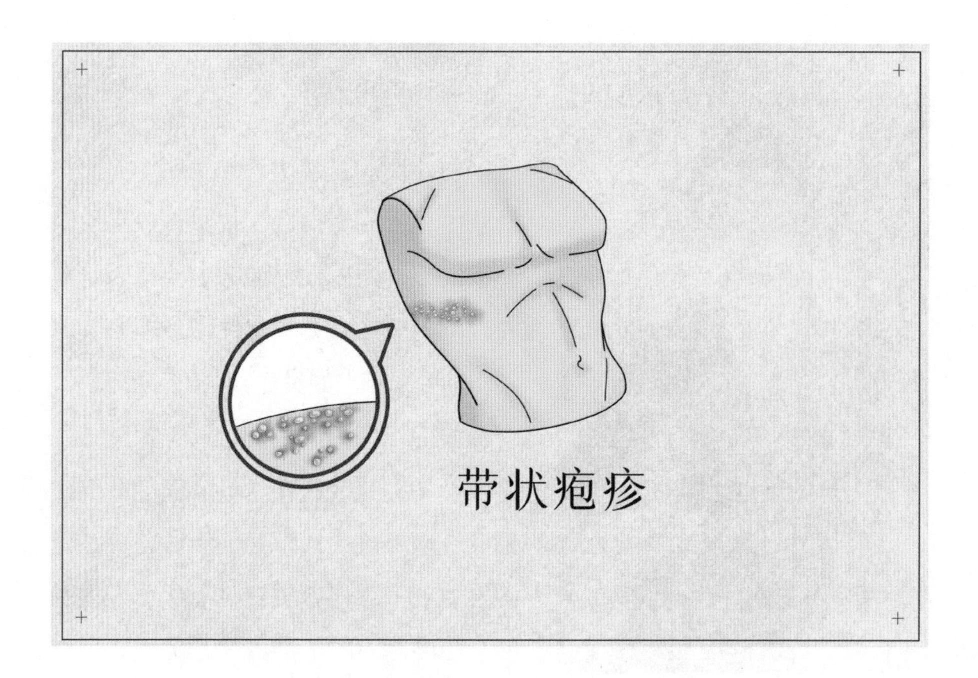

16 腱鞘炎的自我测试和居家锻炼

顾春雅 康复治疗师（上海市同济医院 骨科）

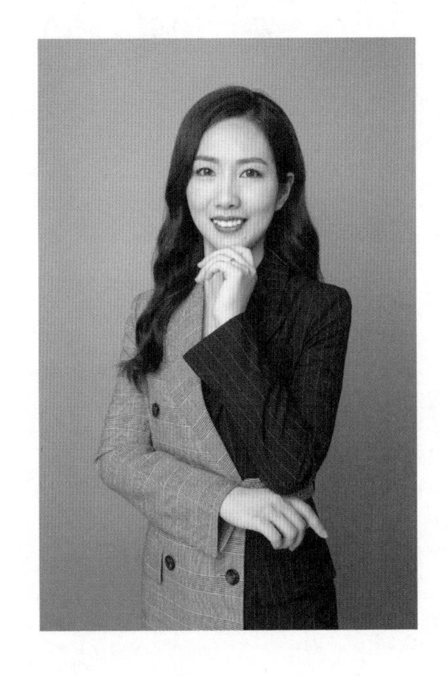

买菜、办公、打游戏，突然感觉手指关节不适，感到困惑？是不是颈椎惹的祸？这个“锅”颈椎可不背，而这多数是由腱鞘炎引起的。腱鞘在哪里？当用力展开大拇指，可以清晰看到一个凹陷，腱鞘就在这里。当手指不停反复活动摩擦肌腱时，会引起慢性无菌性炎症，称为腱鞘炎。

医院挂号太难，排队太久，预约治疗太长，居家简易自测和锻炼，也能让你有所缓解！腱鞘炎居家锻炼方法如下页步骤图所示。

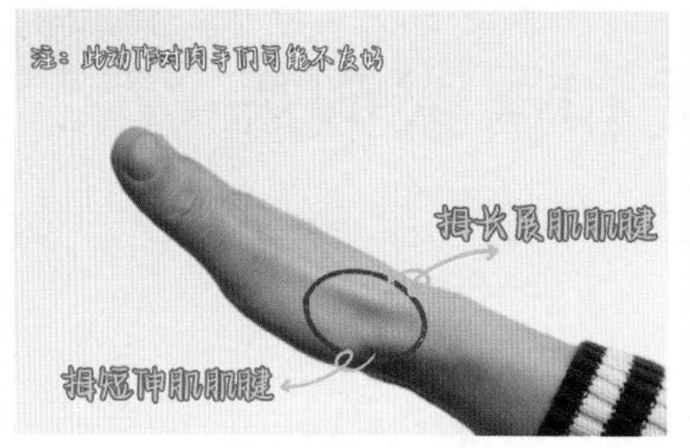
注：此动作对肉手们可能不友好
拇长展肌肌腱
拇短伸肌肌腱

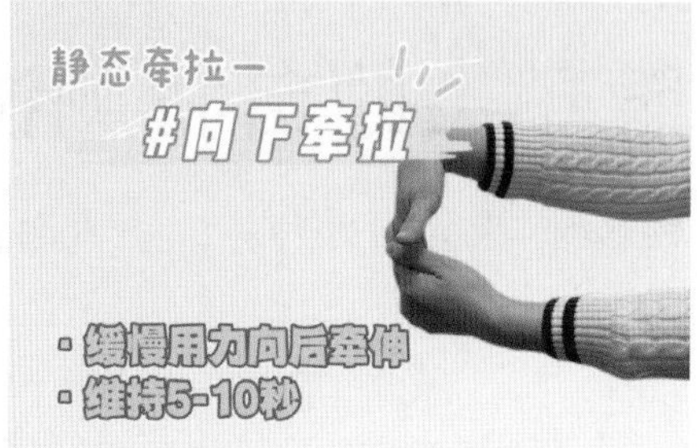
静态牵拉一
#向下牵拉
缓慢用力向后牵伸
维持5-10秒

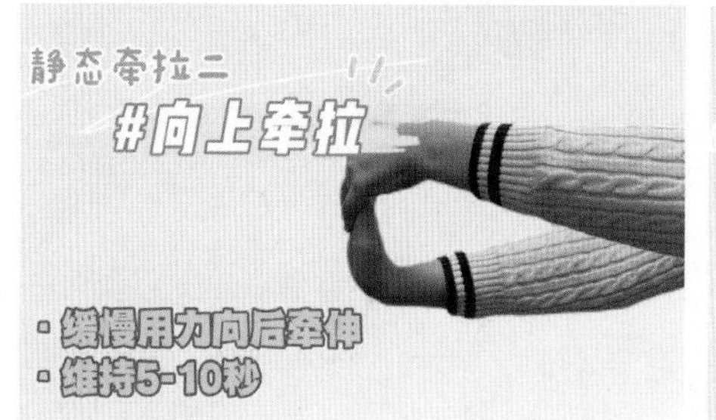
静态牵拉二
#向上牵拉
缓慢用力向后牵伸
维持5-10秒

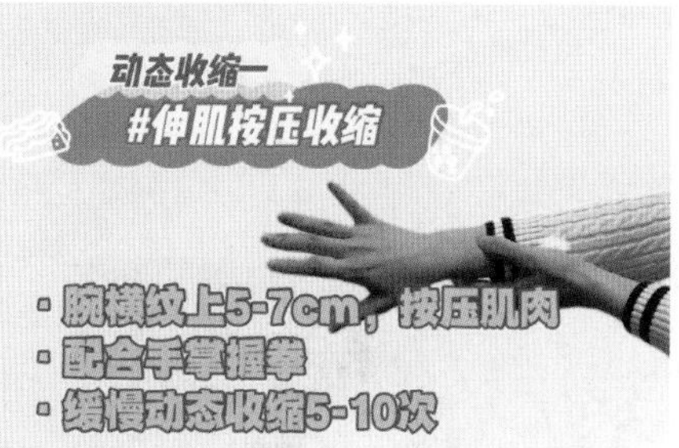
动态收缩一
#伸肌按压收缩
腕横纹上5-7cm，按压肌肉
配合手掌握拳
缓慢动态收缩5-10次

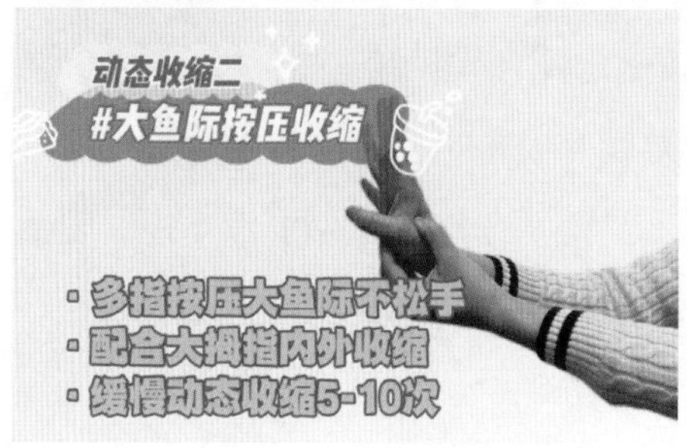
动态收缩二
#大鱼际按压收缩
多指按压大鱼际不松手
配合大拇指内外收缩
缓慢动态收缩5-10次

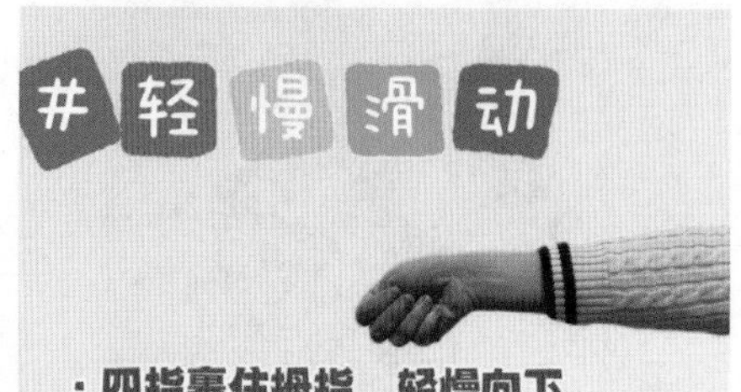
#轻慢滑动
四指裹住拇指，轻慢向下
滑动肌腱增加活动度

17 再疼也咬“牙”坚持？大可不必

刘逆舟 主治医师（上海市口腔医院 牙体牙髓科）

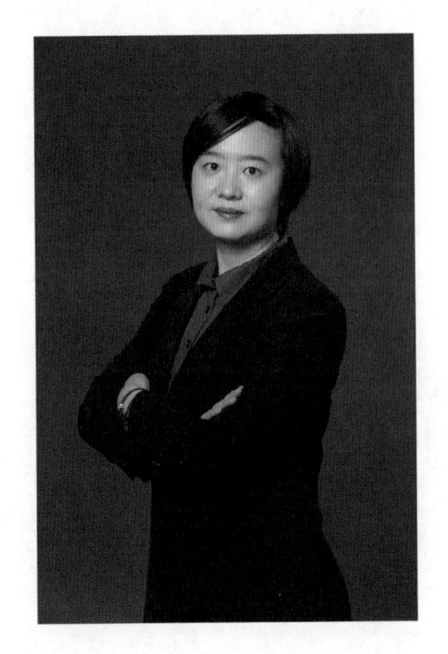

Q1：牙髓炎吃药能好吗？

不能，因为牙神经周围都是坚硬的根管壁，没有弹性，牙神经发炎后充血肿胀，在牙齿内受到挤压，直至最后自爆坏死。

Q2：牙神经坏死后，牙还会疼吗？

会，不但疼，还会因为感染导致牙龈反复肿胀疼痛。

Q3：牙神经坏了该怎么办？

根管治疗，只要你愿意，也可以拔了它。

Q4：根管治疗为什么要用显微镜？

为了看得更清楚，不然看不到的地方只能靠医生的感觉和经验去清理你的牙神经。

Q5：根管治疗是要给牙齿里插根管吗？

不是，是把牙根里的牙神经以及里面的坏东西、脏东西清除出去。你说的插的那根管大概率是以前用的冷牙胶棒。

Q6：现在为什么用热牙胶呢？

热牙胶流动起来充满根管，堵牢了才能防止细菌的进入，避免引发感染再次疼痛。

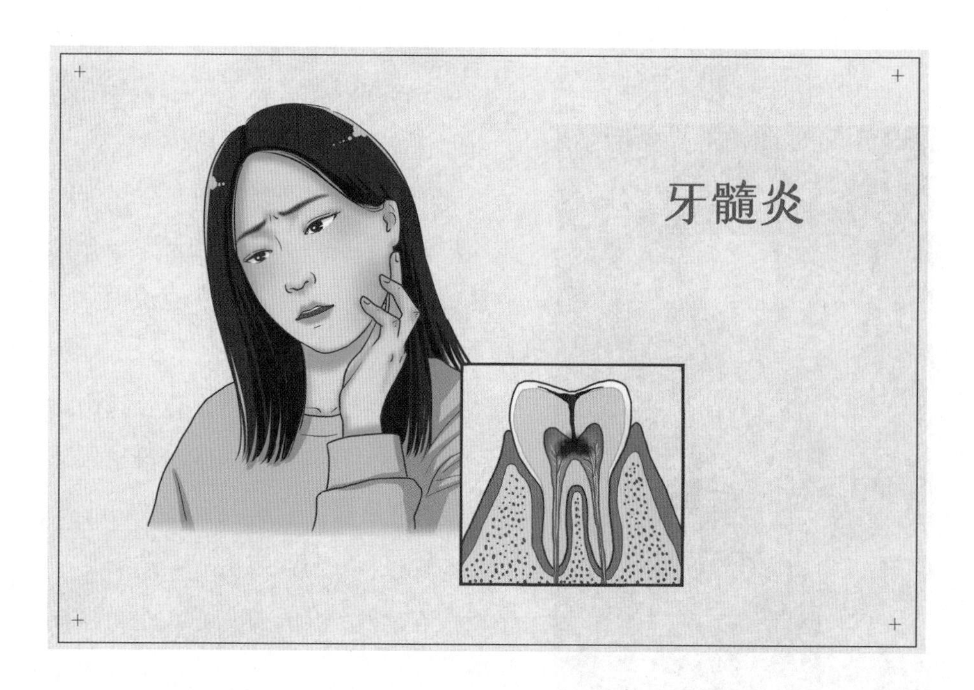

18 带状疱疹应如何治疗

姜文成 副主任医师（上海市皮肤病医院 中医皮肤科）

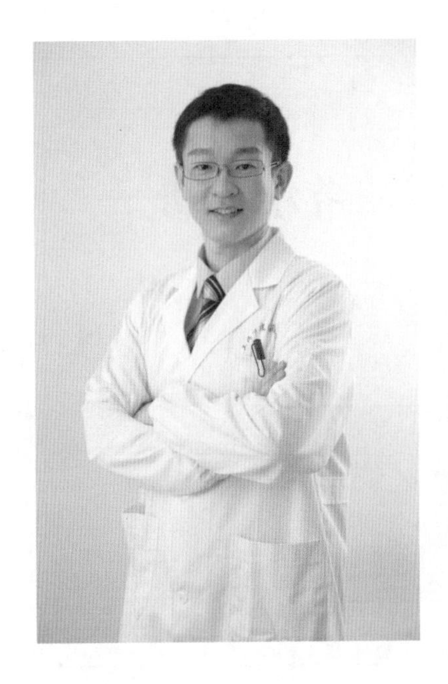

“医生，我明明是神经痛，为什么让我看皮肤科？”

“现在我问你几个问题，你是不是腰部以上发生了疼痛，而且疼痛的范围沿着腰围越来越大？”

“是，感觉一百只蜈蚣在蜇我，痛死了。”

“您得的这个病叫带状疱疹，它是带状疱疹病毒破坏了皮肤神经引起的一种剧烈的疼痛，所以你的病根还是在皮肤上。带状疱疹是由水痘－带状疱疹病毒引起的急性感染性皮肤病，带状疱疹要是治疗不及时，尤其是老年人，免疫力弱，还会引起后遗神经痛。后遗神经痛就是皮肤上的水疱虽然消失了，但是疼痛可能会持续几个月、几年，甚至几十年，这种疼痛像刀割一样。”

“能不能先吃点止痛药？”

“吃止痛药是可以的，但是不能治疗根本，因为带状疱疹，它不单疼痛，还有很严重的红斑、水疱。所以说，带状疱疹治疗的第一步要杀病毒。治疗带状疱疹当然越早越好，中西医结合，通过抗病毒止痛、营养神经治疗，减少和预防后遗神经痛的发生。在西医抗病毒的基础之上，中药外敷，清热解毒消水疱，电针针刺，修复神经、止痛，刺络、拔罐行气活血化瘀，这样能达到标本兼治的疗效。”

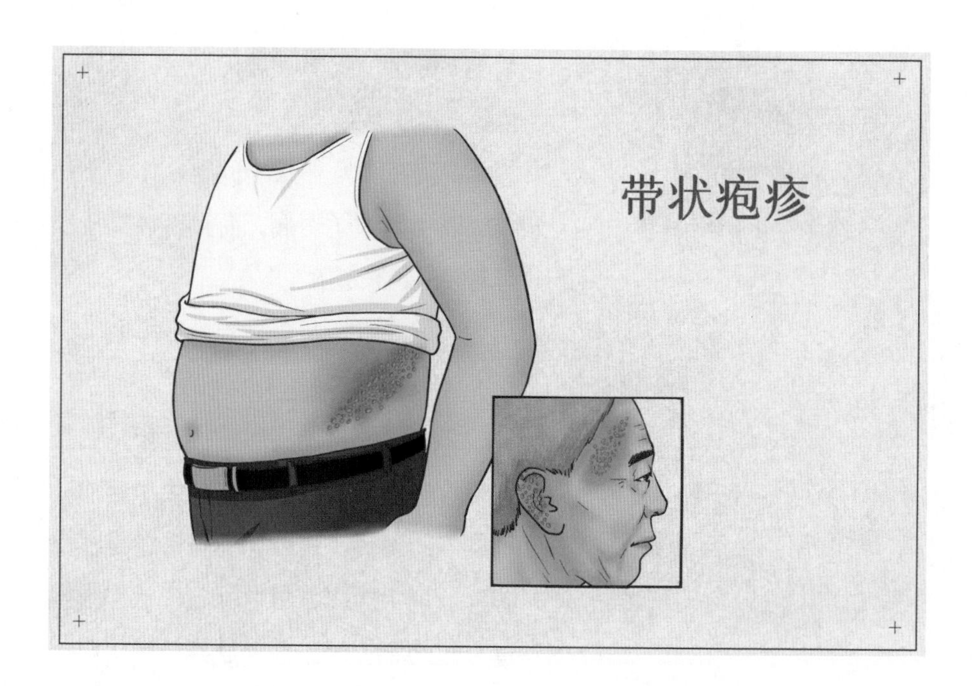

19
急性扭伤急救法——RICE 原则

邓宇豪 住院医师（上海市第六人民医院 骨科）

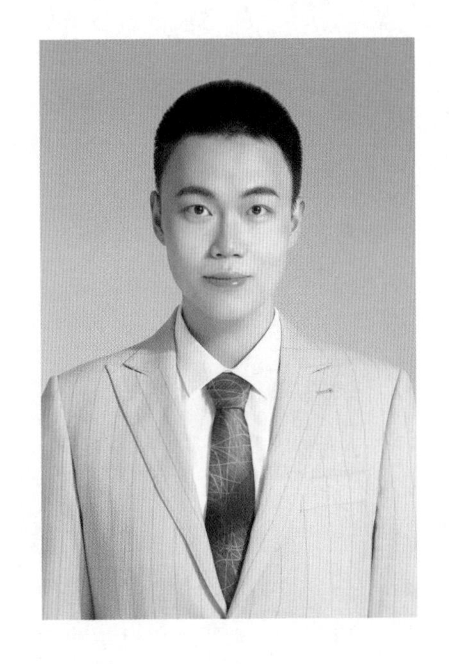

在运动的同时一定要当心急性扭伤的风险，今天给大家介绍一种“大米”解救法（Rest,Ice,Compression,Elevation,RICE）。

第一，注意休息。在急性扭伤之后一定要注意多加休息，否则这不仅会加重痛感，同时还会延长恢复的时间。

第二，冰敷。在急性扭伤之后可以采取冰敷的方法，具体是每 1 ~ 2 小时一次，平均每次 15 ~ 20 分钟。冰敷可以使局部的血管收缩，减轻局部的血液外渗和组织水肿，降低肌肉的痉挛性，同时达到减少疼痛的效果。在局部的血肿以及水肿消退之后，可以采取热敷的方法来促进局部的血液循环，加速康复。

第三，加压包扎。可以减轻局部的出血、水肿，限制肢体的活动，很好地避免了二次受伤的风险。但是一定要切记，加压包扎不宜过紧，否则会导致肢体远端的缺血甚至坏死。

第四，抬高患肢。可以促进肢体远端的血液回流，减轻组织水肿。俗话说，人往高处走，水往低处流，就是这个道理。抬高患肢可以与冰敷、加压包扎同时进行。

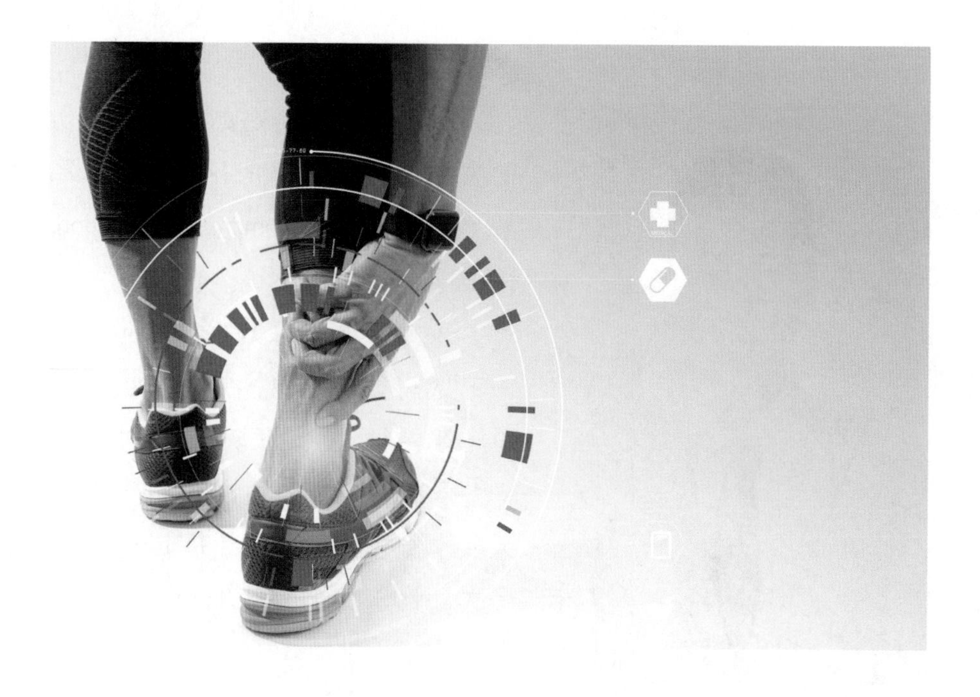

20 扭到腰了怎么办

王国栋 副主任医师（上海中医药大学附属龙华医院 骨伤科）

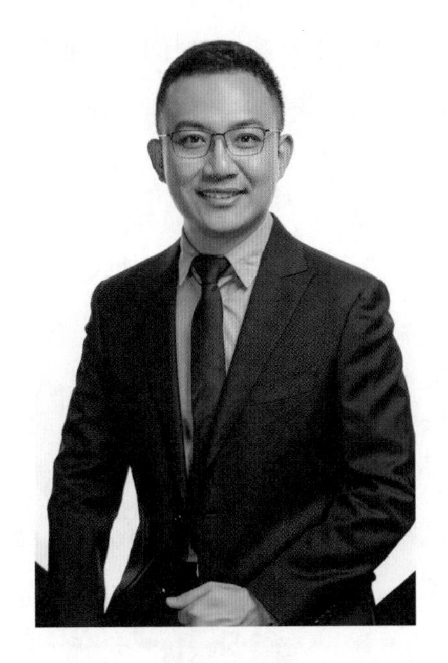

在平常的工作生活中，经常会有些人突然腰不能动了，而且很痛，可能就是因为一个小小的动作引起的，往往这种情况就是发生了“急性腰扭伤”，如果你也突然“扭到腰了”，应该怎么办呢?

首先我们来看一下腰扭到了，到底是扭到了腰的哪里，急性腰扭伤其实就是我们平时说的闪腰，它是腰部的一些肌肉，比如说竖脊肌、一些深层的腰大肌、腰方肌等，还有腰部的一些筋膜、韧带等软组织，因为一个外力的作用，突然受到这种过度的牵拉而造成了急性的撕裂伤。

急性腰扭伤常常发生于搬重东西的时候，另外平时有一些腰不好的人，有一些很小的可能不太让人注意的动作也会引起闪腰，如早晨起床弯腰系鞋带、打喷嚏、弯腰刷牙等，腰部的肌肉会有一个强烈的收缩，从而引起腰扭伤。闪到腰的患者一般会立即出现腰部的疼痛，并伴有活动受限，而且很多都是疼痛难忍，持续性的疼痛，后面可能会因局部的出血、肿胀，腰痛也会越来越严重。

所以有时候在门诊看到一些腰扭伤的患者，一般都是呲着牙、咧着嘴，还有扶着腰来看门诊的，腰扭伤的患者动一动，甚至咳嗽一下都会使疼痛加重，坐下来、起身也比较困难，往往需要用手撑一把才能起身，上厕所也是特别困难。

我们在刚刚扭伤的时候，可以服用一些非甾体类抗炎药，也可以适当地冰敷，因为扭伤会导致局部软组织充血水肿，冰敷可以缓解疼痛，抑制炎性物质的产生。一般扭伤在两天内进行冰敷，每次也不要敷太长时间，一般需要15～20分钟，每天敷3～4次。一旦你闪到腰了，我们还是建议卧床休息，起身的时候可以佩戴腰托保护一下。

一些中医治疗的效果也是比较好的，尤其是针灸。我们还可以配合中药内服外敷，可以做一些物理治疗，如中医定向透药治疗、低频、红外线等。急性期推拿是要谨慎的，做不好反而会有症状加重。另外，局部外敷活血散瘀止痛的膏药，也是有好处的。

我们一定要注意，一旦发生了急性腰扭伤，一定要治疗彻底，把腰养好，一旦养不好，后期会形成慢性的劳损，所以一旦发生了“急性腰扭伤”，我们应该在医生的指导下，根据病情的严重程度进行合理的治疗。

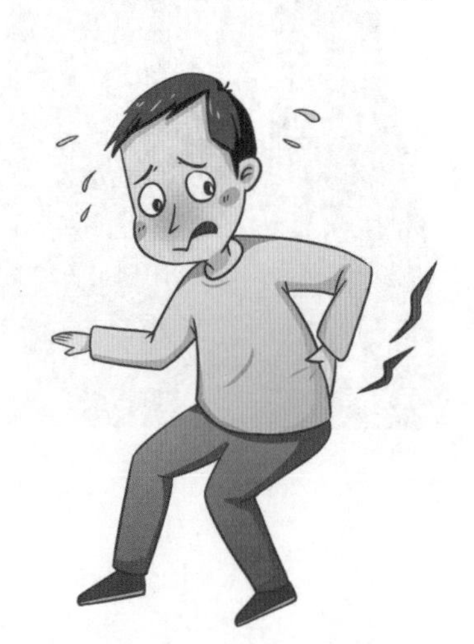

21 健康饮食，避开减肥“雷区”

扫描二维码
观看科普视频

张琼月 副主任医师（复旦大学附属华山医院 内分泌科）

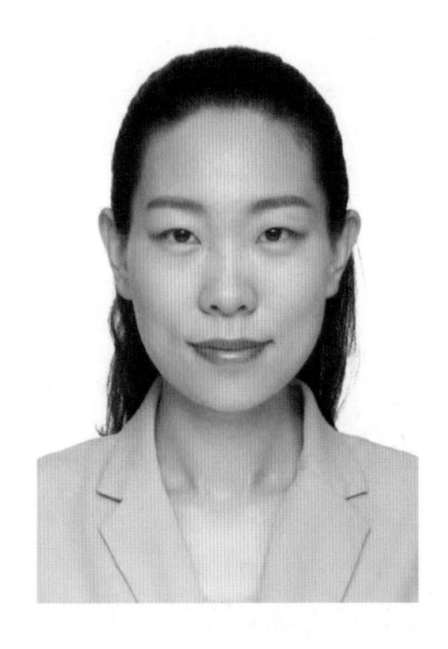

Q1：饮食中碳水化合物越低越好吗？

碳水化合物是三大营养元素中最主要的营养元素，是提供人体能量来源50%以上的最重要的物质，是脑组织的主要供能。为了追求快速减重的激进方案，尤其是极低碳水饮食，如碳水化合物占到了20%以下，反而会给人体带来很多损害，如严重影响脑功能甚至会缩短寿命。人是铁，饭是钢，碳水化合物含量太低，人就会变成“废柴”了。

Q2：高蛋白饮食好吃又易瘦吗？

蛋白质是生命物质的基础，每日提供总热卡的 15% ~ 20%。目前有很多人不仅饮食偏重高蛋白，占比超过了 30%，甚至每天还大量补充蛋白粉等保健品。虽然这能够减轻饥饿感，增加饱腹感并降低体重，但也引起了不少人出现肾功能损伤、痛风、口臭、便秘等现象。如果有心脏、肾脏等基础疾病的人群，需监测肾功能、尿蛋白等指标。在总热卡控制的基础上，需合理分配三大营养物质的比例。还需注意食物的加工方法，推荐清蒸、水煮、白灼等少盐、少油、少糖的烹饪方式。

Q3：不吃晚饭肯定可以瘦下来吗？

减重人群尝试短期不吃晚饭，会“易胖难瘦”，一旦放开饮食，很容易出现体重的报复性反弹。推荐少吃多餐，既可以保证机体所需的充足的营养，又可以合理分配至三餐，有助于内环境稳态，提高免疫力。

Q4：白天只吃一顿，晚上吃夜宵也不会胖吗？

有些作息不规律的人，经常进食主餐的时间比较晚，为了吃夜宵，减少了白天进餐次数。夜间进食受到内分泌激素昼夜节律的影响，食欲会比白天更好，吃得晚、容易胖，尽量定时定点定量吃饭。

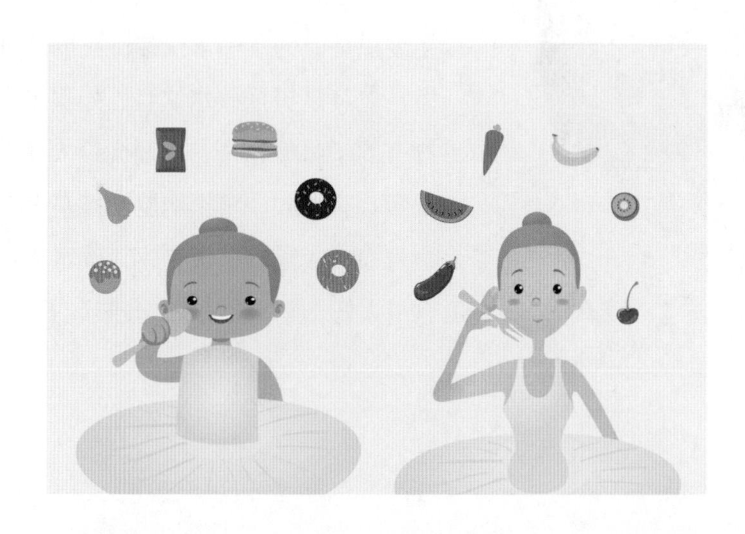

22

微创手术减重，赶走肥胖烦恼

（复旦大学附属华东医院 普外科）

今天给大家介绍的患者是一名女性、63 岁、患肥胖合并代谢综合征。体重已达到 130 千克，身高 1.73 米，体重指数（BMI）在 50 以上，具备进行减重代谢外科手术的指征。

一般来讲，如果 BMI 超过 37.5，我们就积极地建议患者进行手术治疗；如果 BMI 在 32.5 ~ 37.5，同时合并糖尿病、高血压等一些内科疾病，且药物治疗效果不好，这种患者也推荐进行手术治疗，根据患者合并的代谢性疾病的状况及疾病控制的情况，对于符合条件者可以考虑减重代谢外科手术。

在减重代谢外科手术之后，可进行一种临床上叫作 ERAS 的技术，即快速康复技术。对于符合条件的患者，甚至可以说日间的减重代谢外科手术，比如，患者当天入院，当天手术，第二天出院，这都能实现。出院之后我们会要求患者慢慢吃，细嚼慢咽，吃的次数可以多一些，每次吃得少一些，那么绝大多数患者通过减重代谢手术之后都能达到非常满意的减重以及代谢性疾病控制的目的。比如，40% 的糖尿病患者不必再用任何控制血糖的药物。

一般来讲，下降到平台期的时间在一年到一年半，我们需要和医生做长期的随访，医生会定期指导你怎么吃，需要补充的维生素、微量元素，怎样保持正常生活方式。

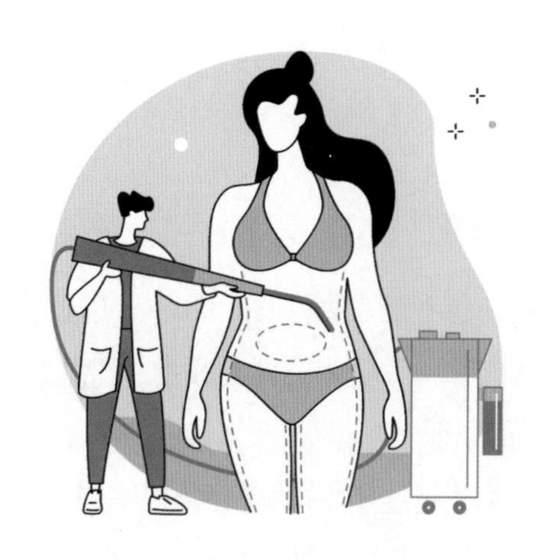

23 银屑病会传染吗？该怎么治疗

于 宁 副主任医师（上海市皮肤病医院 皮肤内科）

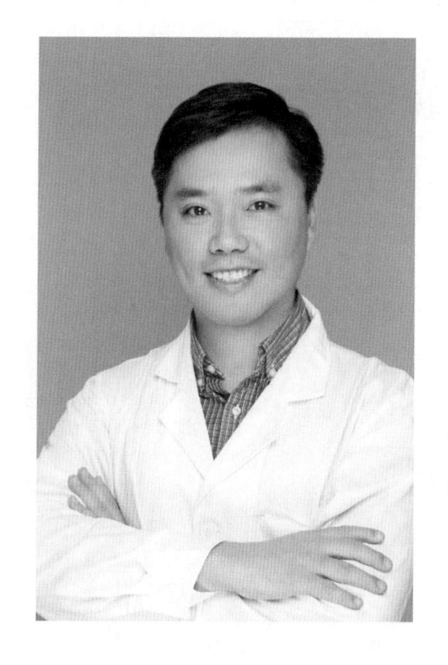

“我妈说看到有皮肤病的得绕道走，可别被传染了。”

“你妈妈说的不完全对，皮肤病有一种它就不传染，叫银屑病。不传染为什么会得银屑病呢？主要有三个原因。第一，遗传因素，有银屑病家族史的人，容易得银屑病。第二，感染，特别是上呼吸道感染后会诱发银屑病。第三，应激、睡眠障碍等，也会诱发银屑病。”

“我妈还说皮肤病治不好。”

“你妈说的又错了。拿银屑病为例，以前我们有口服药物、外用药膏，还有光疗等物理治疗。现在，我们又有针对银屑病发病的免疫机制的靶向治疗，它的疗效好，不良反应又小。那您还能说银屑病不能治吗？”

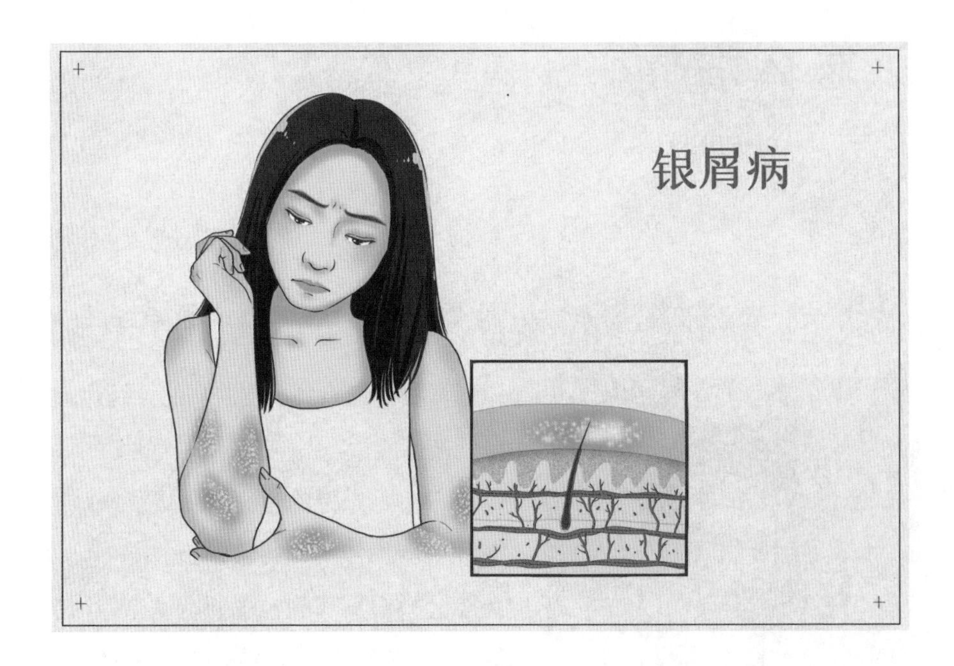

24 “秃”如其来怎么办

吴 巍 副主任医师
（上海交通大学医学院附属第九人民医院 整复外科毛发学组）

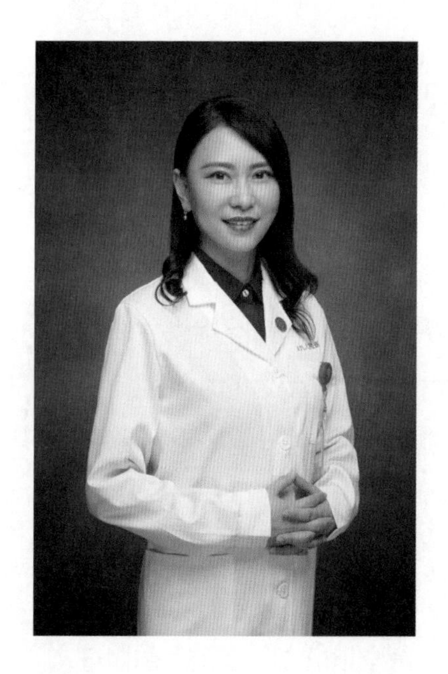

民以食为天，科学饮食是养生之道，与我们日常生活息息相关。很多朋友问，脱发吃什么食物比较好？想要知道吃什么好，我们先了解一下脱发的原因。脱发疾病是常见病，其中95%的脱发属于雄激素性脱发，包括男性雄激素性脱发和女性雄激素性脱发，其发病原因是多因素多基因调控的。从临床医学相关科研数据显示，脱发的主要原因之一是体内的睾酮在二型5α还原酶的作用下合成了双氢睾酮，双氢睾酮与头皮的双氢睾酮受体结合，导致其有了活性，有活性的双氢睾酮会攻击毛囊，使毛囊萎缩，毛囊微小化，头发逐渐脱落。所以想从食物角度防治脱发，那么可以从影响 5α 还原酶活性和双氢睾酮含量的食物入手。

1. 南瓜籽油 研究表明，每日吃 400 毫克南瓜籽油，连续 24 周会对头发生长有正向的同化作用，原因可能是其抑制了男性轻中度脱发患者体内 5α 还原酶的活性。

2. 豆制品 最新研究显示，食用的大豆在进入小肠被消化的过程中产生一种小分子代谢产物雌马酚，正是双氢睾酮天然有力的阻断剂，包括豆浆、豆腐、豆皮等。

说完以上防治脱发的食物，还要说有利于毛发生长的食物，想知道吃什么，同样要了解头发生长的原因。一般来说，头发生长需要营养物质的输入，从营养学角度来说，维生素家族 A、B、C、D、E 对头发的形成都有或多或少的辅助作用，尤其是 B 族维生素，它可调节脂质代谢，对控油有辅助作用。富含 B 族维生素的食物，如西兰花、酸奶、鱼类等。维生素 B_2 又叫核黄素，帮助血红蛋白合成以及蛋白质和脂质的代谢，促进细胞再生，更加有利于毛发的生长。富含维生素 B_2 的食物包括鸡蛋、带鱼、玉米等。部分微量元素，如铁、锌及 ω-3 脂肪酸有利于毛囊营养，减少炎症，并帮助防止脱发。

很多食物也有药用价值，脱发是一个漫长的过程，因此在脱发的治疗中，食疗也需要长期坚持。像黑芝麻、核桃这些有辅助养发效果的食材，可以选择每天 10 克与谷类杂粮混合做成养生粥，这样比较方便，有利于长期坚持。简单的道理反复说，日常饮食习惯健康规律了，大部分饮食问题导致的脱发还会困扰你吗?

当然仅仅依靠饮食调整，还是不够的，还需要结合良好的心情、有规律的有氧运动锻炼、合理起居作息习惯等，中医学指出“不治已病治未病”，脱发也是贵在预防，在没有患脱发疾病前，先注意预防，合理护理，乃防脱治疗之关键。

25 拯救发际线，一起了解毛发移植技术

（复旦大学附属中山医院）

对忙碌的打工人来讲，植发是治疗脱发效果最立竿见影的方式了。植发之前，医生先要根据患者情况个体化地设计发际线形态、毛发移植的方向和密度。常见的植发技术有毛囊单位移植技术（FUT）与毛囊单位提取技术（FUE）。简单来说，FUT 需要切取枕部毛囊皮瓣，体外分离毛囊单位后移植，术后枕部会留下一条线状瘢痕；FUE 则是通过环状打孔的方式，分散、跳跃地提取毛囊单位后移植，创伤更小。

两种技术的主要区别在于毛囊的提取方式不同，相同的是，提取后均在受区设计打孔后进行插秧、种植。枕部毛囊数量多、密度大、质量高，对各种刺激适应能力较强，几乎不受雄性激素的影响，一般比其他区域的毛囊更加健康粗壮，称得上是长寿毛囊，因此成为自体毛发移植中毛囊的最佳供区。而 FUE 技术分散、跳跃式的提取特点，使其术后对供区美观影响不大，成为打工人首选的植发技术。

26 划重点！引发周围神经病变有这些“药”点

王春晖 主管药师（复旦大学附属中山医院 药剂科）
潘 雯 主管药师（复旦大学附属中山医院 药剂科）

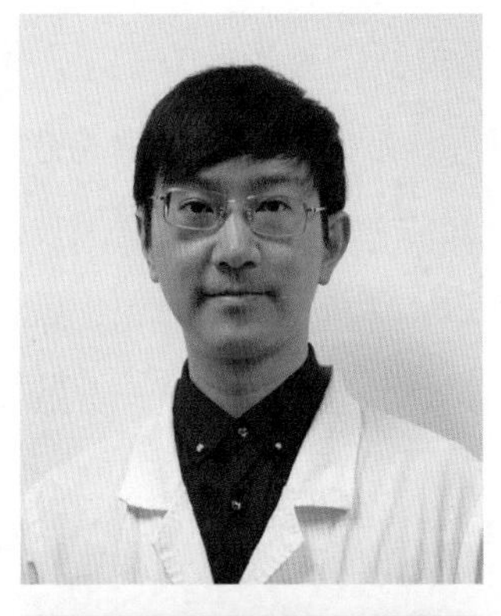

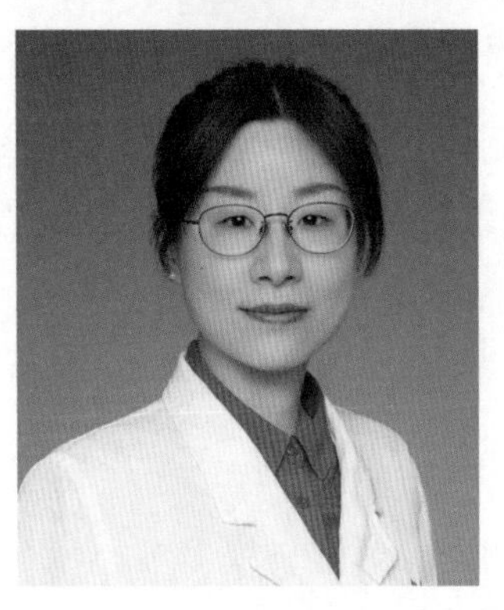

周围神经病变表现为受累神经支配范围内的感觉、运动、自主神经功能异常，其中有一部分是使用了药物后引发的，而发生率最高的莫属抗肿瘤药了，如顺铂、奥沙利铂、紫杉醇、长春新碱、沙利度胺及硼替佐米等，几乎一半的患者使用了这些药物后会有感觉、运动或自主神经功能的异常表现。你看，刘阿姨就是这样一个典型的例子。

“这化疗药用了几个星期了，别的没什么，就是这手越来越觉得麻麻的，像针刺一样，摸东西好像隔着一副手套似的。碰到冷水更是像触电一样的痛！”刘阿姨接受化疗后嘟嘟囔囔地抱怨给药师听。

王药师一听就判断出刘阿姨的周围神经

出现了问题。周围神经病变分为三类：第一类就是感觉神经病变，通常患者的脚趾、手指、脚跟还有手掌会出现麻木、迟钝，以及疼痛感、烧灼感，还有像戴着手套或者穿着袜子的感觉。第二类是运动神经病变，这个时候患者往往已经合并有比较严重的感觉神经病变，可以表现为肌肉的萎缩、震颤和麻痹，甚至是肌无力。第三类是自主神经病变，通常会表现为便秘、尿潴留、直立性低血压等。

“上次听朋友说手麻要去神经内科看的，医生给他配的什么维生素，有用吗？还有什么好办法呀？”刘阿姨听了很急切地想知道如何来解决她的这个麻烦。

于是王药师很耐心地给她解释道：“当出现这些症状后，我们可根据症状严重程度来考虑减低药物剂量或停药，一般人在停药后症状能有所改善，但也有停药后症状加重并持续数月的。我们还可以换用一些对神经影响比较轻的药物来替代原来的化疗方案。同时患者可以到神经内科就诊，请医生帮忙开具一些 B 族维生素、神经保护剂、抗氧化剂等来营养神经。如果疼痛症状比较明显，还可以在医师或者药师的指导下口服抗神经痛药物缓解疼痛。”

“生活当中还要注意什么吗？我觉得这个麻木感觉太难受了。”

王药师接着说：“除了上述的一些治疗方法外，的确还有一些注意事项是患者需要自己留意的，如应该选择一些比较宽松的衣裤和鞋袜；另外，注意保持手部和脚部皮肤的清洁和湿润，避免接触凉水、冰块等。”

刘阿姨听了直点头：“现在出门多穿点，冷风冷水碰不得，身家保起来。谢谢药师啊！”

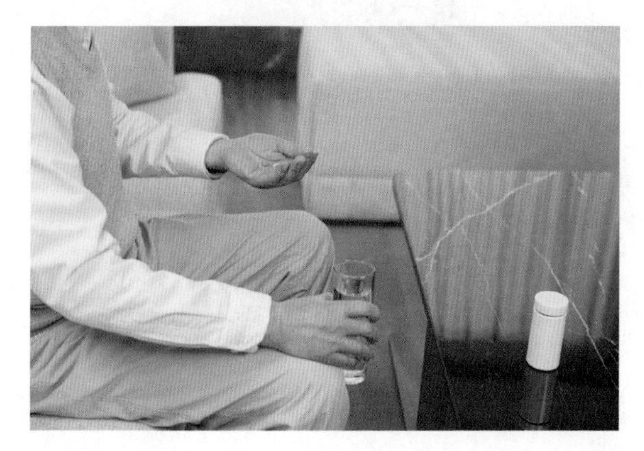

27

吸入药物装置，您用对了吗？

赵 娜 护师（上海市中医医院 肺病科）

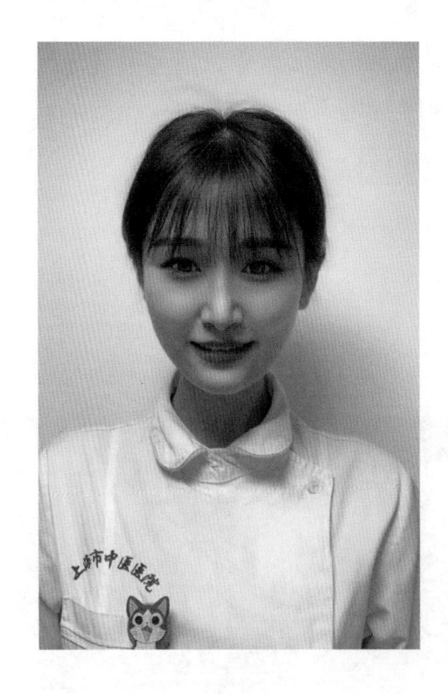

轻松呼吸，合理用药。近年来，由于环境等各种影响因素，呼吸系统疾病患者明显增多。吸入剂作为常用药物，家庭用药需求量大，它不仅用量小、作用快，而且安全性高，可以直达肺部，明显改善呼吸道症状。

今天为大家介绍加压定量吸入法装置的使用方法。

1. 打开吸口。

2. 保持上半身的直立，使用药物前进行上下摇匀。

3. 准纳器的操作：观察药物指示窗，了解剩余药量。拇指放在拇指柄上，打开准纳器，充分暴露鱼嘴，手指滑动推杆至最大，发出咔嗒声。不要随意调节推杆，以免损失药量。

4. 吸气前充分呼气，不要对着鱼嘴呼气，若自觉吸力不足时，可重复以上操作。药物吸入后保持 5~10 秒，关闭药口。

5. 拿出干净纸巾擦拭鱼嘴，保持清洁干燥。

6. 关闭准纳器，漱口，吸入第二剂前请关闭准纳器，1 分钟后可重复 1 ~ 4 的操作。

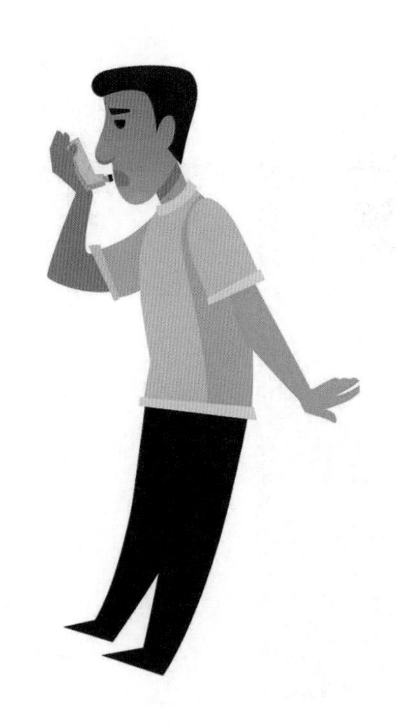

28
这些人不能吃阿司匹林

扫描二维码
观看科普视频

李国华 主治医师（上海市第一妇婴保健院 生殖免疫科）

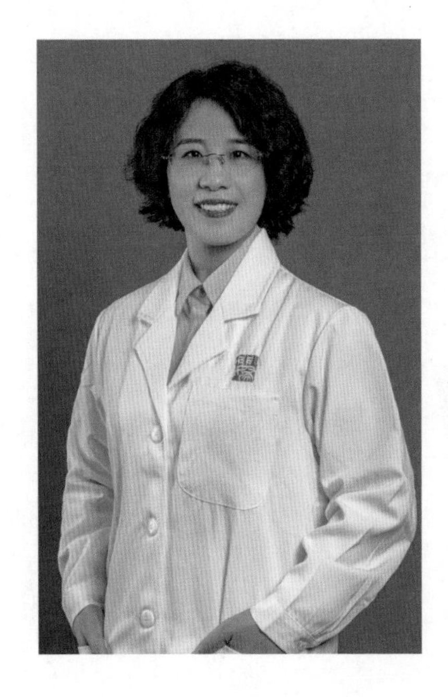

阿司匹林是复发性流产患者的常用药物，小剂量的阿司匹林对胎儿来说是安全的，但是有以下几种情况者不适合服用阿司匹林：

第一，胃溃疡、胃穿孔、胃出血。

第二，哮喘。

第三，血小板减少或者有其他的出血倾向者。

第四，痛风。

第五，既往服用阿司匹林过敏者。

第六，严重的肝功能或者肾功能的异常。

抗磷脂综合征的女性在妊娠期需要服用阿司匹林，但是如果出现了阴道出血、牙龈出血、胎盘内出血、胃肠道出血等，或者是在准备做羊水穿刺的时候需要暂停阿司匹林，由医生来进一步判断是否能够继续用药。

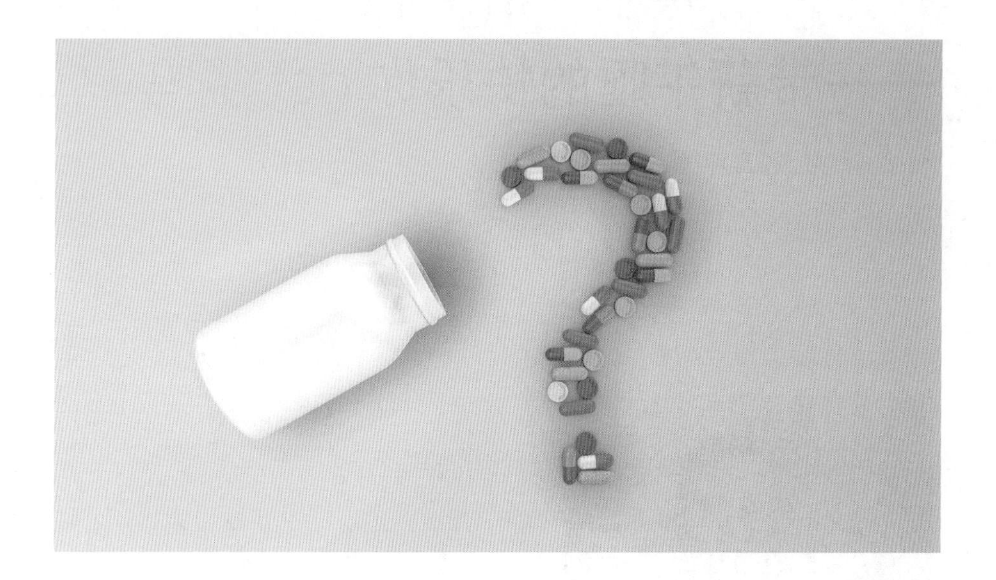

29

打工人“续命”指南
——带薪午睡的快乐你 get 了吗

胡安南 住院医师（复旦大学附属中山医院 骨科）

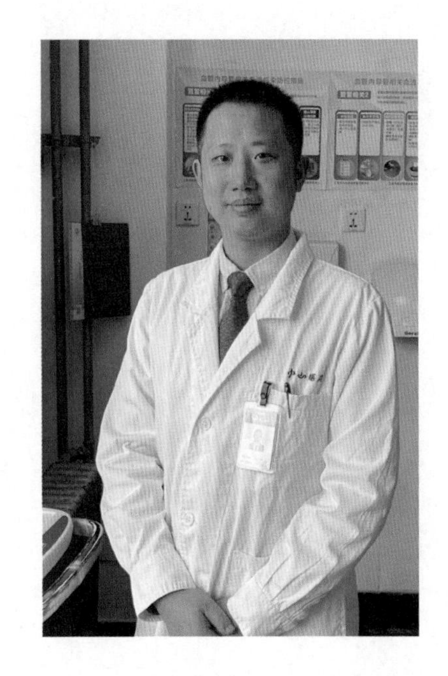

“打工人”这个词现在已走红网络，成为上班族的代称。

如今的上班族工作压力大、办公时间长，不少人有在工作单位午睡的习惯，有人趴着睡，有人靠着椅子睡，有人半躺在躺椅上睡，也有人窝在沙发上睡。

您是否有午睡醒来手麻脖子酸、浑身不适的经历呢？其实午睡也有讲究，咱们来聊聊午睡的那些事。

趴着睡，可能是上班族最常见的午睡姿势，但却是最不可取的姿势。趴着睡有以下危害：手臂和脸受压，易导致手麻木；眼球受压导致视力受影响；颈椎过度旋转，腰椎处于被动前驱状态，易产生肌肉的被动拉伸，导致肌肉韧带损伤，造成疼痛。

头靠在椅子上睡很难固定，睡着后头垂下来，使得颈部很多肌肉处于拉伸状态，睡久了，颈部容易酸痛。倚靠座椅午睡时，应准备 U 形枕或靠枕，对脖子起支持固定作用。找个小椅子将双脚平放，以免膝关节弯曲过久，影响下肢血液回流。

在沙发上平躺午睡优于坐位和半躺，但要避免沙发材质太软，使得人体陷在沙发里。最好的姿势是平卧或侧卧位，应避免不利于身体放松的姿势，如蜷缩、俯卧位容易出现气道阻塞，也应避免。午睡的姿势当然首选平卧位，如条件不允许，半卧位的躺椅也是可行的。木质躺椅略优于帆布躺椅，最好能垫一些软垫，同样应找个椅子，把小腿垫高，利于下肢血液回流。

无论是工作还是休息，不良姿势成为很多上班族的常态。久之颈椎病、腰椎病就找上门了。选择正确的午睡姿势，从生活点滴做起，做健康打工人。

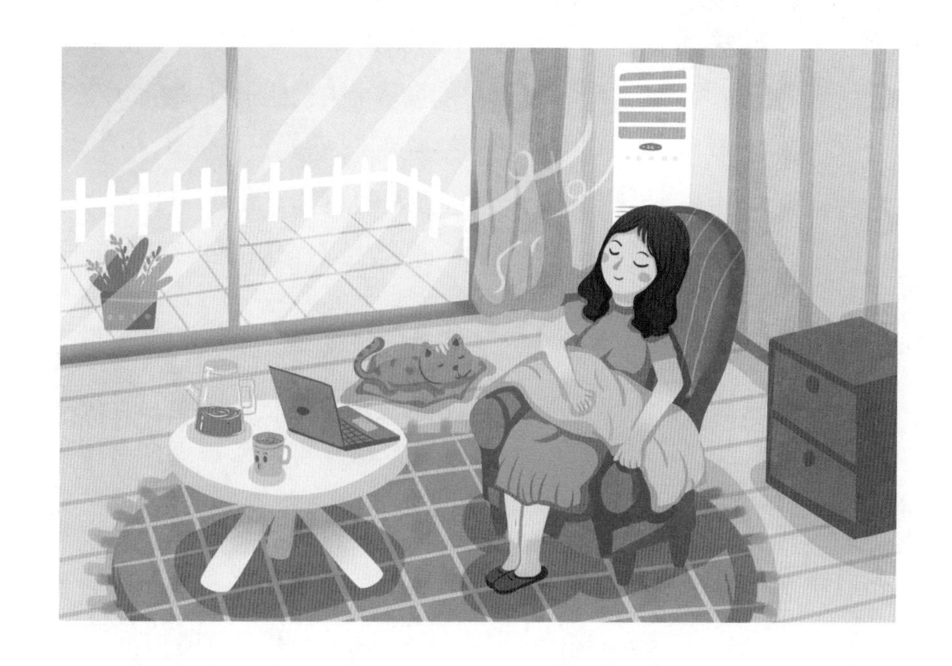

30 办公族如何防治颈椎病

张 婵 主管技师（上海市第一人民医院 康复医学科）

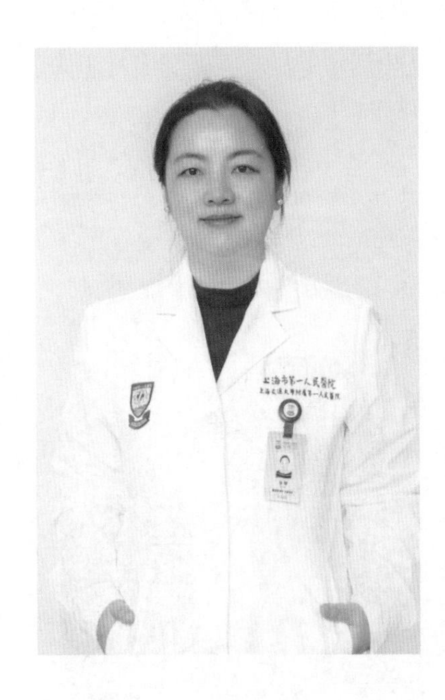

随着电子产品的发展，人们使用手机的频率越来越高，颈椎问题也日益增多，且发病人群呈年轻化趋势。在 WHO 公布的全球十大慢性顽固性疾病中，颈椎病排名第二。

上班盯电脑，下班玩手机，走路不看路，低头吃瓜不能停，低头玩时很舒服，颈椎病来挡不住。

颈椎病会带来运动、感觉、心理等多种功能障碍，严重影响患者的日常生活质量。

简单来说，针对上班族头夹肌、肩

胛提肌、斜方肌上束、胸大肌、胸小肌等肌肉紧张，颈部深层屈肌、菱形肌、前锯肌、下斜方肌等肌肉无力而表现出的体态，我们称为上交叉综合征。此种体态会出现很多问题，形态异常，姿势难看，颈部出现疼痛、头晕，上肢出现麻木。该怎么办？

首先，改变办公姿势，椅子去掉滑轮，腰椎保持中立位，后方可放腰枕支撑，颈椎保持中立，平视前方，双侧肩关节自然下垂，肘关节屈曲 90°，电脑屏幕高度可调节，双脚置于地上。

教你一套动作，让你摆脱疼痛也可以预防颈肩不适，具体的动作要领可参照视频或步骤图。

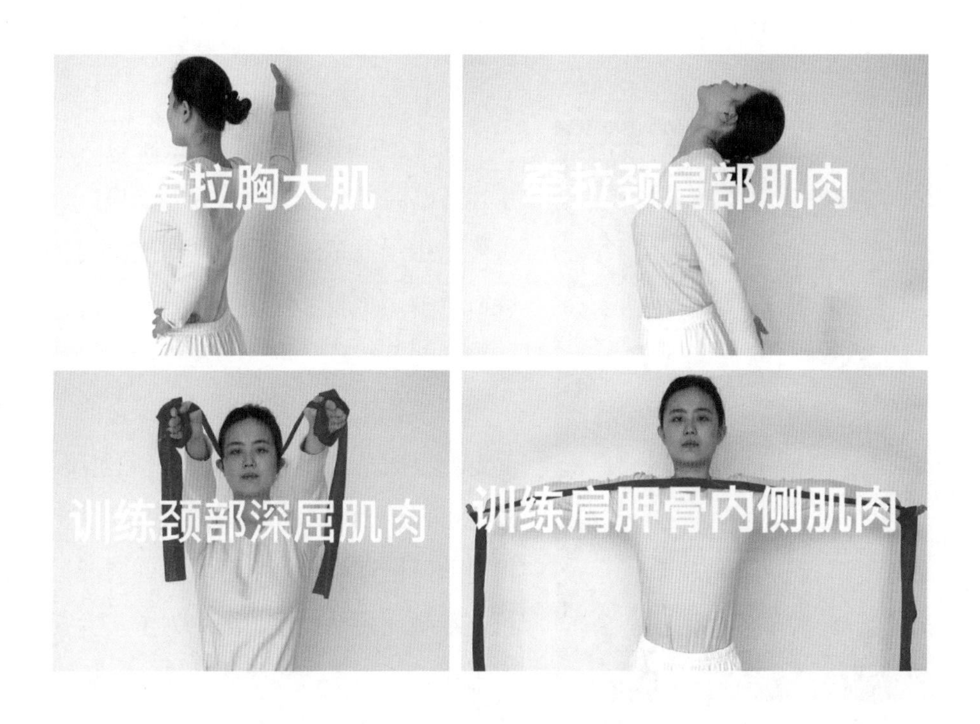

31 无偿献血，举手之劳成就大爱

扫描二维码
观看科普视频

华莹奇 主任医师（上海市第一人民医院 骨肿瘤科）

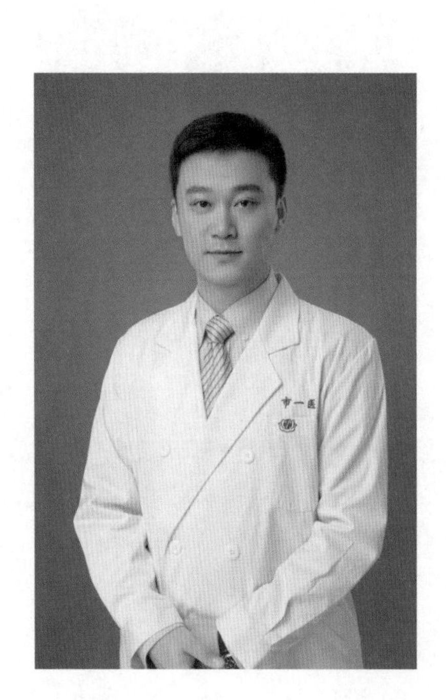

临床工作中，我们经常会碰到因为手术备血供应不足，一些手术被迫停止。主要是由于很多外科手术创伤比较大、耗血量多，如骨盆肿瘤手术、器官移植、心脏开胸手术等。

医生在进行较大的择期手术之前，必定要根据患者情况准备好充分的血液，才能够保证围手术期患者的生命安全。但是有时候遇到血液供应紧张的情况，不能准备充足的血液，医生为了患者安全考虑，不得不暂停手术，等待有足够的备血再做手术。

在医疗工作中，经常需要紧急用血的场景就是在急诊室，像外伤尤其是一些多发伤、复合伤这些严重的创伤，往往需要大量的输血挽救患者的生命。

在恶性肿瘤患者的治疗过程中，患者历经反复的放疗、化疗等治疗以后，时常会并发比较严重的骨髓抑制，这种情况下他们的白细胞、红细胞、血小板的数值非常低，非常容易发生出血、感染、低氧血症及其他器官的一些并发症，危及生命。因此，血液制品在恶性肿瘤的治疗过程中亦是至关重要的。

血液制品不单单是大家常识中的血浆，事实上，血液经过提取加工后可以成为各种医疗用品。比如，血浆、红细胞、白蛋白、凝血因子、血小板、白细胞、冷沉淀等，这些不同的制剂可以用来治疗不同的疾病。

目前，医学研究也一直在不断探索血液的替代品，在成功找到替代品之前，血液制品的唯一来源便是无偿献血。所以说无偿献血对于临床治疗疾病、挽救生命意义重大。

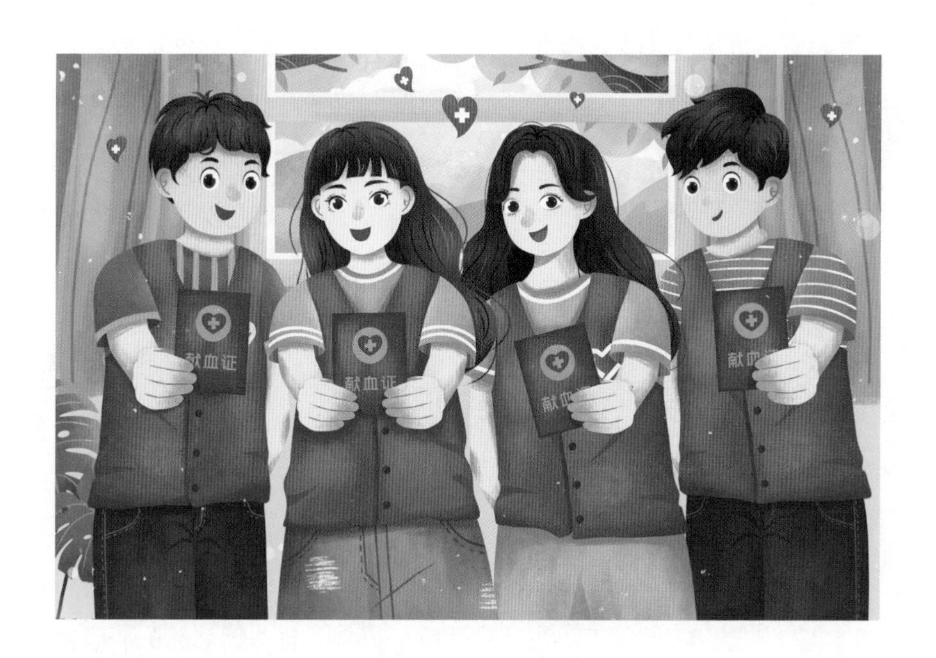

32
怎么吃能提高免疫力?

罗泽华 住院医师（上海市第六人民医院 临床营养科）

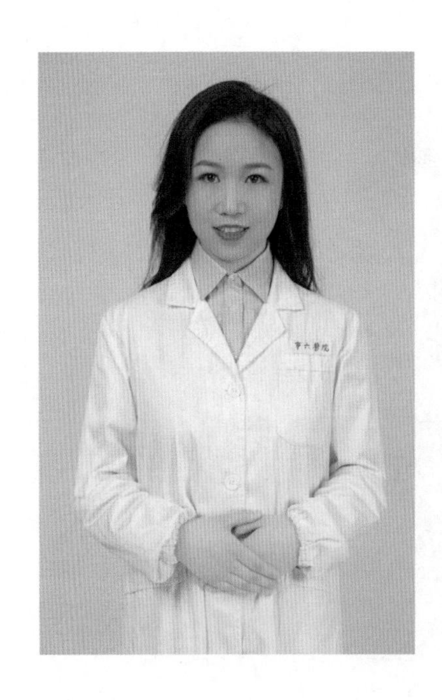

斯坦福大学医学院营养科教授加纳德曾经说过：“对于保持健康，我们并不能只是依赖于某一种的食物或者营养素，应该靠的是各种营养素的共同作用。”那么，我们应该如何从各种食物中去获得尽可能全面的营养素呢？

《中国居民膳食指南》给了我们非常好的一个参考，下图当中我们可以看到一个塔，它是我们中国居民膳食宝塔，在这个宝塔中，我们可以看到一日膳食中所包含的一些食物种类以及具体的食物的分量。秉承着食物多样化的原则，每天所摄入的食物种类最好是12种，一个星期食物的种类应该在25种以上，更多、更丰富的食物种类可以给我们更为全面的营养。

中国居民平衡膳食宝塔(2022)
Chinese Food Guide Pagoda(2022)
盐 <5克
油 25~30克
奶及奶制品 300~500克
大豆及坚果类 25~35克
动物性食物 120~200克
——每周至少2次水产品
——每天一个鸡蛋
蔬菜类 300~500克
水果类 200~350克
谷类 200~300克
——全谷物和杂豆 50~150克
薯类 50~100克
水 1500~1700毫升
每天活动6000步

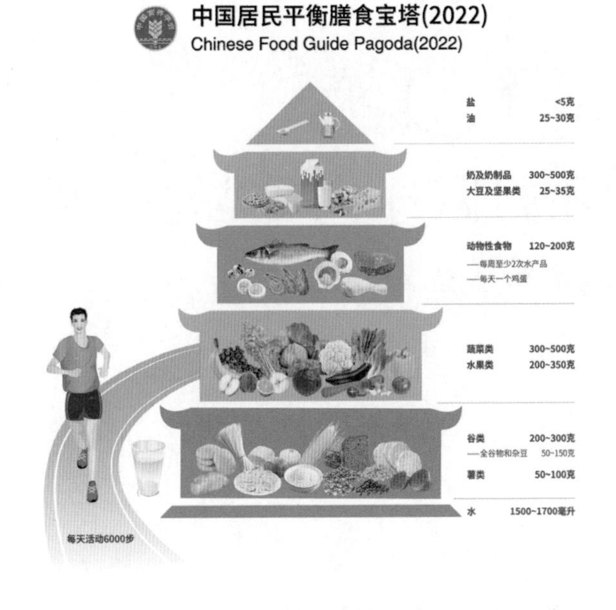

如何控制我们的摄入量是非常关键的。第一，我们可以控制好摄入的食物总量。比如，我们推荐一周摄入的鸡蛋量是7个，那么，每一天就是一个。第二，将食物切成小块去烹饪，可以减少我们对食物总量的摄入。第三，我们在外就餐时，往往会选择动物性食物，这种时候我们有意识地减少动物性食物的摄入，也是一种非常健康的生活方式。

而烹饪方式的选择，通常会建议选择蒸、炒、煮等烹饪方式，尽量减少油煎、油炸和烧烤方式的频次。

对于动物内脏性食物，应适量食用，推荐每个月2 ~ 3次，一次25克左右。尽量减少腌制食品的摄入量。

在每一次购买食物的时候，我们可以观察它的配料表，了解食物的营养成分。每一种食物都含有非常丰富的营养素，但是每一种食物却又不够完美，因为它不够全面，因此平衡膳食是保障我们摄入丰富的、充足的、足量的营养素的关键所在。

33 不打网球也要当心“网球肘”

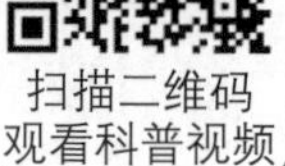

郁诗阳 主治医师（上海市第六人民医院 骨科）

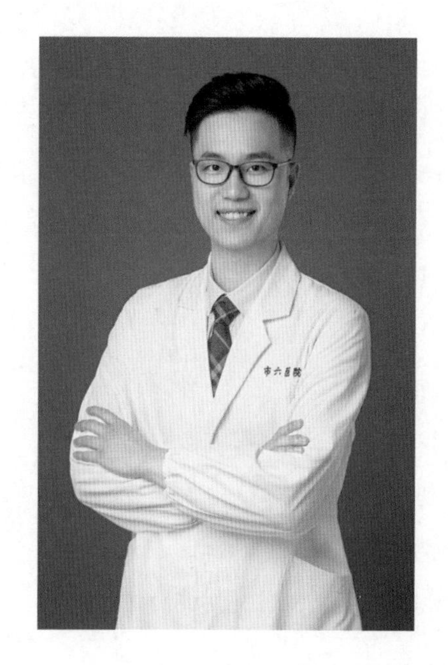

有的朋友胳膊肘疼痛，到医院一检查，考虑是得了“网球肘”，可是从来不打网球的人，怎么会得这个病呢？

其实，“网球肘”又称为“肱骨外上髁炎”，是由肘关节急性外伤或慢性劳损引起的以肘关节外上方局限性疼痛、腕关节背伸、前臂旋转功能受限为主要表现的一种疾病。由于这种疾病最早是在网球运动员中被发现和诊断的，所以俗称“网球肘”。

其实不仅是打网球，任何反复大量前臂伸肌的活动都有可能导致网球肘，如厨师、建筑工人、家庭主妇、长期使用鼠标键盘的办公室白领等都是网球肘的易患人群。

如何判断自己是不是得了网球肘呢？有一个小测试推荐给大家：将患侧手臂伸直撑在自己的腿上，对侧手按在患侧手背施加阻力，再将患侧手背向上抬，如感受到肘关节外侧疼痛即可诊断为网球肘。

那么，得了网球肘应该如何治疗呢？其实，网球肘是一种自限性疾病，大部分患者通过非手术治疗可以得到缓解。首先，一定要注意患肢的休息，减少腕部的屈伸运动，其次，冰敷、药物和按摩在急性期时都可以起到缓解疼痛的效果。

对于症状反复，一旦活动多了就会发作的情况，就要注意患肢的功能锻炼了。这里教给大家一套进行功能锻炼的方法：一个是肌肉牵拉的练习。患侧手臂伸直，掌心向下，健侧手握住患侧前手掌部分往掌心侧屈，后向外旋转直到最大限度，每天 2 ~ 3 次，每次 5 组，每组 20 ~ 30 秒；另一个是腕伸肌群离心收缩的练习。患侧前臂置于桌上，手腕在桌子边缘自然垂下，持 1 ~ 2 千克左右的重物（如哑铃、水瓶等），做腕背伸动作，快抬慢放，每天 1 ~ 2 次，每次 3 组，每组 15 次。

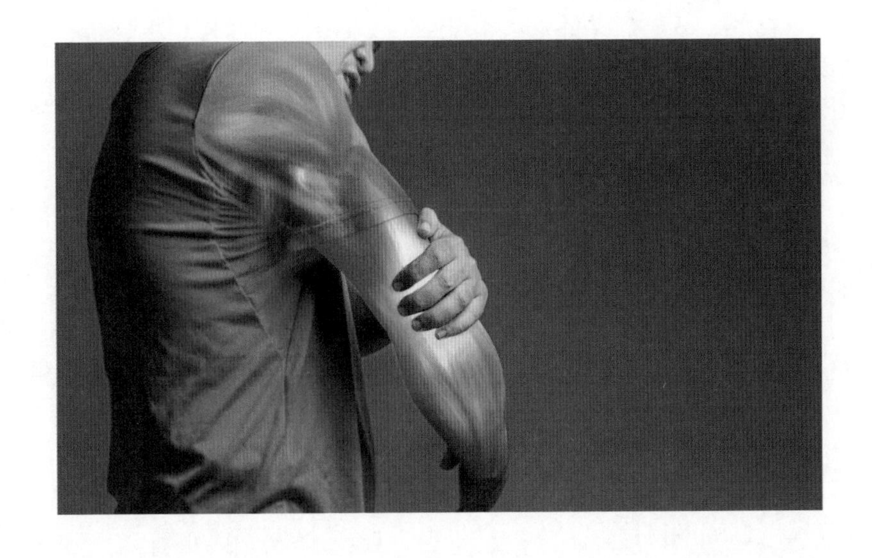

34

流感病毒到，做好防控很重要

袁姝华 副主任医师
（上海交通大学医学院附属上海儿童医学中心 呼吸内科）

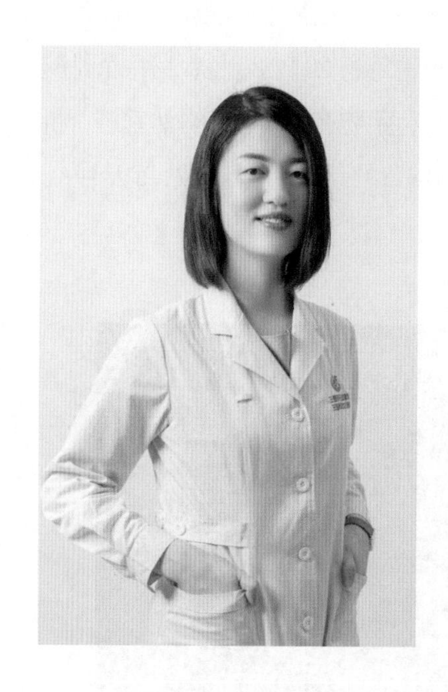

每年10月份左右，我国各地就陆续进入流感流行季，医院发热门诊每到这个时候伴有高热、咳嗽、流涕、头痛、咽痛、关节肌肉酸痛等流感样症状的患者就会明显增加。

在学校生活的孩子们之间，病情传播异常迅速，同时也会引起家庭的聚集性感染。流感监测是预防控制流感的关键措施，在世界卫生组织（WHO）的推动下，流感成为第一个全球实施监测的传染病。1947年，英国科学家发现，当年接种的流感疫苗不能对接种者提供保护，就是因为 1947 年，流行的 H1N1 流感病毒的抗原性不同于疫苗株，已经发生了很大改变。因此，科学家建议建立一个全球的流感监测网络来应对流感病毒的变异。我国 1957 年就设立了国家流感中心，特别是 2009 年以来，流感监测网络迅速扩大和完善，目前已经覆盖我国 31 个省的所有地市级和部分县级医院和疾病预防控制中心（CDC）。流感中心数据显示，2021 年我国南方省份自 9 月开始，北方省份自 10 月下旬开始，流感活动呈明显高发水平，以乙流为主，流感季持续至 2022 年 4 月，而且 2022 年的 5 月至 8 月，南方省份还出现了一波以 H3N2 亚型甲流为主的流感夏季高发期。

每年的 2 月，WHO 会召开本年度北半球流感疫苗组分会议，对全球流感病毒流行病学进行分析，并公布当年疫苗组分，所以处于北半球的我国每年要到 10 月前后才有流感疫苗供应。这也是为什么流感疫苗每年都要接种的原因之一。原则上，6 月龄及以上所有愿意接种并且没有接种禁忌的人都可以接种流感疫苗，优先推荐重点和高风险人群及时接种。与流感疫苗的年度之约，可以保护我们在每年的流感大作战中占据不败之地。

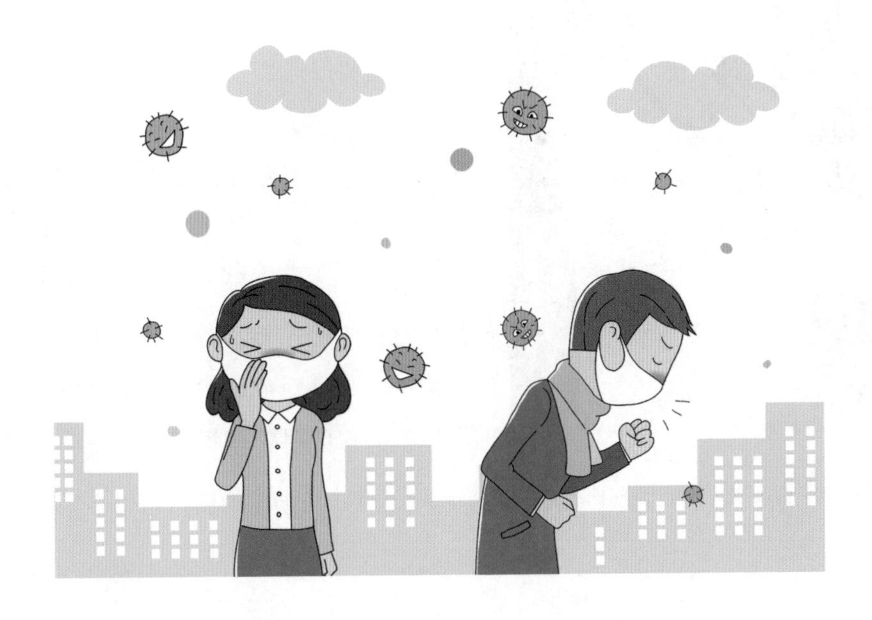

35
不容忽视的成人疫苗接种

许 洁 主任医师
（上海交通大学医学院附属第九人民医院 感染科）

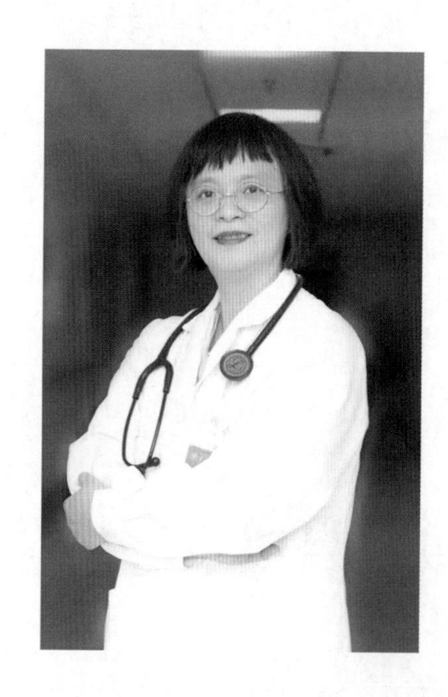

人类的历史也是和传染病斗争的历史，其中疫苗起到了至关重要的作用。那么，除了婴幼儿时期需要注射疫苗，成年人的疫苗接种是否同样重要？哪些人群更需要接种？

谈到疫苗，大家可能首先想到的是儿童，儿童接种疫苗的概念已经深入人心了。我们知道，从小朋友出生开始，就会有一个本子跟随着他，上面记录了各种各样的疫苗接种时间和种类。疫苗的接种不是儿童的专利，因为接种疫苗最根本的目的是希望提高预防疾病的能力。那么，在人的一生中，不同的年龄段实际上都有相应的疫苗可以接种。

比如，现在公众已经开始逐渐了解的 HPV 疫苗，我们认为可以在成年女性当中接种以预防宫颈癌。还有最近刚在中国上市的带状疱疹疫苗，对于 50 岁以上的中老年人，可以预防带状疱疹的发生。另外一个众所周知的就是乙肝疫苗。

如果家庭成员中有表面抗原阳性的，其他家庭成员是需要接种的。目前我国的乙肝人群流行率为 5% ~ 6%，乙肝目前来讲还是一个容易治疗，但是不能根治的疾病，而且乙肝会使感染者慢性化，走向慢乙肝、肝硬化乃至肝癌，对个人、社会都会带来沉重的负担。

对于乙肝疫苗，我们现在提倡儿童补接种和成人中一些高危人群的补接种，我们希望在这个过程当中，使乙肝发病率更好地下降。乙肝主要是通过母婴传播、血液传播、性传播等，也可以通过破损的皮肤或黏膜进行传播，如修脚、文身、扎耳洞等，包括共用剃须刀和牙具。我们做这些活动的时候，要提高自我保护意识。但是，每一次保护可能不一定是能够完全保护住的，所以您如果注射了乙肝疫苗，产生了保护性抗体，那就安全了。

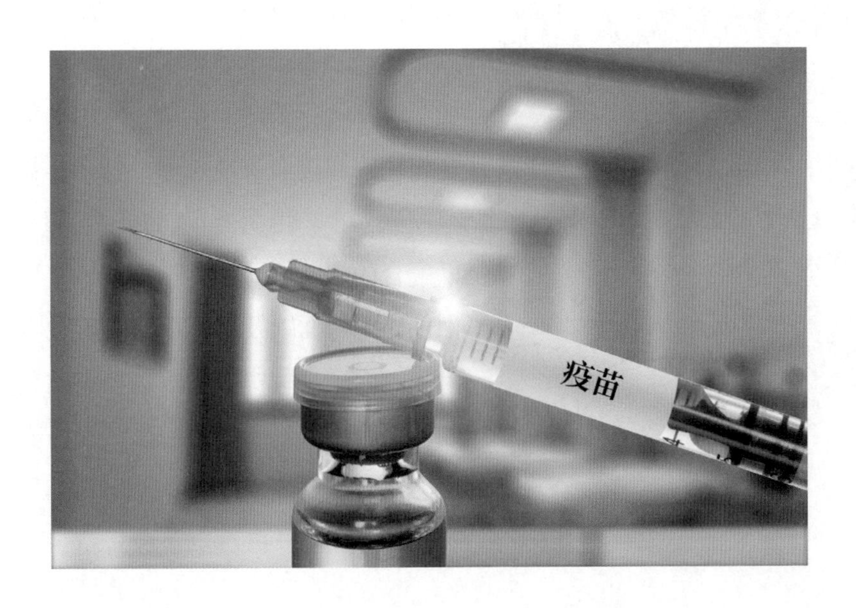

36 家庭雾化知多少

唐 恬 初级药师
（上海交通大学医学院附属新华医院 药剂管理科）

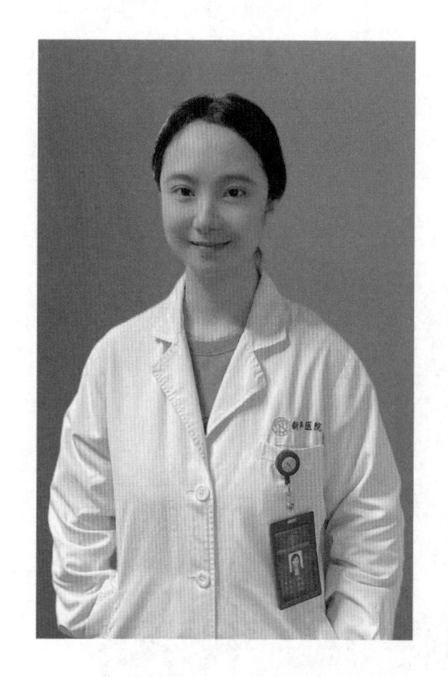

家庭雾化怎么做?

洗净双手，打开主机上的过滤器盖，放入过滤棉，将软管一头插入主机接口处，另一头插入雾化杯接口处，加入药液。如开具药物有计量要求，则需使用针筒或小量杯进行药液的量取，然后再加入雾化杯，连接面罩或咬嘴，打开开关调节流量大小。使用面罩的时候，对于可以配合的患儿，可直接将面罩罩在患儿面部，手持面罩及雾化杯进行雾化吸入治疗。治疗过程中，面罩应始终贴紧患儿面部，尽量不要留有空隙，谨防雾化药液进入眼睛。使用咬嘴的时候，手持雾化杯及咬嘴直接放入患儿嘴中，始终用嘴唇紧紧包裹住咬嘴，进行雾化吸入治疗。雾化治疗完成后，用温开水进行全面的漱口，如使用面罩，则需用湿巾纸将面部多余的残留药液擦去。倒弃雾化杯内的残留药物，用清水对雾化杯、软管、面罩或咬嘴进行清洗、晾干，放置在干净的地方，以备下次使用。

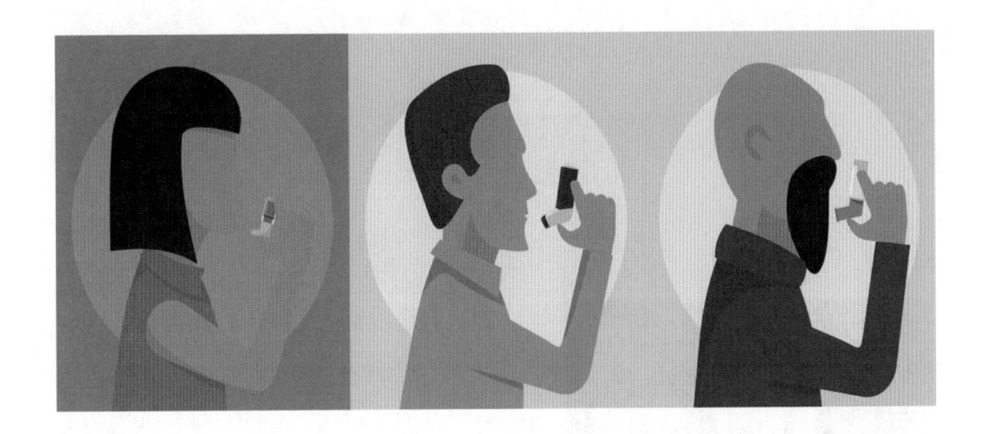

37 咽炎防治大家谈

徐成志 副主任医师
（复旦大学附属眼耳鼻喉科医院 耳鼻喉科）

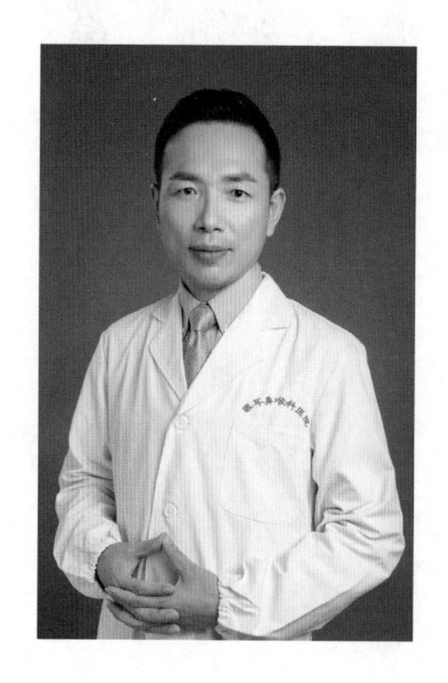

咽炎是我们生活中较为常见的疾病，不少患者会伴有咽部异物感。这种不适症状往往是由于反流性咽喉炎引起的，但该病的治疗方式又和普通的咽喉炎大相径庭。首先，对于喉咙的异物感，我们建议通过喉镜检查来明确导致喉咙黏膜肿胀增殖的位置，判断是否与咽喉反流相关。此外，我们对患者的日常进食也有严格要求，如睡前不吃东西，少吃刺激、生冷食物。治疗上，咽喉炎与消化道疾病的用药有一定交叉，但常见的咽喉炎用药往往具有清热解毒的功效，这类药会引起胃肠道刺激，促进胃酸分泌或增加反应，所以这也是很多患者异物感反复且用药效果不好的原因，因此在用药上还需要调整治疗方向，如果仅对“从犯”不停拷问，而忽视了“主犯”，就很难解决问题。

此外，对于慢性咽炎来说，如果经过 1~2 个月的观察及常规用药后仍没有好转，还是需要前往正规医院的耳鼻喉科进行检查，通过电子喉镜等方式发现一些早期病变，实现早发现早治疗，收获一个更好的治疗效果。

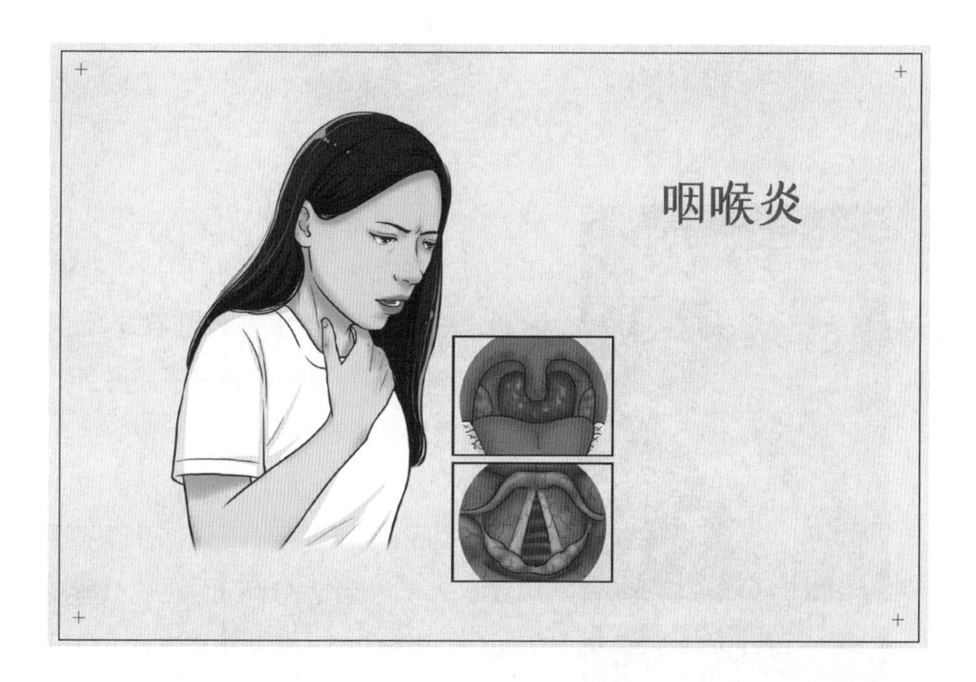

38 别拿“打呼噜”不当回事

刘月华 主任医师（上海市口腔医院 院长、口腔正畸学科带头人）
罗　薇 副主任医师（上海市口腔医院浦锦院区 门诊部）

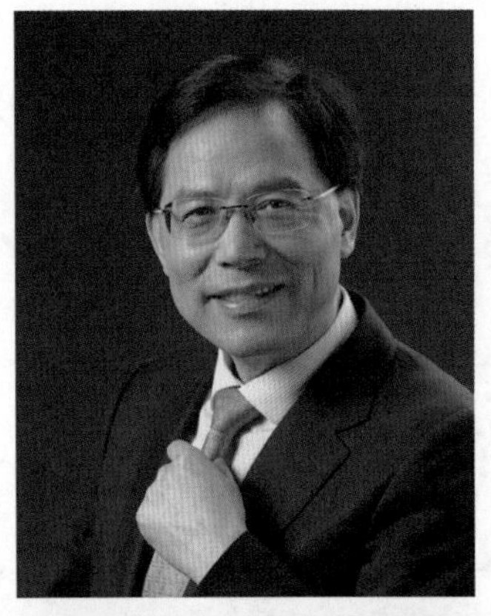

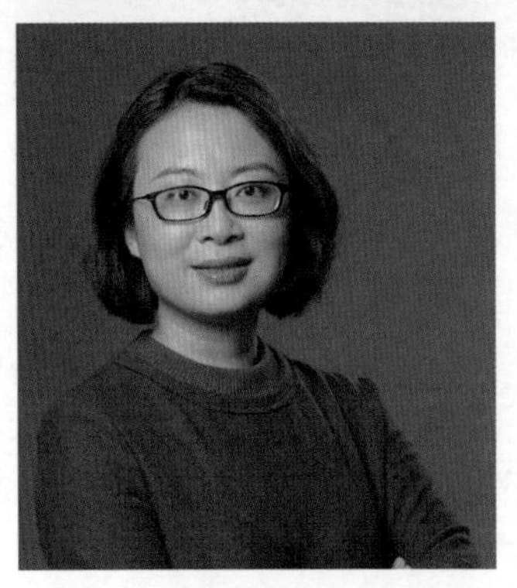

Q1：睡眠当中有哪些问题？

刘月华院长：睡眠当中的问题有两大类，一类是睡眠当中的呼吸问题，我们叫睡眠呼吸障碍，其中睡眠呼吸障碍当中最多的就是所谓的阻塞性睡眠呼吸暂停，简称OSA；另外一大类是睡眠期间的问题——失眠。今天主要讨论阻塞性睡眠呼吸暂停，它会引起早晨起来不精神，头痛，打瞌睡，工作学习无法集中精力。还会引起记忆力逐渐下降，最严重的就是心脑血管的问题，严重的甚至引发猝死，希望引起大家重视。

Q2：成年人和儿童阻塞性睡眠呼吸暂停发病率有什么不同？

刘月华院长：从原有的引用资料和原来在一定层面流调的资料来看，成人比儿童的发病率要高，而且也有性别差异，男性比女性发病率要高。大概总人群里成年男性 10% 有睡眠呼吸暂停，而女性是 5%；另外年龄越大，男性 35 岁以上，女性 50 岁以上，发病率越高。并且现在儿童的发病率也在升高。

Q3：孩子睡觉打呼要重视，否则后果很严重吗？

罗薇医生：对于家长来说，如何判断孩子是否可能患有儿童阻塞性睡眠呼吸暂停（OSA），最直观的就是观察孩子晚上打呼的状态，主要表现为一定程度的中断性的打呼，且像憋气一样持续几秒或十几秒。这种情况会让孩子的睡眠质量受到影响，进而影响到上课注意力以及生长发育等问题。

对于处于牙齿和颌骨发育关键时期的儿童，如果存在口呼吸的问题，当空气进入我们的机体后，不是通过呼吸道，而是通过口腔，口腔上颚就会受到刺激，产生硬腭上抬，上牙弓受到挤压后出现狭窄，从直观上来看，门牙会出现前突，加之上唇松弛外翻，门牙会暴露在外，缺乏唾液湿润，造成龋坏及牙龈红肿，长此以往会导致下颌后缩，加重呼吸道缩窄，久而久之就会形成典型的上颌前突、下颌后缩，呈现口呼吸面容。

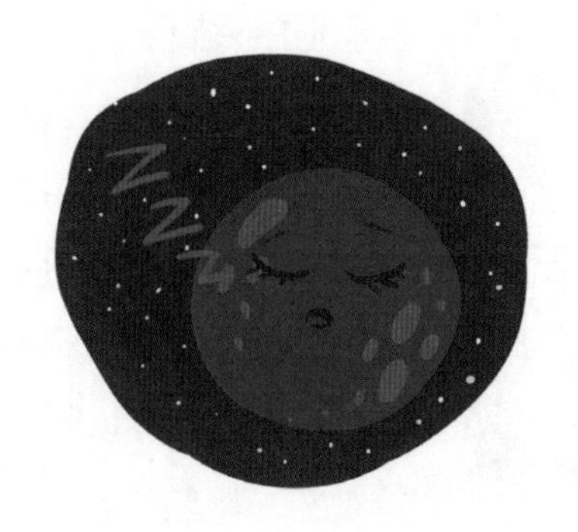

39

CT 做完，片子您会看吗

韩丁培 主治医师（上海交通大学医学院附属瑞金医院 胸外科）

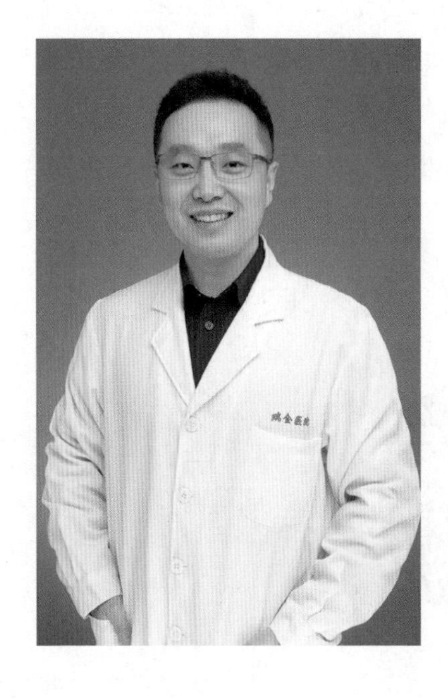

“韩医生，这是啥呀？感觉挺好玩的嘛。”

“这其实是我们人体的 CT 图像，CT 显示的是我们人体的横截面，相比于胸片，它可以让我们看到更加细致的身体内部结构。今天我给你来简单介绍一下。”

“在 CT 图像中，这两侧黑色的部分就是人体的肺，在两肺的中间，就是心脏。这种白色的区域就是人类的骨骼，这是脊柱，这是肋骨。你仔细看一下这里，这是在一片黑色的区域中高亮的结节影，就是我们通常说的磨玻璃结节，你看它像不像一块磨砂的玻璃？”

第二章　女性健康

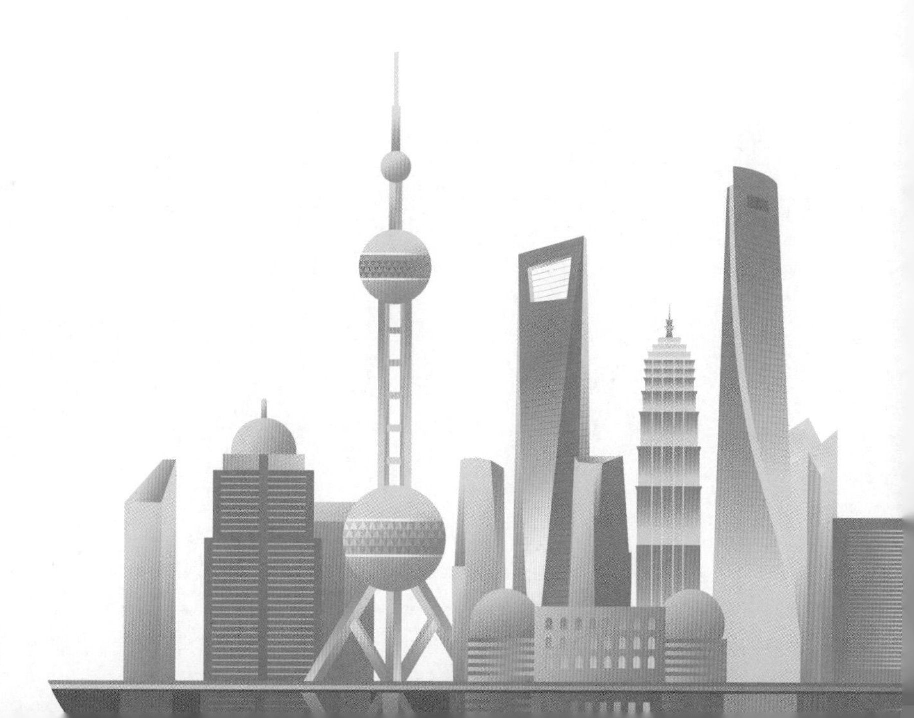

1 你不可不知的产后抑郁

乔 颖 副主任医师（上海市精神卫生中心 精神科）

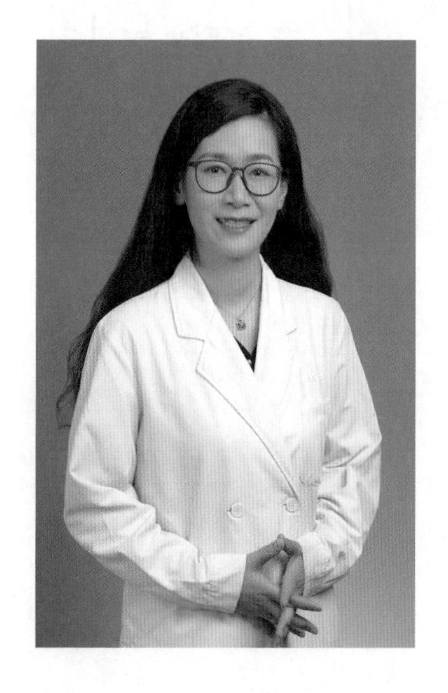

产后抑郁在绝大部分年轻宝妈中都有可能出现，但只有一部分人群会发生产后抑郁症。

产后抑郁的发生与一些高危因素相关，如曾患有抑郁症，包括妊娠期间出现的抑郁症、有抑郁症或其他精神疾病家族史，可能会受到遗传因素的影响，过去一年中经历了“压力山大”的生活状态，发生了较大的生活变动，新生儿不那么健康，患有疾病或其他健康问题，不能进行母乳喂养，这些影响产后康复，也导致亲子互动的缺乏、家庭关系不和睦、经济压力大等。

值得注意的是，这里所列举的都是产后抑郁的诱发因素，而非产后抑郁症。临床上，若符合重度抑郁障碍的诊断标准，都可以诊断为抑郁症，并没有“产后抑郁症”这一术语，只是在分娩后这一阶段，出现了抑郁症的表现或符合抑郁症的诊断标准。

产后抑郁
持久的情绪低落，
对生活失去信心。
与家关系不协调。
食欲下降，易疲倦。
唉！

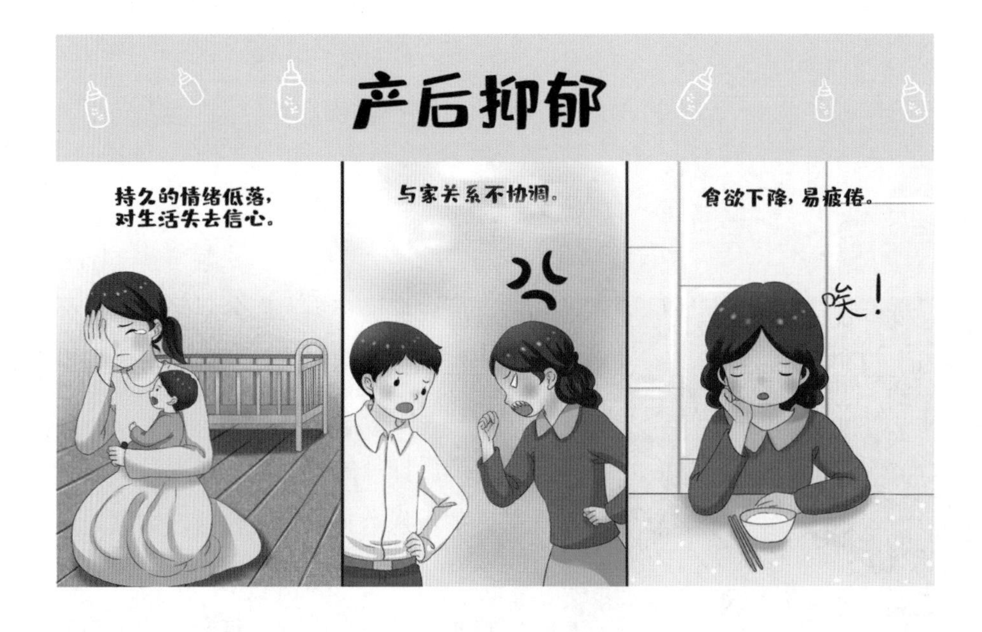

扫描二维码
观看科普视频

2 “月子病”莫轻视，产后腰腿痛你中招了吗

田复波 主任医师（复旦大学附属妇产科医院 疼痛康复门诊）

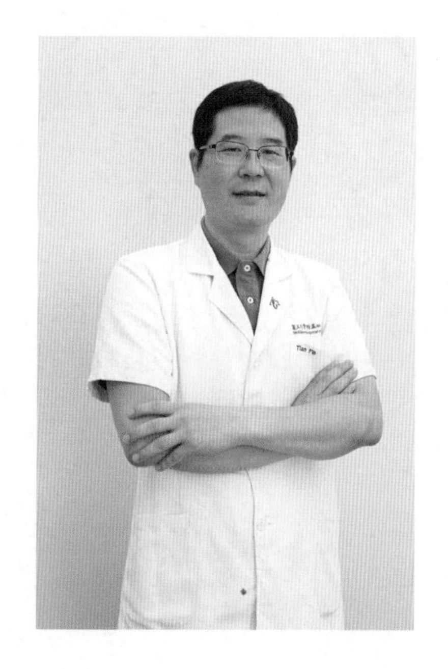

Q1：如何缓解产后腰腿痛？

我们把骨盆比作建房子的地基，产后一定要把地基调正，腰部两侧肌肉受力才能平衡。腰部腰方肌和腰大肌位置深且强壮，一般不会受损，分娩时，特别是第二产程过度向下用力容易产生损伤。产后休养不单单是平躺，还要做好我们腰部深层肌肉的放松和恢复，可以在医生的指导下通过肌筋膜触发点疗法将肌肉受损产生的筋结消除。

Q2：如何选择产后康复项目？什么时候做合适？

不少产妇在怀孕前就存在腰椎间盘突出、长短腿，或者曾做过手术，这种情况不能轻易进行手法治疗；也有不少产妇自身免疫力比较低，产后容易出现盆底肌松弛、漏尿等问题，这时候我们要在产后 42 天去医院做整体体态评估，根据体态评估报告进行个性化的疗法定制。在产褥期，产妇可以根据自身情况逐渐增加运动量，起初可以进行凯格尔运动，锻炼盆底肌；随着体力的增加，可以慢慢地做一些有氧运动，如慢跑、快走等。

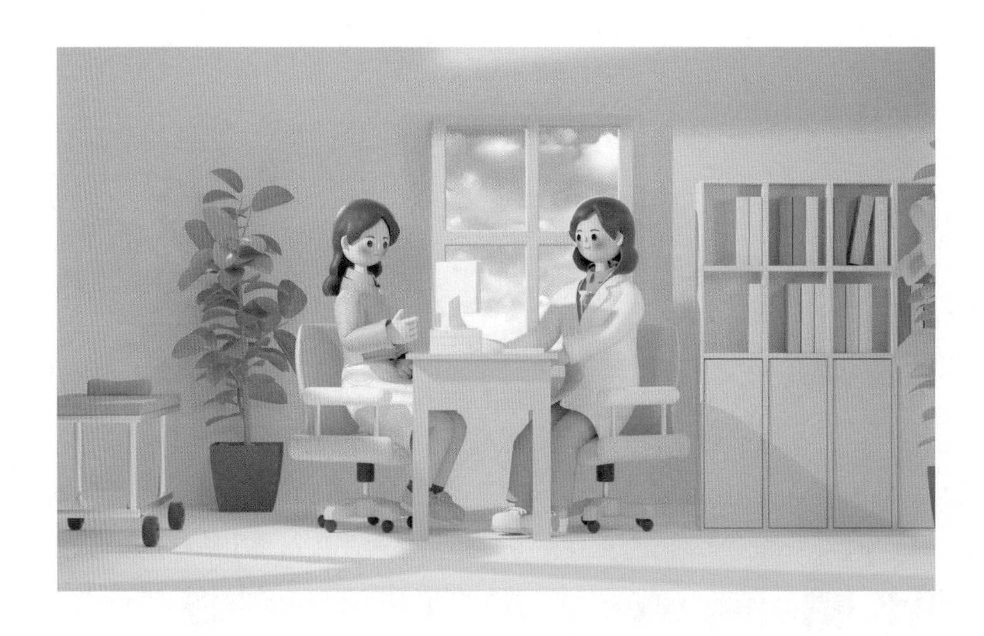

3 知己知彼，百战不殆——HPV 的防与治

李燕云 副主任医师
（复旦大学附属妇产科医院 宫颈疾病诊疗中心）

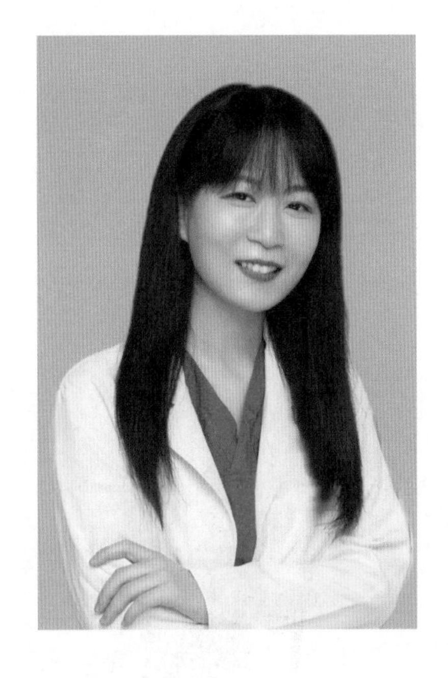

HPV 感染非常普遍，它有很多种传播模式，最主要的是性传播。研究表明，如果男性阴茎上有 HPV 病毒，他的性伴侣会有超过 9 倍的风险感染 HPV。此外，直接接触传播，如接触了 HPV 感染者的内衣、坐便器或者毛巾后再触碰到生殖器，也有感染的可能，甚至儿童也有可能密切接触。

部分患者会问，父母感染了 HPV 病毒，子女是不是也会被感染？其实不用过于担心，虽然 HPV 是通过接触传播，但还有一些条件，如在某一个部位，一定要达到一定的病毒浓度，且经常是皮肤或黏膜有破损口。还有非常少见的母婴传播，如宝妈的下生殖道感染了 HPV 病毒，生长出了一些疣体，在怀孕期间，随着疣体越来越大，可能会通过羊水感染到胎儿，胎儿吞咽羊水会引起喉头位置的病毒感染。这种情况虽然少见，但其实是很严重的，会反复感染，甚至导致胎儿呼吸困难和死亡。

此外，宫颈感染 HPV 后有很长的一段癌前病变的过程。

宫颈和阴道的早期癌前病变，大部分人是没有什么症状的，有时候会有一些接触性出血，如同房出血，出现这种情况一定要去医院就诊。

一些发生在阴道的病变，有时候也只有接触性出血或阴道分泌物异常，但不多见，大部分人是没有症状的。

外阴的癌前病变，较常见的症状是外阴瘙痒，其皮损会表现得各不相同，有时候肉眼看不出来，需要到医院用高分辨率的阴道镜，配合显色药水才看得到。

以上是一些高危型 HPV 感染引起的癌前病变，而低危型的 HPV 感染，常表现为疣体，我们还是比较容易发现的，可以自己进行检查，在外生殖器、外阴、肛门、肛周都可以观察。

如果有菜花样、鸡冠样的疣体，且常常是多发的，这种情况要尽快就医，可能是尖锐湿疣。

另外，在临床上，皮肤上出现的小疣可能也与 HPV 感染有关，但与生殖道相关病变不是一类。

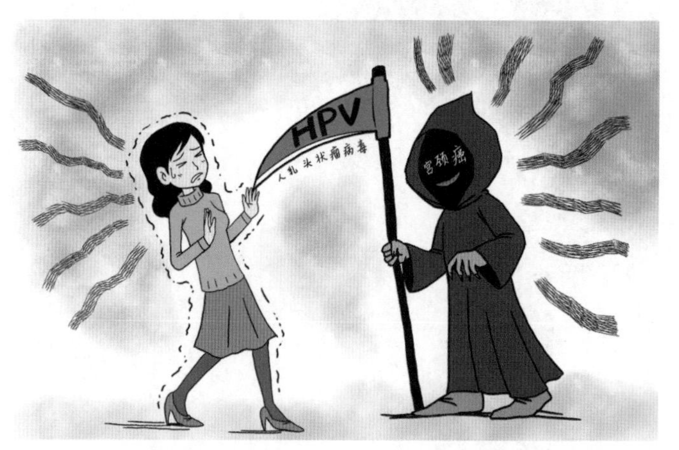

4 有氧运动与乳腺健康

朱 丽 主任医师（上海市第一人民医院 甲乳外科）

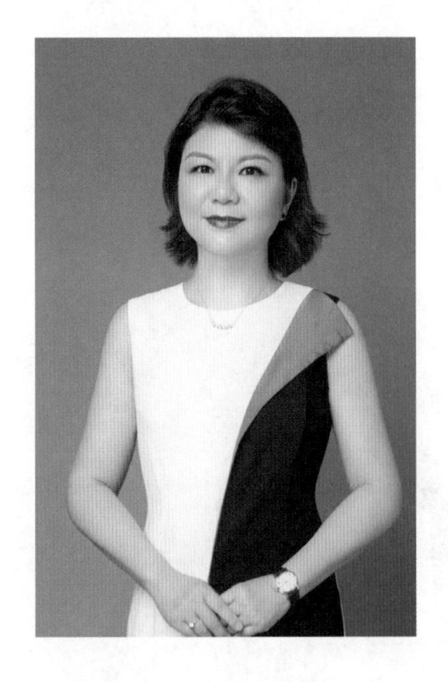

适当的有氧运动对促进乳腺健康非常有好处。

什么是有氧运动？首先有氧运动对运动时间和运动时的心率是有要求的，至少每次进行 30 分钟，心率最好是保持在每分钟 120 次左右。心率和每个人的年龄有关系，一般来说是用 180 减去人的年龄。如果你是一个 60 岁的女性，那你的心率应该保持在每分钟 120 次以上。官方推荐的有氧运动频率为每周至少三次，每次 30 分钟以上。这种频率的有氧运动对乳腺癌患者的生存有好处，也对预防乳腺疾病有好处。标准的有氧运动不但提高了个体的心肺功能，而且对人的情绪也有非常大的好处，因为运动能释放一些让人开心的激素，乳腺术后患者的心情非常重要，这常常关系到机体的免疫力。

做完乳腺手术后什么时候开始运动比较合适？一般而言，没有一个固定的时间，在乳房的伤口完全愈合后再去做运动比较合适。小的手术，伤口愈合的时间比较短，如果经历了比较大的手术，特别是乳腺恶性肿瘤的手术，则需要在引流管全部拔除以后，伤口完全恢复正常的情况下，由医生来判定是否可以进行运动。

那怎么运动呢？我们需要结合每个个体的情况。首先看年龄，很多乳腺疾病患者年纪比较大，那她们其实不适合做非常剧烈的运动，快走、慢跑、跑步机上运动或者游泳是比较适合的。当然也不是一概而论，并不是让每个人都去健身房跑步、游泳。如果你喜欢舒缓一点的运动，也可以选择做瑜伽，轻柔地打打乒乓球也是一项非常好的有氧运动。

总而言之，运动也要制订个体化的方案，这里需要着重提醒大家不要急于求成，一定要循序渐进，由弱到强，慢慢地增加频率和强度，以避免不必要的运动损伤。

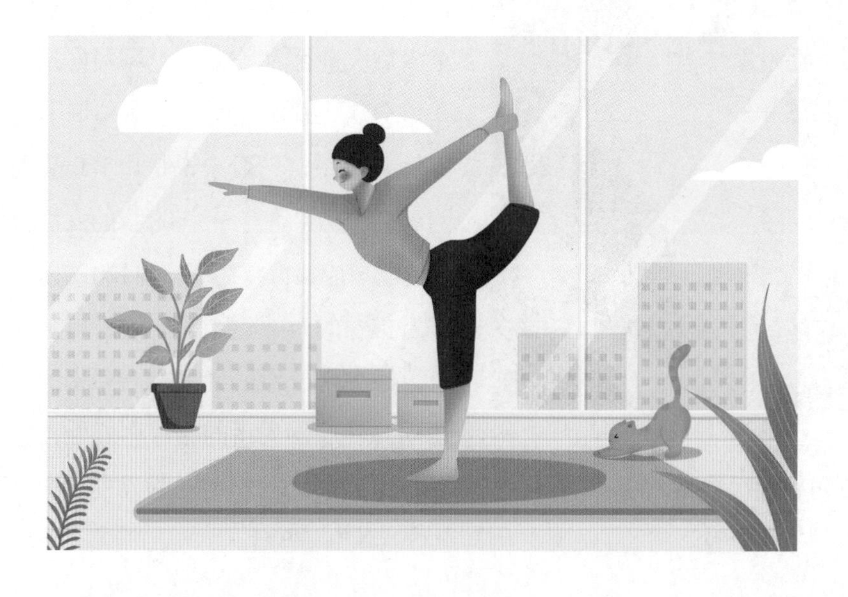

5 分娩方式的选择

扫描二维码
观看科普视频

顾 玮 主任医师（中国福利会国际和平妇幼保健院 产科）

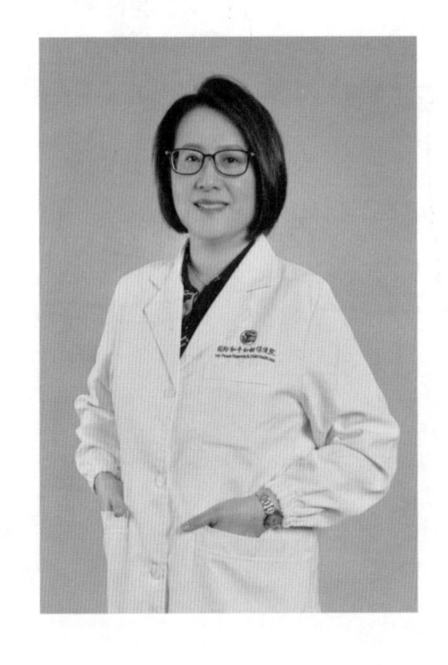

分娩方式无外乎阴道分娩和剖宫产，其中阴道分娩可分为手术助产和自然分娩。

我们该如何选择分娩方式?

第一，一名合格的产科医生应根据丰富的临床经验对孕产妇的分娩条件做全面检查和分析，如无异常则建议阴道分娩；如有异常建议剖宫产。

第二，我们鼓励孕产妇选择更人性化的分娩方式，目前国际潮流是主张回归自然的“人性化分娩”，如分娩过程中增强孕产妇的主动性，也可以借助分娩球、淋浴、LDR 产房等方式帮助其减轻分娩前的紧张情绪。

第三，医务人员应尽量减少干预，回归自然，除有医学指征外，对孕产妇不使用药物镇痛和手术。

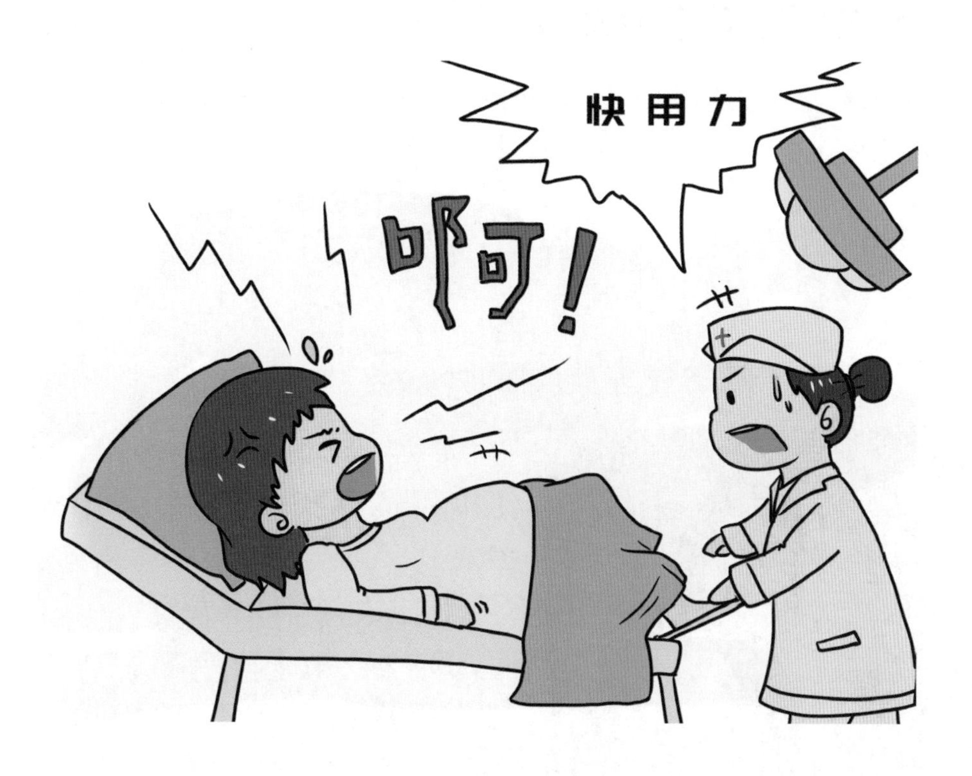

6
您的“姨妈”还好吗？关注子宫内膜疾病

陆 雯 主任医师（上海市第一妇婴保健院 妇科）

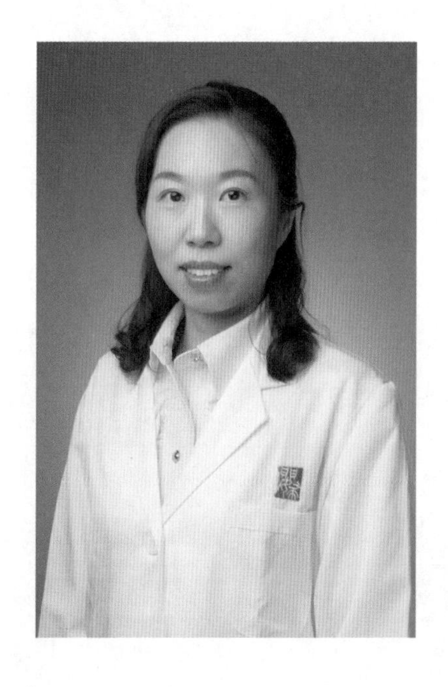

我们为什么特别关注月经的状况？因为月经是反映女性生殖健康非常重要的信号。

那么，哪些情况属于月经异常呢？请您对照一下自己是否存在以下情况：

第一，月经周期。首先我们要了解如何计算月经周期。我们将月经来潮的第一天到下次月经来潮的第一天之间的时间段称为月经周期，标准周期为28天。若是规律性地保持提前7天或延后7天（即21 ~ 35天）的月经周期，也属于正常范围，不必过于焦虑。

第二，经期长短。一般来说，每次月经会持续 5 ~ 7 天；若是规律性地保持 2 ~ 7 天的经期时长，也属于正常范围。

第三，经期变异程度。如果本月是间隔 25 天来月经，下月间隔 30 天才来，这种情况正常吗？如变化时长在 7 天的范围内，也是正常的；如延期来月经时长超过 7 天，就需要考虑怀孕等因素。

第四，月经量。一般来说，月经量通常在 30 ~ 50 毫升，不超过 80 毫升。简单来说，每 2 小时更换卫生巾时，如经血铺满了超过卫生巾面积的 2/3，就提示月经量过多。如果这一情况超过 3 天，就需要前往医院就诊。相反，如果每天的月经量只是一张护垫的量，则提示月经量过少。

子宫内膜癌实际上是一种比较特殊的肿瘤，异常子宫出血是该病非常典型的临床表现，这也使该病能在早期被发现，可通过手术及辅助治疗实现根治。所以，关注自己的月经是否存在上述异常情况，及早就诊，可早期发现子宫内膜癌变，改善患者预后，提高生活质量。

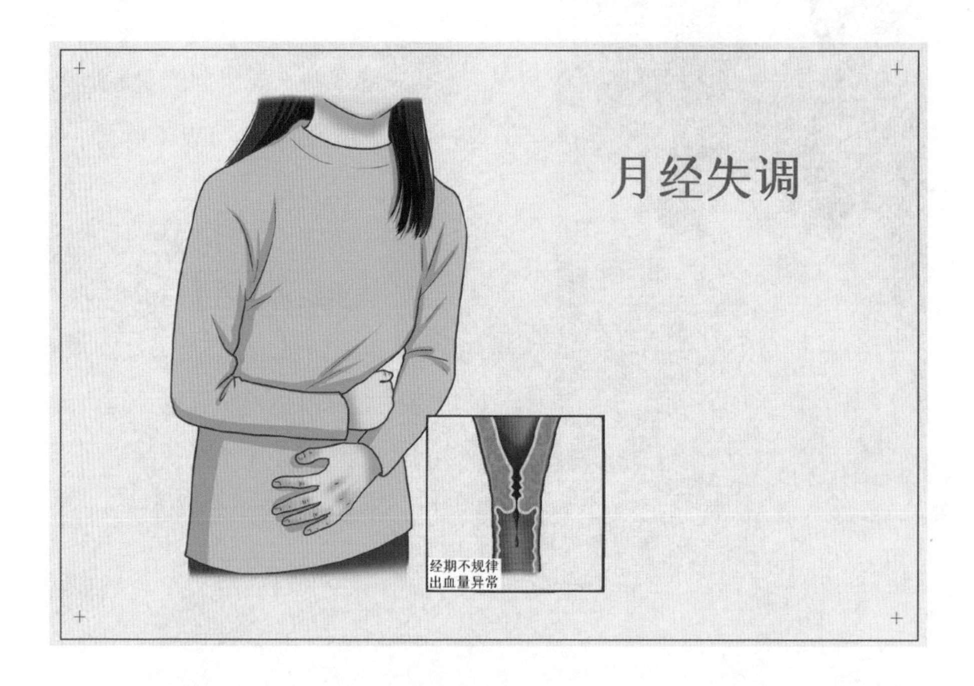

7
盆底器官脱垂的防治

胡昌东 副主任医师（复旦大学附属妇产科医院 普妇科）

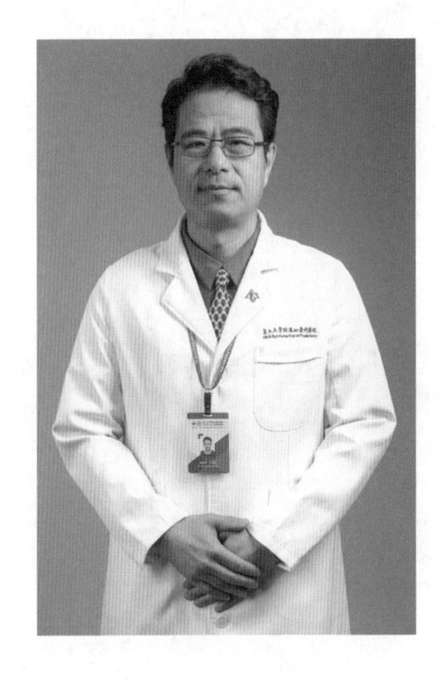

女性盆底内有三大器官：膀胱、子宫、直肠，当出现盆底器官脱垂的问题，需要从产后到高龄期进行全周期管理，尤其是从绝经期迈向高龄期。随着年龄的增长，盆底器官脱垂的问题会逐渐加重。因此，加强早期防治对女性十分重要。

我们需要通过哪些检查来确定盆底器官脱垂的程度呢？

首先，产后42天应进行盆底肌肉肌力检测，如果检测出肌力较弱，则建议进行盆底康复训练，如凯格尔运动、阴道哑铃等。

对于年轻的宝妈，临床医生还会通过 4D 超声对肌肉的质地、厚度、收缩力进行动态评估，为压力性尿失禁、膀胱前移、尿道内口漏斗等问题的诊断提供依据。

此外，对于需要进行子宫保留与重建的患者，在术前应进行精准测量，动态 MRI 则是一项重要的检查项目。

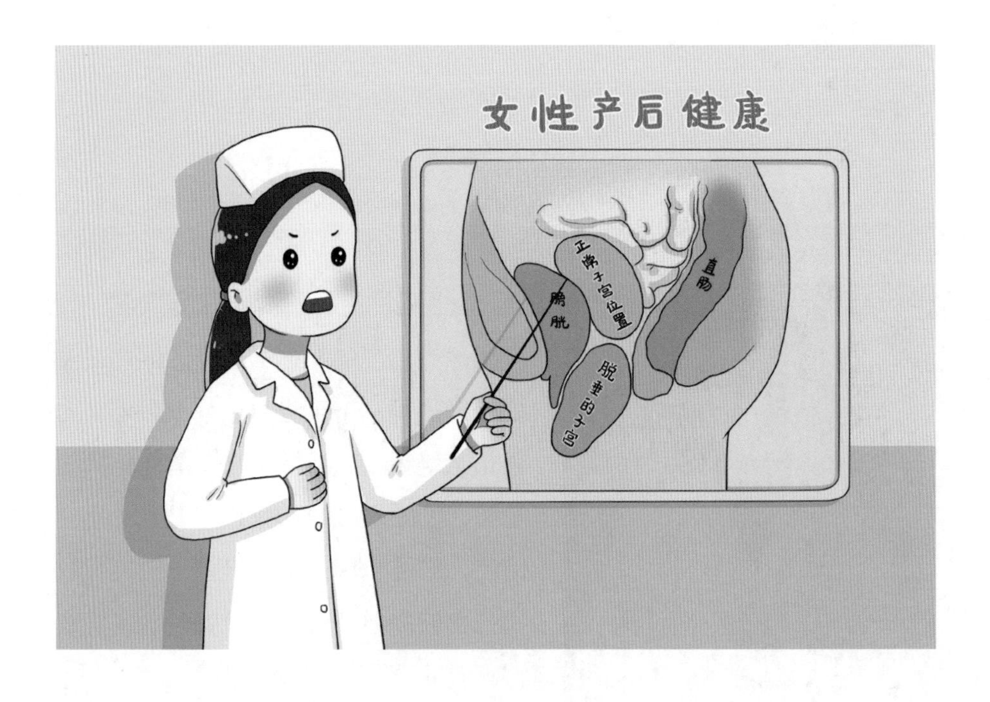

扫描二维码
观看科普视频

8 提醒身边年长女性，绝经后别忘记取节育环

吴芝萍 主治医师（上海市第一妇婴保健院 计划生育科）

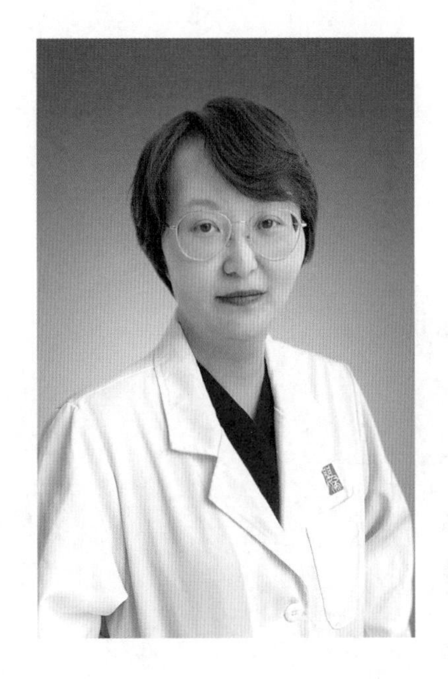

绝经后的女性由于体内激素水平的下降，子宫会发生萎缩，而节育环的大小不会改变，这个时候过大的节育环就会不断地、无情地摩擦子宫，导致女性出现腰酸、下腹坠胀的现象，甚至有些环还想“越狱逃跑”，它们会嵌到子宫壁的肉里面，严重的情况，还会造成子宫穿孔，危害身体健康。

另外，节育环也是有期限的，会发生老化，节育环的材质有多种，不同材质的节育环有效期也不一样。一般不锈钢金属环的有效期是 15 ~ 20 年，含铜

环的有效期是 10 ~ 15 年，硅胶、塑料等节育环的有效期是 5 ~ 7 年，为了身体健康，最好在有效期内将环取出来，如果超时未取的话，也建议在绝经一年内一定要将环取出来，否则过期服役的环会长在体内，最后造成取环困难，环断裂，甚至取环失败。

由于对节育环缺乏科学的认识，很多女性在绝经以后不知道要将环取出来。此外还有很大一部分人惧怕取环时的疼痛，所以迟迟不取。最好提醒身边的年长女性，看她们的节育环取了没有，没取的话，一定要提醒她们，赶紧上医院做检查，把环取出来。对于疼痛的问题，怕痛的患者可以在取环时要求打个麻醉，做个无痛取环。现在医疗条件比较好，在无痛取环下可以毫无感觉就将环取出来，所以，绝经后的环是一定要取的，最佳的取环时间一般是在绝经后的半年到一年内。

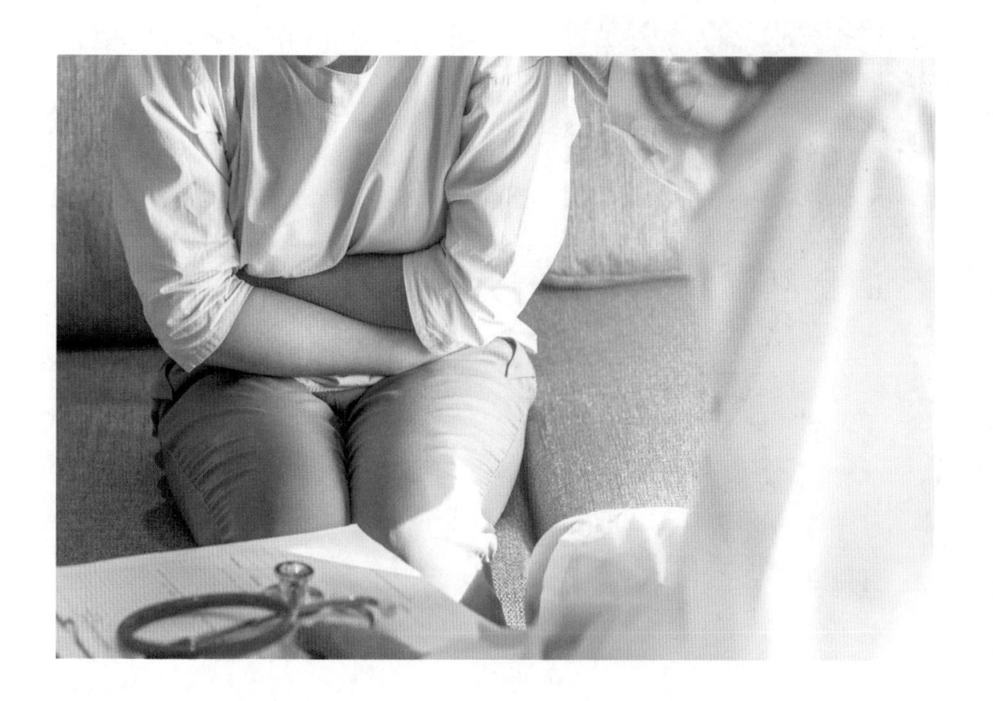

9 出现这五种情况一定要做妇科检查

许啸声 副主任医师（上海交通大学医学院附属瑞金医院 妇产科）

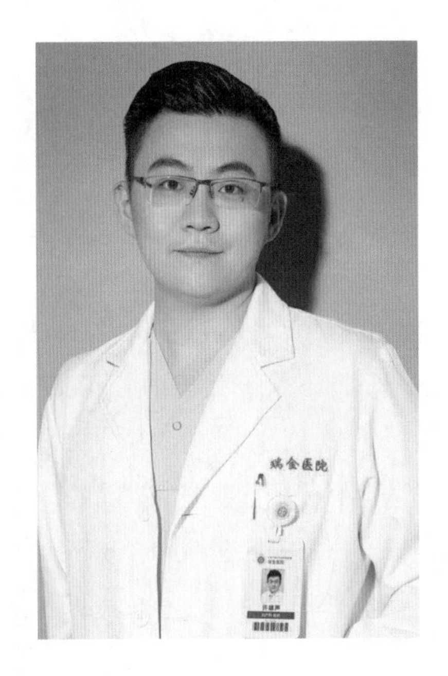

女性朋友不要一生病就去网上搜，以下情况你有中招的就要赶快去做检查了。

第一，月经少了或者多了，痛经痛得更加严重了，或者原来不痛经的发生了痛经。

第二，外阴有疼痛、瘙痒或白带突然增多，有异味。

第三，下腹部、腰背部经常有疼痛感。

第四，感觉排便或排尿困难。

第五，性生活之后会有出血。

全体女生们，有些懒是绝对不能偷的，记得给你们的勤劳点赞哦！

10 年轻女性患上子宫内膜癌该怎么办

李碧岚 副主任医师（上海市第一妇婴保健院 妇科）

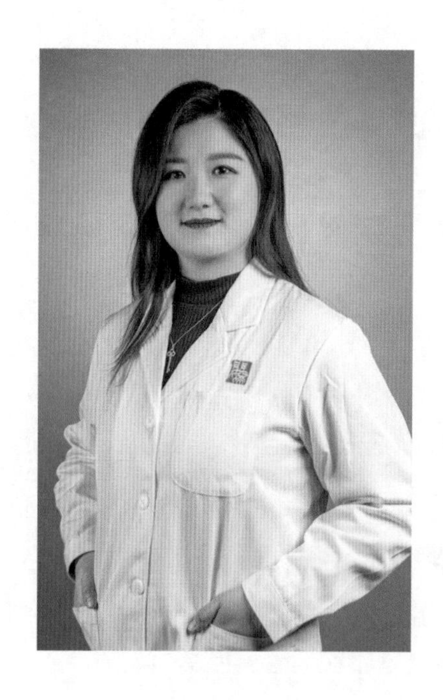

“李医生你好，我从小就胖嘟嘟的，BMI 都有 30 了，这都算肥胖了；月经好几个月来一次，来了又不走了；和老公要了好久的孩子都没有怀上，你说怎么办呢？是不是不应该来看你，应该去辅助生殖科看呢？”

“出现长期不规则阴道出血，我们首先要验一个尿 HCG，来排除怀孕相关的一些出血。另一个重要的要排除的，就是宫颈或子宫内膜的恶性肿瘤或癌前病变，而不是第一时间就去考虑辅助生殖助孕。”

“李医生，我只有 33 岁，怎么可能会得肿瘤？”

“拿子宫内膜癌来说，在北京、上海，它的发病率一直在节节攀升，在女性肿瘤中都排名到第一了。目前，小于 40 岁的内膜癌患者的占比也越来越高，甚至已经达到了 15%，所以对于像您这样的，长期不规则出血的年轻姑娘们，我们还是要更为谨慎的。”

“李医生，我相信你，我去妇科看看。”

（一周后）

“李医生，你上次帮我做的诊刮，病理出来，居然真的是子宫内膜癌，可我现在怎么办呢？是不是要把子宫切掉，不能要小孩了？”

“李女士，你不要紧张，对于子宫内膜癌的患者来说，我们不是一定要剥夺你的生育能力或者切除你的子宫。子宫就好比一个房间，我们的内膜癌就好比这个墙纸上面有了霉点，那么霉点到底有没有穿进我们的墙壁？有没有跑到隔壁邻居家里？有没有跑到楼下邻居家里？这都要通过我们做核磁共振或者一些血清学的检查来帮忙排除一些子宫外的转移。如果这些情况都没有，是完全可以保留子宫的。那么这个时候，我们就需要辅助生殖医学科的医生来一起为我们评估，为你来保驾护航。关于年轻的子宫内膜癌患者的保守治疗方案，我们一般选择的是口服孕激素。在此期间，我们要监测肝功能和血栓指标；同时我们也希望像你们这些微胖的姑娘要适当减重、控制血糖和血压，这样就已经非常安全了。”

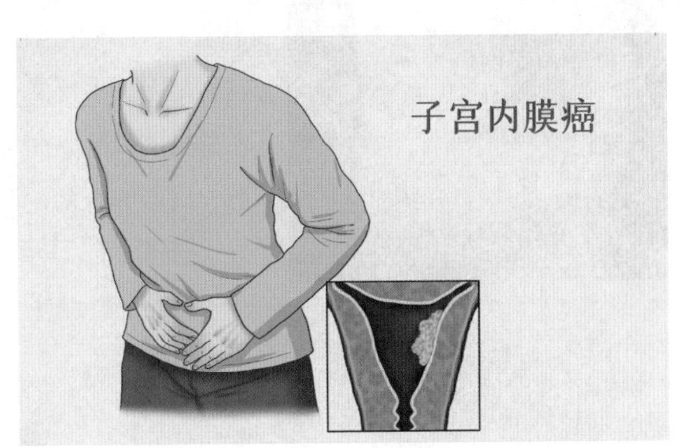

11 漏尿、子宫脱垂？别让这些问题成为产后负担

闫忠鑫 主治医师（上海市第一人民医院 妇产科）

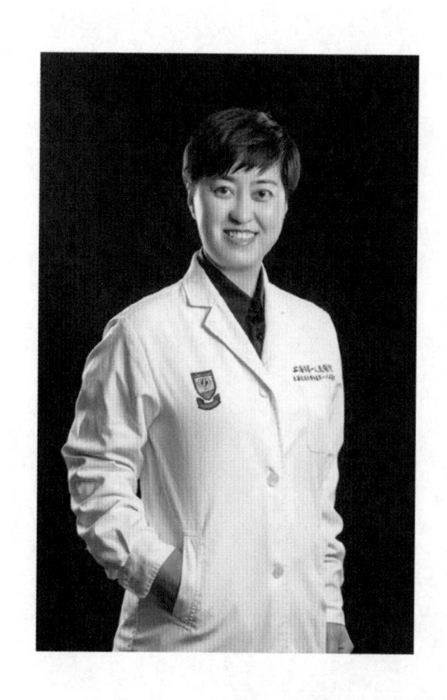

女生生产后容易出现漏尿，如果不及时关注，可能会造成生活不适，甚至引发一系列严重疾病。我们妇产科医生经常会遇到子宫脱垂的患者，我的门诊就曾来访过一名60岁的阿姨，夹着子宫来的，她的宫颈、子宫体、阴道壁都凸出来了，嵌顿在阴道口回不去了。出现这种情况，不仅面临着脱出之后摩擦出血感染的风险，而且还因为它前方的膀胱、后方的直肠角度发生变化，可能会导致排尿困难、尿失禁、大便困难等情况。

观察人体结构我们可以发现，女性的盆底就像一张吊床，承托并保持子宫、膀胱、直肠等盆腔脏器处于正常位置。女性怀孕后子宫的重量会增加，盆底组织也会持续处于受压的状态，肌肉和韧带因为受到持续不断的牵拉，加上孕期和分娩时出现胎儿过大、羊水过多、孕期体重增加过多、产程过长、难产等情况，使得盆底肌肉受损更加严重，盆底肌受损初期表现为阴道松弛、尿频，如果没有得到及时恢复，就可能发展为尿失禁、子宫脱垂、膀胱和直肠脱垂等疾病。

很多人孕后期和产后就已经出现漏尿了，以轻度的压力性尿失禁为主，而加强孕期和产后盆底肌训练可以预防和治疗产后尿失禁，所以我们应该在产后 42 天，恶露干净了就及时到医院进行盆底功能检查。随着年龄的增大，我们的肌肉、韧带和筋膜会出现不同程度的松弛。当我们腹部压力突然升高时，如咳嗽、大笑、跑跳时就容易出现漏尿。若发现盆底功能受损，需及时进行盆底肌肉训练或生物反馈与电刺激治疗，同时加强盆底肌的自我锻炼，如凯格尔运动。当然，当你康复治疗和功能锻炼都没有效果，又或者在日常轻微的活动中就出现比较严重的漏尿情况，那你就需要考虑手术治疗了。

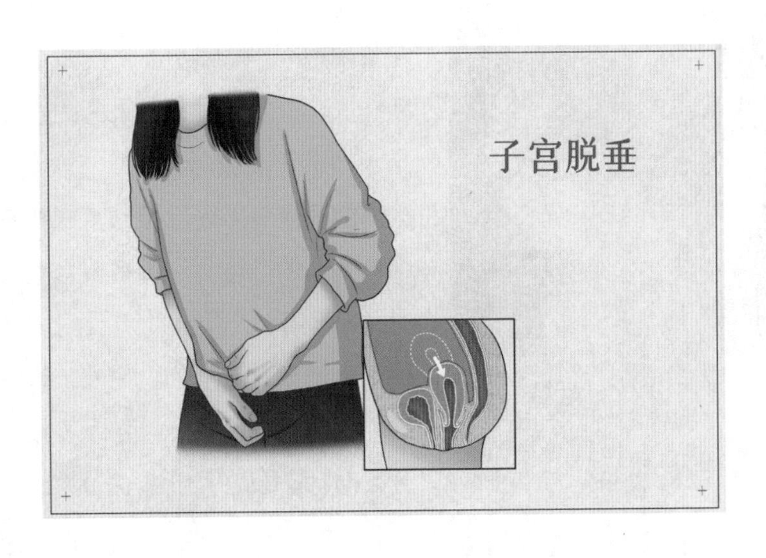

12

备孕期间可以做 X 线片检查吗

孙 琦 主管技师
（上海交通大学医学院附属第九人民医院 放射科）

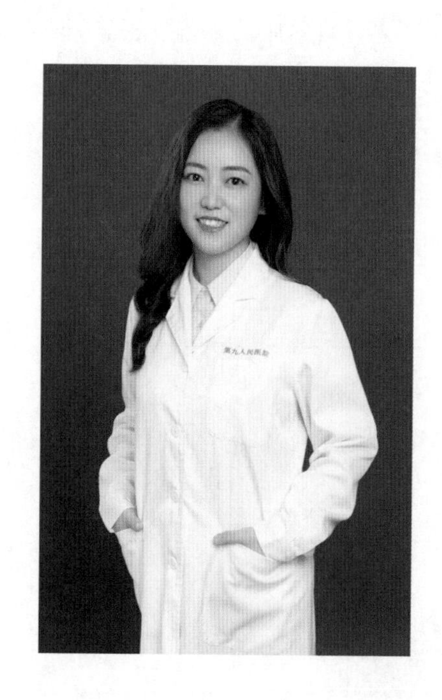

在备孕期间是可以进行 X 线片检查的，因为我们平时所做的 X 线片检查都是比较安全的，剂量也是非常低的，而且我们的技师会为受检者做好相应的防护工作。我给各位女性朋友的建议是，在备孕期间尽量避免行腹部或者盆腔的 X 线片检查。同时，如果您的月经周期是规律的（如 30 天左右），那么在 30 天内的任何一天进行 X 线片的检查都是相对安全的。还有一种情况，就是从您月经来潮第 1 天算起的 10 天内行 X 线片检查也是相对安全的。另外，给备孕期的男士们建议，如果您要行 X 线片检查时，也是需要做好相应防护的。

13 守护生殖健康，祝您好“孕”

倪瑞珺 住院医师
（上海中医药大学附属岳阳中西医结合医院）

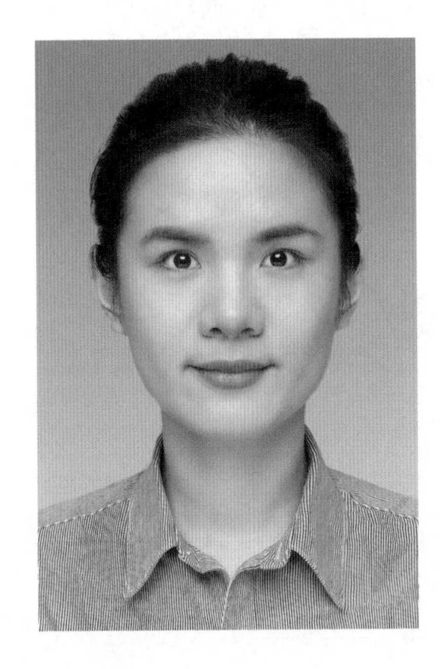

健康的生活方式有助于生殖健康，要做到以下几点。

第一，适龄生育，定期体检。

第二，保持规律的月经。我们可以把月经情况记在本子或者软件上进行管理，同时安排好备孕计划。通过咨询医生来制定个性化的避孕措施，这不仅为了避孕，也是为了预防疾病。

第三，营养均衡，适当运动。建议大家每天摄入至少两个拳头大小的碳水。除了米饭，还可以选择一些豆类粗粮或者山药、土豆等薯类。其中，豆类推荐“扁鹊三豆饮”——绿豆、赤豆、黑豆各 12g，不要等到豆子煮烂了才饮用，“吃豆饮汤”可以驻颜美容，提高身体的免疫力。平时饮用红枣龙眼枸杞茶可以养血安神、养肝滋肾。山药煮粥、炖肉对肺脾也有好处。还有黑芝麻磨成粉蒸服可以起到滋补的作用。

气血不仅依靠食补，也需要运动。建议大家每周三次，每次三十分钟以上的中强度锻炼。我们可以在家里跳操、做瑜伽；上下班可步行的距离就以步代车；在工位上久坐后，起身运动一下。

同时，睡觉也是非常关键的。每天提早半小时关灯、放下手机，尝试入睡。睡觉前不要吃太多的东西。如果真的休息得不好，第二天进行半小时的午休，补充精力。

最后一点至关重要，现在工作压力大，生活节奏快，往往需要进行压力管理，就是情绪管理和时间管理。只有当我们以积极的态度面对压力时，才能将其消极面化作动力。

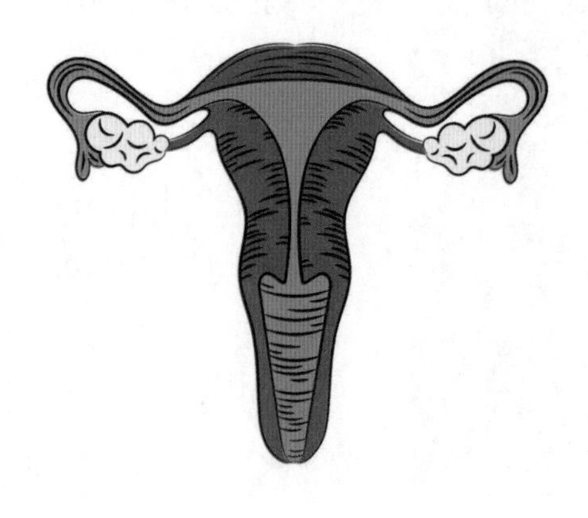

14

如何科学母乳喂养

洪 霞 主管护师（上海市儿童医院 儿童保健科）

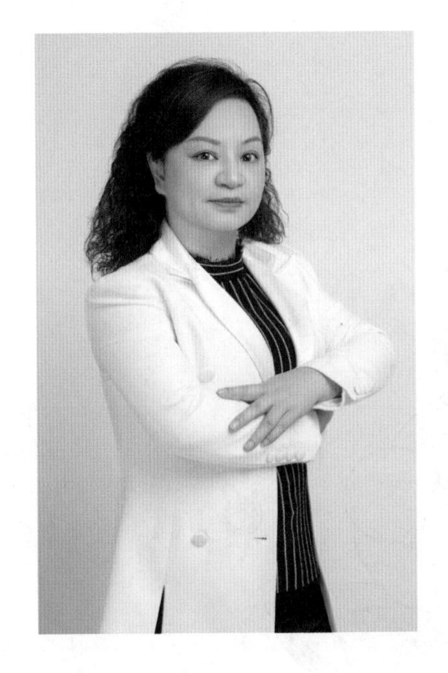

母乳含有婴儿需要的所有营养素。0 ~ 6 个月是婴儿生长发育的第一个高峰期，母乳中配比适宜的营养素，既能满足宝宝生长发育的需要，又能适应尚未发育成熟的消化功能，帮助宝宝器官的发育和功能的成熟。母乳中含有特殊的活性物质，能为婴儿提供全方位的呵护，阻止有害细菌和病毒在宝宝尚未成熟的身体里滋长，顺应自然健康成长。

母乳喂养是妈妈和宝宝之间进行亲子交流的第一步。宝宝和妈妈进行频繁的皮肤接触，有利于促进心理和社会适应能力的发展。我们怎样才能实现成功的母乳喂养呢？第一点是在产前准备方面，准妈妈在怀孕期间可以多食用一些富含维生素、蛋白质和矿物质类的食物，为产后的泌乳做准备。第二点是尽早开奶，产后的 72 小时是母乳喂养的关键时期，出生后 1 个小时内应该给宝宝进行早接触早吸吮，这样能强化宝宝的吸吮能力，也能促使乳腺提早分泌乳汁。第三点是要进行按需哺乳，3 个月内的宝宝不需要限制哺乳的次数和数量，但是每日不能少于 8 次，这样能使母亲的乳头得到足够的刺激，促进乳汁的分泌。第四点是乳房的排空，有效的吸吮既利于乳房的排空，也利于乳汁的分泌，每次哺乳时应先喂空一侧乳房再喂另一侧。第五点是我们可以对乳房进行按摩，哺乳前可以先热敷或按摩乳房，从乳房的外侧边缘向乳晕方向轻拍或按摩乳房，有促进乳房血液循环、神经传导和泌乳的作用。母乳喂养对宝宝的生长发育起到至关重要的作用，所以希望准妈妈们能够在产后克服困难，坚持进行母乳喂养。

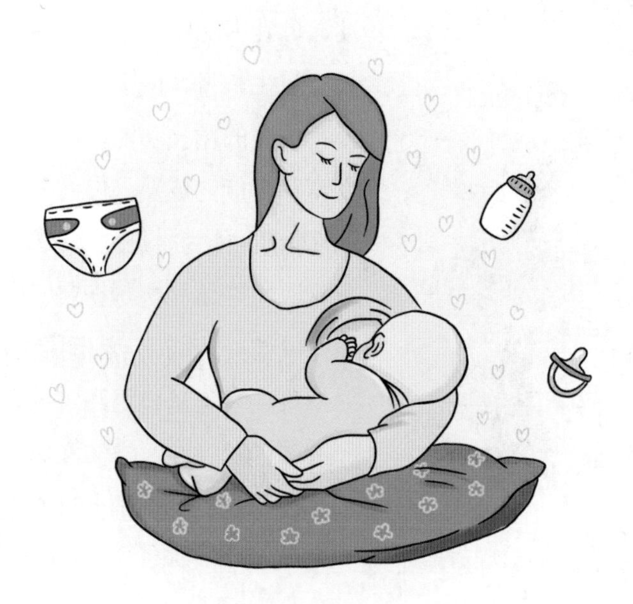

15 嘴唇长“黑斑”，竟是一种罕见病

（复旦大学附属妇产科医院）

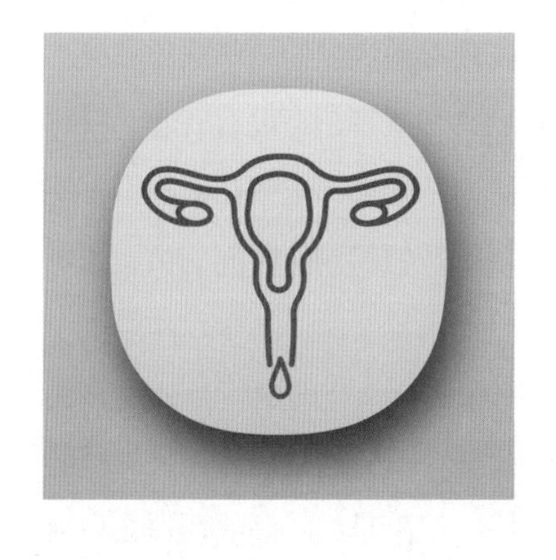

2岁开始，出现明显黑斑，15岁肠套叠切除了部分小肠，23岁开始胃肠镜下陆续摘除了近五十个息肉，28岁基因检测结果显示“STK11胚系突变”。

我感觉正常，七八岁的时候有腹痛，检查也没查出怎么回事，直到15岁的时候发现肠套叠、肠坏死，去医院做的开刀手术。2013年做第一次胃肠镜检查，切了二三十个息肉，医生建议两三年复查一次。26岁的时候，复查了一次，切了七八个息肉。28岁的时候又复查一次，切的比较少。2019年，做了一次进口小肠镜，切了5个息肉。

近三年持续出现阴道排液症状。

这位患者有大量清亮的阴道分泌物，就像水一样。我问她，这么多分泌

物有多久了？她说有 3 年了。我说 3 年有这么多的分泌物，怎么没来看？她说她也不好意思去问别的女性，她以为别的女生都是这样的，所以就有 3 年的阴道排液，是清亮的阴道排液，她没有重视。这叫黑斑息肉综合征，她是一个 P-J 综合征的患者。

这样的患者在出现阴道排液时就应该引起高度重视了。我们给她做了核磁共振检查，结果显示她的宫颈上有一个“占位”性病变。我们宫颈科的汪主任给她做了宫腔镜，发现里面有一些病灶是异常的，做了病理后确诊有一个叶状增殖，这个叶状增殖其实还是一个癌前病变，还没有到宫颈癌的地步。如果后期进展到宫颈的微型腺癌或微偏腺癌的话，愈后就非常差了。我们通过多学科会诊确诊了手术范围，包括子宫，卵巢也进一步地切除了。

手术之后的大体标本显示，宫颈是一个非常庞大的病灶，子宫内膜已有一些病灶的累积，现在正在等待病理的结果分析。

通过这样的预防性检查，我们能及时地发现癌前病变的一些蛛丝马迹。另外，从医生的角度，常规的体检，我们看到宫颈或者超声没有问题，就可以把她放回去，如果了解到这个患者有黑斑息肉综合征病史的话，我们可能会考虑得更多一些。患者如果错过了这么一段很短暂的预防时间的话，那可能会进展到恶性肿瘤，后面就很难收拾了。

如果是 STK11 胚系突变导致的黑斑息肉综合征，它的遗传方式是常染色体显性遗传，所以它传递给下一代的概率就是 50%，这个患者如果生育的话，他的小孩就有一半的概率也带有这个基因，风险是比较高的，那么目前我们建议对这一类患者应进行生殖方面的干预，方式有产前诊断，也有三代试管婴儿。三代试管婴儿跟产前诊断比起来，是一个主动的、优生的方法，产前诊断其实就是被动地碰运气。而三代试管婴儿可以主动地在胚胎期进行遗传检测，再选择正常的胚胎移植，所以说是一个积极的、比较主动的优生措施。

第三章 儿童及青少年健康

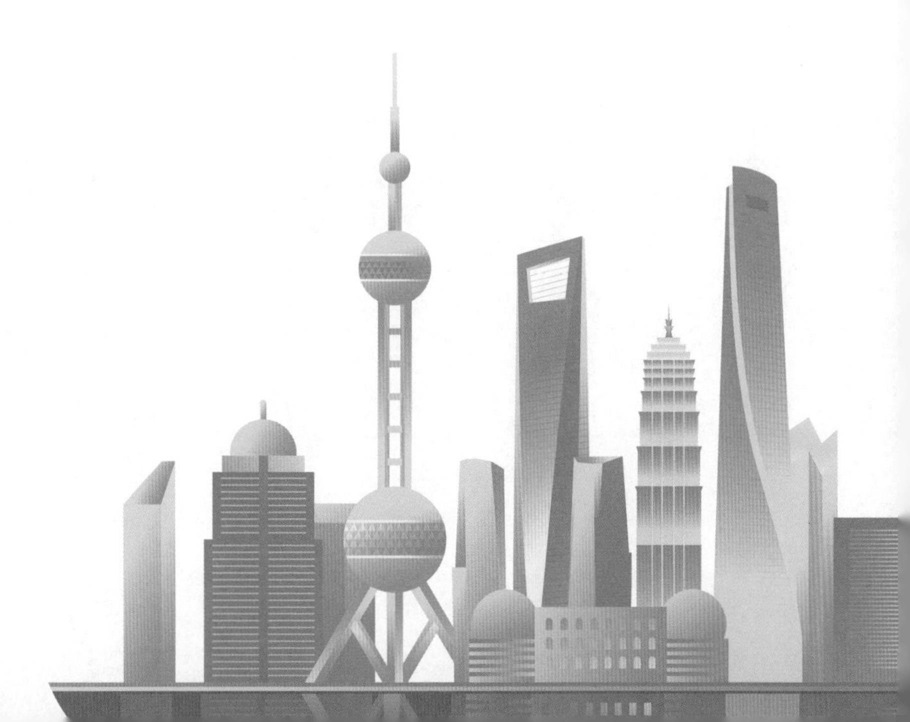

1 预防新生儿窒息，要做好这几点

王竹青 主管护师（上海市第六人民医院 妇产科）

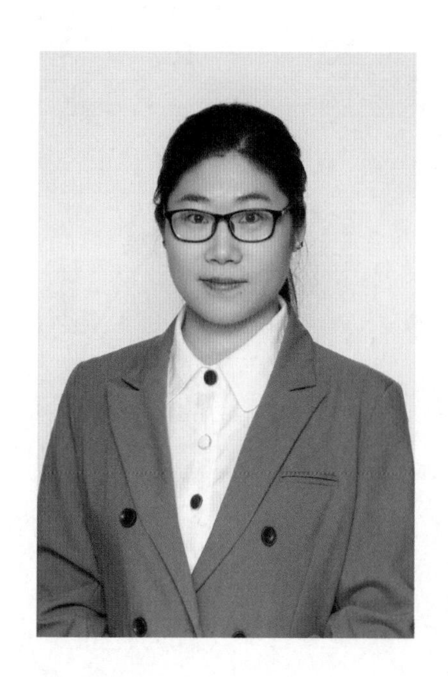

如果宝爸宝妈喂养或者护理不当，健康的新生儿有时也会突然发生窒息。发生窒息，如果抢救不及时会造成严重后果，那宝爸宝妈如何预防新生儿窒息呢？

为宝宝盖被子时，将宝宝的小手放好，以防宝宝醒来之后，抬手将被子捂住自己的口鼻，引起窒息。不要将毛巾、塑料袋等杂物放在婴儿床上，保持婴儿床干净整洁，防止宝宝的小手抓住异物捂住口鼻。帮宝宝养成独立睡觉的习惯，和宝妈同床睡觉，疲劳的妈妈睡熟后，乳房会堵住孩子的口鼻，枕头或棉被也会阻塞孩子的呼吸道，造成窒息。

使用正确的喂养方式，防止宝宝呛奶。首先要了解宝宝容易呛奶的生理原因，宝宝的胃处于水平位置，入口的贲门括约肌发育较差，所以宝宝很容易发生呕吐或者溢奶现象。母乳喂养的宝宝，如果吃奶时奶水过急，妈妈可以用食指和中指夹住乳晕，减缓流速。人工喂养的宝宝，奶嘴上的奶孔不宜过大，奶瓶的倾斜度以液面覆盖奶嘴为宜。喂完后将宝宝竖直抱起，轻拍后背，待宝宝嗝出胃内气体后再放回小床上，最好向右侧睡，以免溢奶时奶液流入气管。不要在宝宝大哭或者大笑的时候喂奶，也不要等宝宝很饿的时候才喂奶，人工喂养的宝宝呛奶时更不能平躺，一定要采取斜坡位以防窒息。

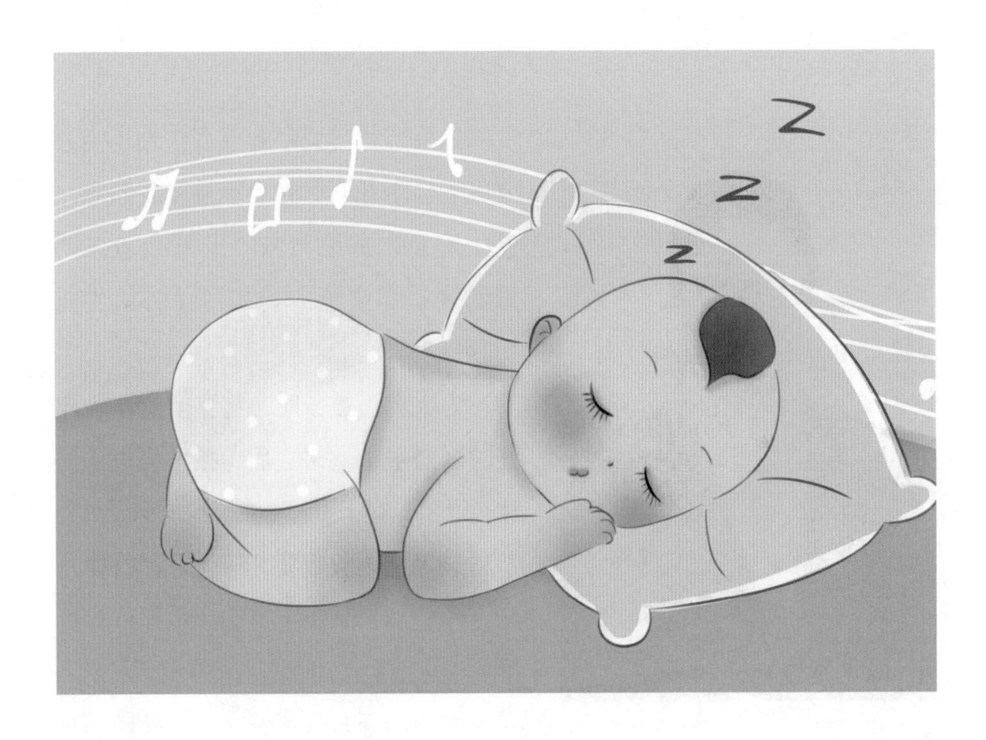

2

宝宝睡觉打呼噜，这可不是因为睡得香

金 蕾 副主任医师（上海市儿童医院 耳鼻咽喉头颈外科）

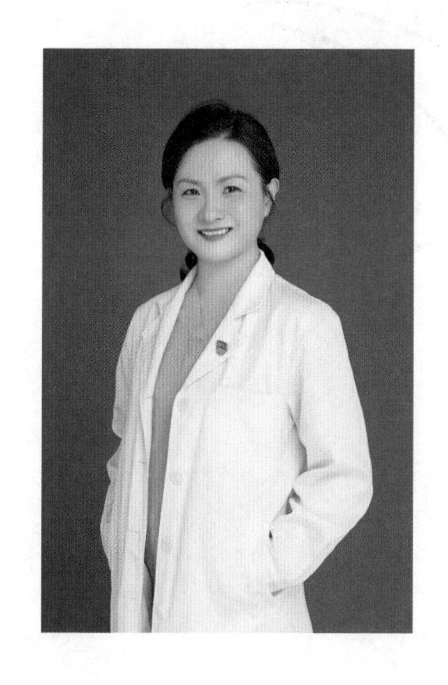

当气流进入鼻腔，如果鼻腔、鼻咽部（腺样体）、口咽部（扁桃体）到舌根、喉入口这条道路上有狭窄的部位，就会引起打呼噜。所以小朋友感冒鼻塞的时候也会打呼噜，这是因为鼻腔黏膜水肿了，等感冒好了也就不打呼噜了。但是如果孩子没有感冒症状也在打呼噜，甚至连续打了好几个星期，那么就要考虑腺样体肥大的可能了。腺样体在哪儿呢？腺样体是鼻咽部的淋巴组织，位于鼻腔深处，腺样体过度地增殖肥大是儿童睡眠打呼噜最常见的原因。睡眠打呼噜可能会伴随夜间的缺氧，长此以往会影响孩子的生长发育，而且长期的口呼吸有可能会影响牙颌面发育。如果孩子有这种情况的话，要早一些去专科医院诊治。

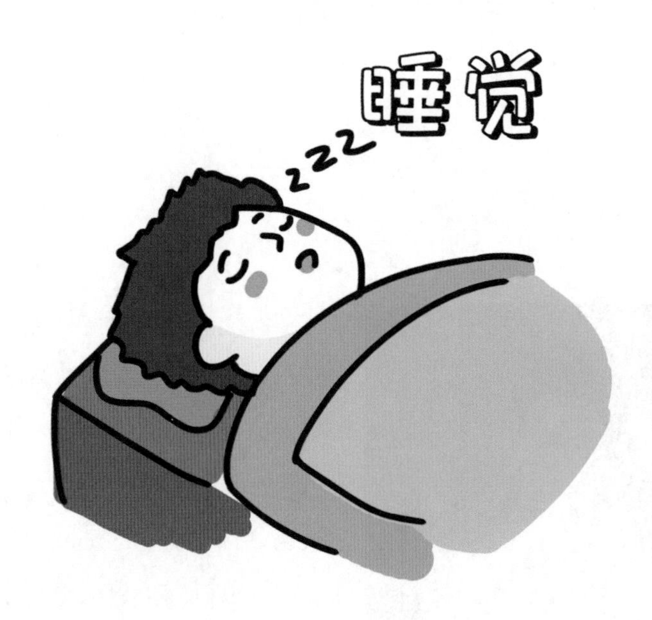

3

宝宝臀纹不对称，就是有问题吗

扫描二维码
观看科普视频

沈 阳 副主任医师（上海市儿童医院 骨科）

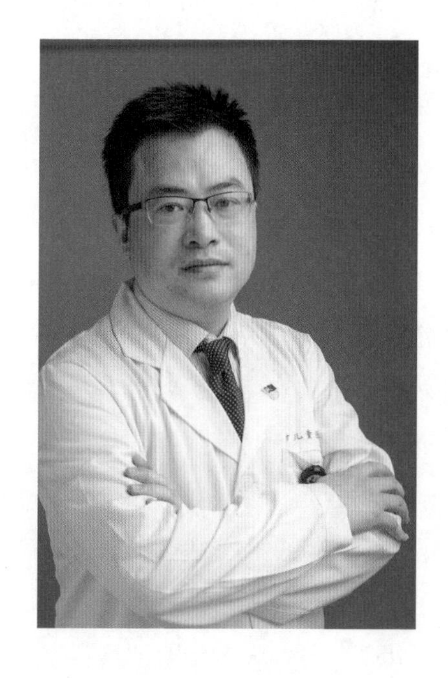

通常讲的臀纹是臀部下面的第一条纹路，两边不对称往往可能是髋关节发育不良或者皮下脂肪堆积不同所引起的。医生会进行B超或者X线检查，以明确鉴别到底有没有继发髋关节发育不良的问题或者其他问题。大部分情况下，臀纹不对称是因为皮下脂肪堆积不同所引起，是没有问题的，大约3‰的病例会存在髋关节发育不良。所以臀纹不对称时，让宝宝接受筛查的目的是早期发现髋关节发育不良，医生会让家长得到专业的指导，让宝宝得到专业的治疗，以早期得到康复。

4

宝宝贫血怎么办

谢雨晨 主管技师（上海市儿童医院 营养科）

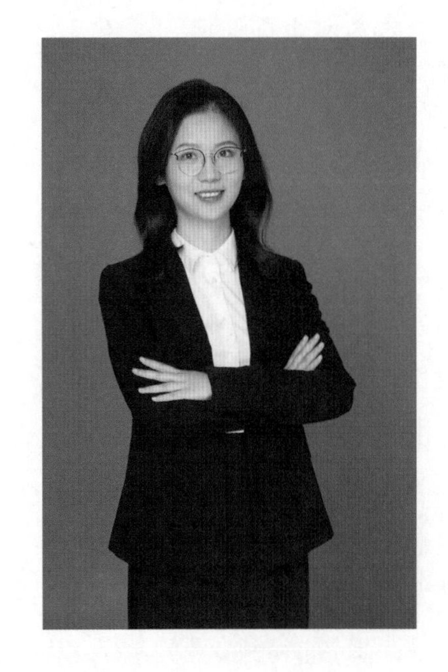

“宝宝每一次的体检指标都是非常完美的，有的时候，甚至整体的生长发育都超过了同龄的孩子，可是突然有一天在体检的时候，医生却告诉我们，宝宝出现了营养性缺铁性贫血。”各位妈妈们可能就疑惑了，“我家宝宝平时喝母乳/奶粉，辅食也吃的挺好呀，基本上什么贵，给宝宝买什么，吃的也是最好的。我每日也是大补特补，一个哺乳期下来没有瘦下来反而还胖了，怎么宝宝还得了一个营养性缺铁性贫血呢？”

这是因为对于4～6个月的宝宝来

说，他们体内储存的铁基本上已经消耗殆尽了，而成熟的母乳中基本上每100毫克仅有0.05毫克铁，没有办法满足宝宝的需要，所以可能会在此阶段出现营养性缺铁性贫血。

那应该要怎么补充呢？可能很多宝妈第一个想到的是，赶紧吃一点铁剂，是不是就可以通过乳汁给宝宝多供一点铁呢？这是不可行的，因为铁元素是无法通过乳汁供给宝宝的，我们应该这样补充：首先，按时科学地添加辅食。其次，选择含铁丰富且容易消化，不容易引起过敏的食物，如铁强化过的米粉、肝泥、红肉泥等。最后一点也是比较重要的一点，就是要注意饮食搭配和摄入均衡。在进食含铁丰富的食物时，搭配富含维生素C的食物，能更好地促进铁吸收。

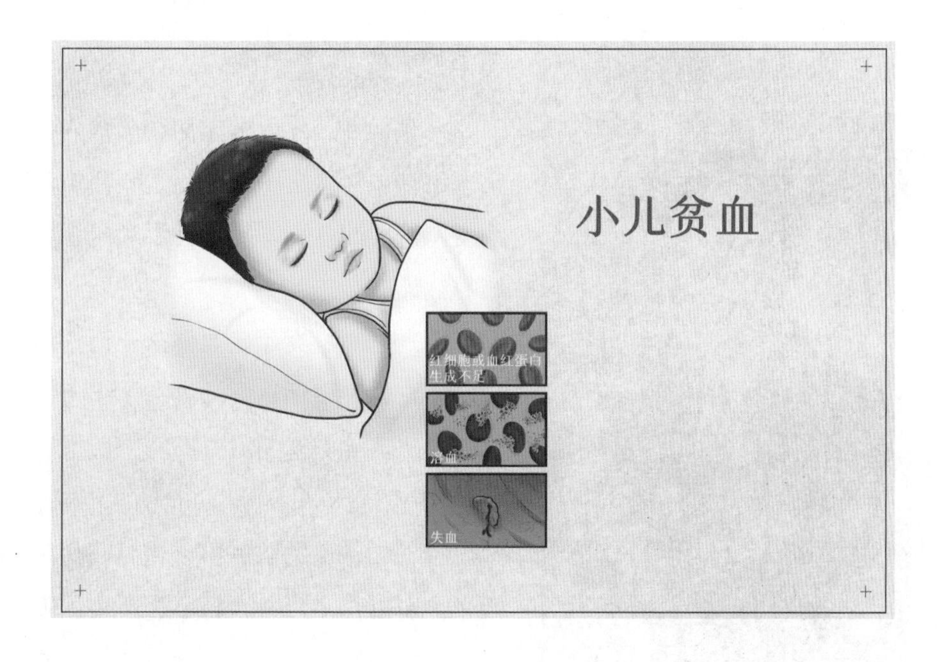

5 宝宝说话声音沙哑，怎么回事

陈佳瑞 副主任医师（上海市儿童医院 耳鼻咽喉头颈外科）

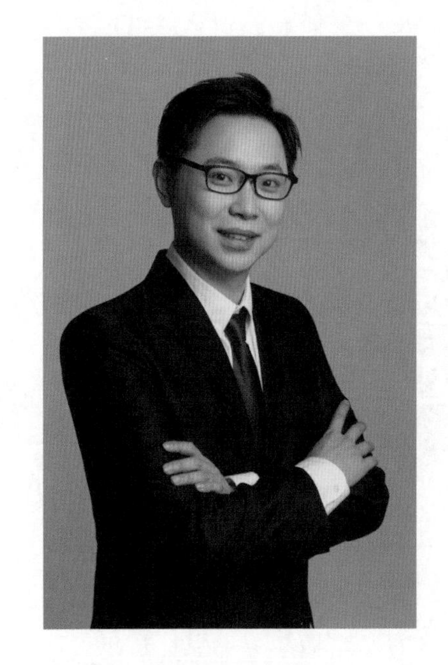

声音嘶哑是儿童耳鼻咽喉头颈外科常见的临床症状之一，主要是喉部声带病变所造成的。哪些疾病会引起声音嘶哑呢?

最常见的是炎症。如果孩子近期出现感冒，或者说话、哭闹太久引起急慢性喉炎，这种类型的声音嘶哑一般通过对症治疗或是一段时间的休息，不要过多的说话，避免哭闹就可以恢复。如果孩子伴有发热、咳嗽，甚至进展为呼吸困难、喉喘鸣等，这些症状需要警惕儿童急性喉炎，此时家长们一刻都不能耽误，须立刻带孩子去医院急诊就诊。

第二种情况是因为声带上长了新生物，儿童声带恶性肿瘤比较罕见，较常见的声带良性肿瘤包括声带小结、声带息肉、喉乳头状瘤、声带囊肿等，这些都会引起孩子说话声音嘶哑。最后，如果孩子出现声带麻痹，就是一侧声带活动不好或者活动受限，就会出现声音嘶哑的症状。以上所有情况都可以做电子喉镜明确诊断。

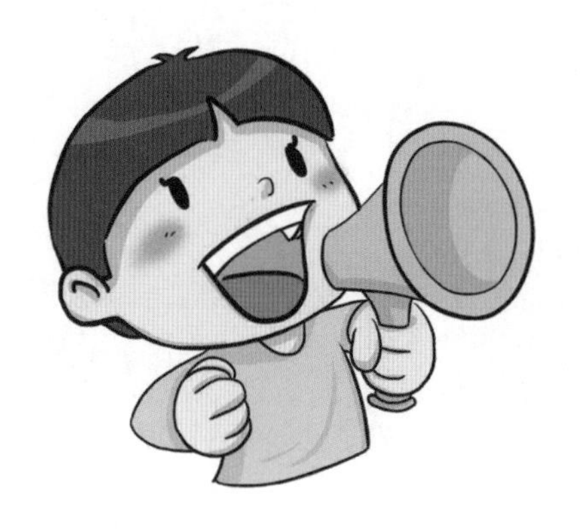

扫描二维码
观看科普视频

6 找对方法让宝宝“开口说话、好好说话”

张媛媛 副主任医师（上海市儿童医院 儿童保健科）

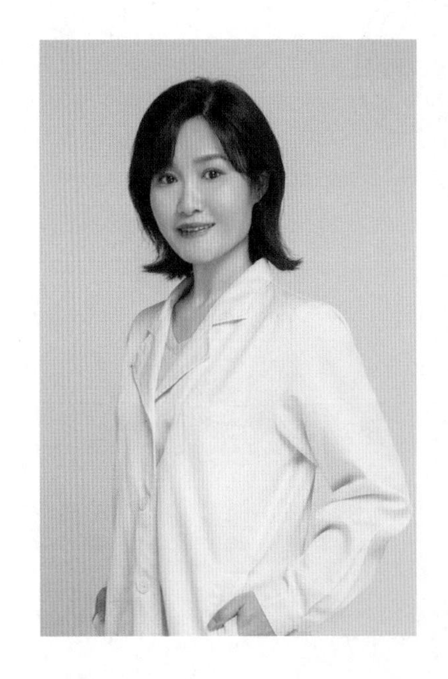

语言发育是孩子脑发育的重要方面。1 ~ 3 岁是孩子语言发育最关键的时期。父母如何在家里创造比较好的语言环境，来促进孩子的语言沟通能力呢？

第一点，父母需要参与养育，陪伴玩耍，减少屏幕使用。在日常养育中，通过增加生活体验，可帮助孩子建立概念；在陪伴玩耍的过程中，通过有效互动，帮助孩子理解指令，培养等待、轮替等互动技巧。语言是两个人之间的沟通工具，不能依靠点读笔等“电子保姆”。

第二点，亲子互动过程中跟随孩子

的兴趣，鼓励孩子主导活动。父母需要关注孩子正在注视的事物/玩具或者他正在做的事情，参与其中，及时应答并给予恰当的反馈。

第三点，父母在生活场景中，增加有效语言输入，建立单词和实物实景的对应关系。当孩子看到鸡蛋时，可能会伸手触摸和探索。此时，很多家长会跟孩子说，“叫妈妈，妈妈给你”。这样的结果是，孩子看到任何东西，都只会叫“妈妈”。正确的做法是，父母配音“哦，摸一下”。当宝宝摸到鸡蛋觉得很烫的时候，手指会缩回来。此时，父母说“烫，鸡蛋好烫呀”。在这样一个简单的场景里面，对照着实物，在多感官体验和感受的基础上，孩子就理解了“鸡蛋”“摸”“烫”这几个词的概念，也就学会了一些名词、动词和形容词。当孩子的词汇量积累到一定程度的时候，自然会连成短语和句子。

第四点，对于早期学习语言的孩子来讲，父母要注意调整自己说话的方式，放慢语速，避免说过长的句子，用夸张的语调来强调你要教给孩子的单词。当孩子想吃苹果的时候，父母要说“宝宝，苹果好甜，宝宝尝一口”。

第五点，对于早期学习语言的孩子来讲，父母应避免过多的提问，而是要多描述场景。当孩子看到一只蝴蝶飞过去时，只需告诉他“蝴蝶，蝴蝶飞飞，蝴蝶真漂亮”，而不该反复提问“这是什么呀”。

第六点，对于2岁以上的孩子，孩子的认知和想象力有了一定的发展。这时可通过假扮性游戏（过家家），利用玩具，将社交场景在生活中进行再体验，培养共情能力和沟通互动技巧。也可以通过阅读绘本的方式引导孩子发挥想象力，促进认知发育。

鼓励孩子讲话，不仅能够促进孩子语言表达能力的发育，还能够促进孩子认知的发育。孩子提问的能力往往跟他的认知水平相关，一般2～3岁，孩子才能够提问出一些问题，这时父母就需要去引导和鼓励孩子多提问，并且回答他的问题，维持对话轮回。

口吃是在孩子早期语言发展的过程中常常会出现的一个现象，属于言语流畅性问题，分为生理性口吃和病理性口吃。对于 2 ~ 3 岁的孩子来说，口吃的现象是普遍存在的，多是生理性的。其发生的原因是，这个阶段孩子的句子长度显著增加，需要通过语法规则来连接单词。孩子嘴巴张开，但还没想好要如何表达长句子时，就容易卡住，思考后才能说完整。此时父母无须焦虑，只需要鼓励孩子表达，告诉孩子你已经听懂他的意思，说慢一点。通过持续的表达训练，孩子说话会越来越流畅。

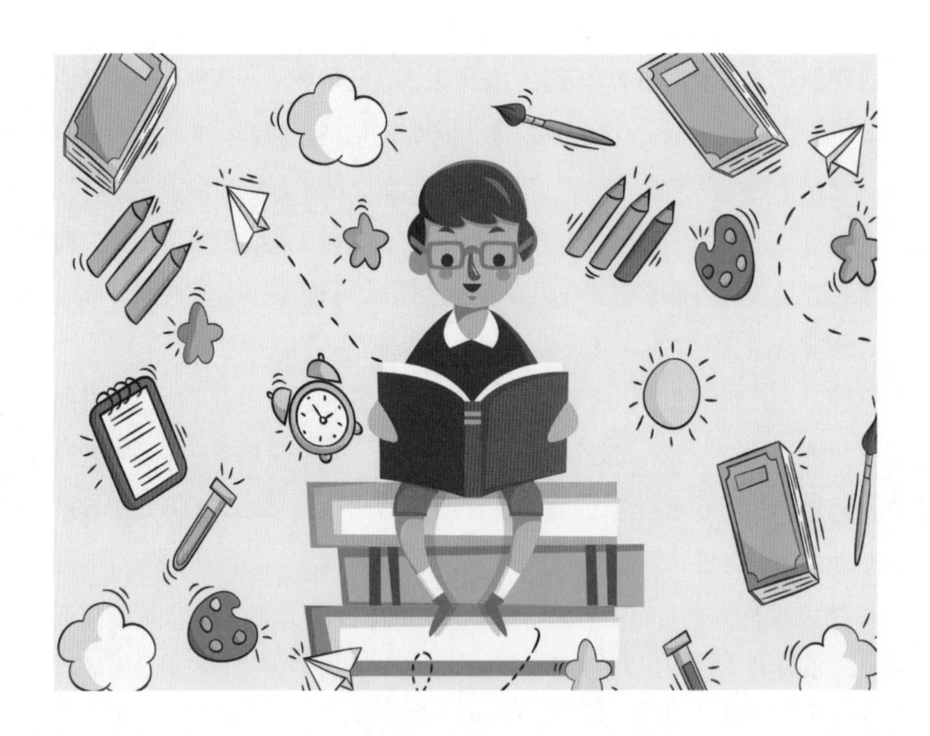

7

促进儿童早期智能发育的“三把金钥匙”——居家训练策略

花 静 副主任医师
[上海市第一妇婴保健院 妇幼保健部(含发育行为儿科)]

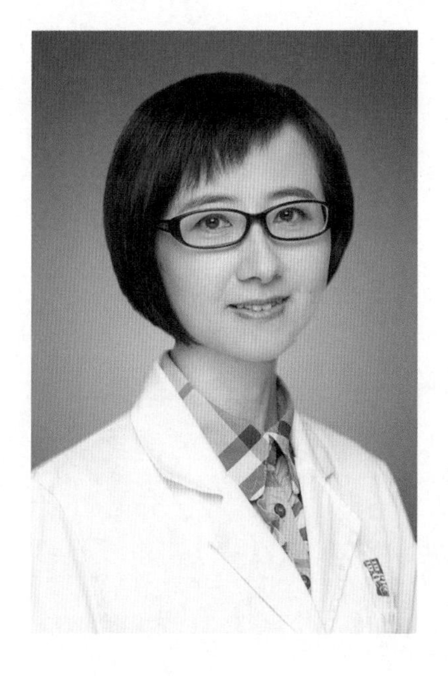

Q1:精细动作到底多重要?家长怎么训练?

精细动作,顾名思义就是小手指的运动,对于孩子未来书写、学习能力的培养十分有帮助。当然,家长们在帮助宝宝进行精细运动训练时应了解运动发育规律,如6月龄的孩子可以用掌抓握,7月龄的孩子双手可以交换玩具,9月龄的孩子可以抓取小物,家长可以帮助孩子多多尝试。

Q2:让宝宝多爬,益智吗?

0～3岁是孩子出生以后大脑发育最

快的时期，往往也是发育的敏感期。适宜的刺激，能够促进神经突触较好发育；如果给了不良的刺激，可能导致大脑失用性萎缩。

为什么爬会对孩子的智力发育有非常大的帮助呢？首先，从出生起至 8 ~ 9 月龄，孩子学会了爬行，这个时期孩子正处于神经系统发育的敏感期。另外，在爬行过程中，孩子是手脚朝地的，他需要抬头看前面有没有障碍物，在这一过程中，孩子的视觉空间能力得到锻炼，需要感受自己在空间的所属位置，才能够更好地去完成一个手眼协调的爬行动作；四肢直接接触地面，在探索过程当中也增加了本体感、平衡感、运动协调性等。

总的来说，多爬有利于孩子感觉系统和能力的发育，也有利于儿童期学习能力的提高，促进早期大脑优势通路的形成，也就是我们传统意义上的“益智”。

Q3：孩子还不会爬就先会站，有问题吗？

经常有家长会问，宝宝还不会爬就会站了，会不会对他的脊柱和下肢造成损伤？事实上，扶站是发生在爬之前的。通常来说，扶站平均发生在 7.4 月龄，而手膝爬是在 8.3 月龄发生。所以孩子即使还不会很好地爬，但他会扶着围栏、床沿站起来，这时候家长不要恐慌，不要去阻止他，如果孩子觉得累了、不舒服，他自然会坐下，家长只要保护孩子，防止发生意外的伤害就可以。

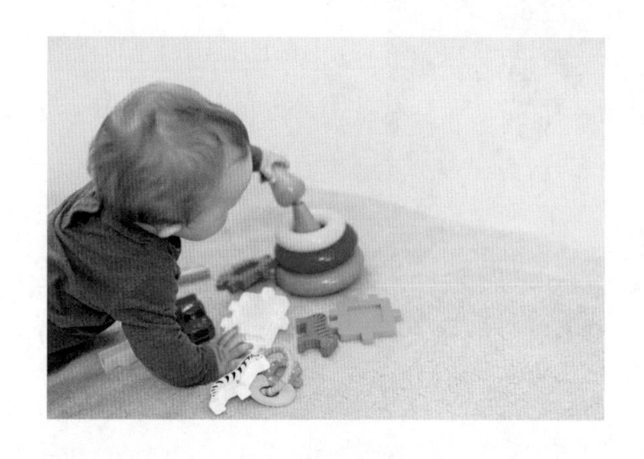

8 孩子哮喘“三问三答”

扫描二维码
观看科普视频

马春艳 副主任医师（上海中医药大学附属曙光医院 儿科）

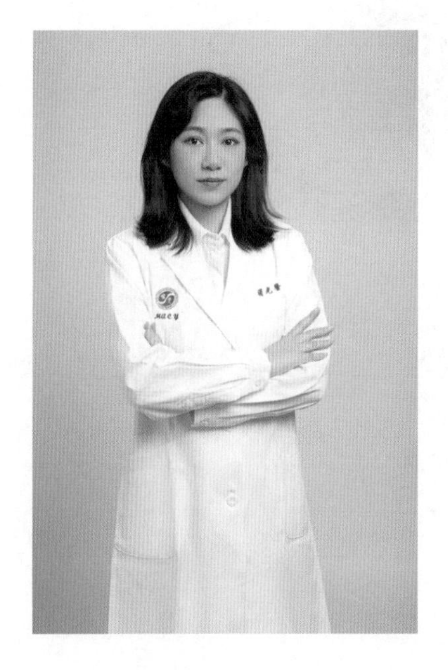

很多家长会有疑问：宝宝得了哮喘，一定要长期用药吗？用药周期有多长？会不会有不良反应？

先来谈谈儿童哮喘有哪些危害。第一，哮喘持续发作会造成孩子气道的不可逆损伤，影响肺功能。第二，会给儿童学习生活造成困扰，降低运动的耐受性。第三，会给家庭带来沉重的负担。所以，及早规律用药可以保护肺功能，维持正常的运动耐受性。

用药周期有多长？这个问题没有准确的答案，要看每个小朋友的情况。有的孩子年龄较大，免疫功能相对稳定，并且对药物的敏感性好，那么治疗周期就会相对较短。而有的孩子年龄较小，呼吸道感染次数又特别多，那么他的治疗周期就会相对较长。医生会根据定期随访孩子的肺功能检查结果及哮喘控制测试评分来判断何时该减量甚至停药。治疗的最终目的是让孩子达到哮喘完全控制，提高生活质量。

长期用药会不会有不良反应？作为中医儿科医生，我们会使用中西医结合内外合治的方法来控制患儿的哮喘发作，有更便捷、更安全的优势，所以这一点大家尽可放心。

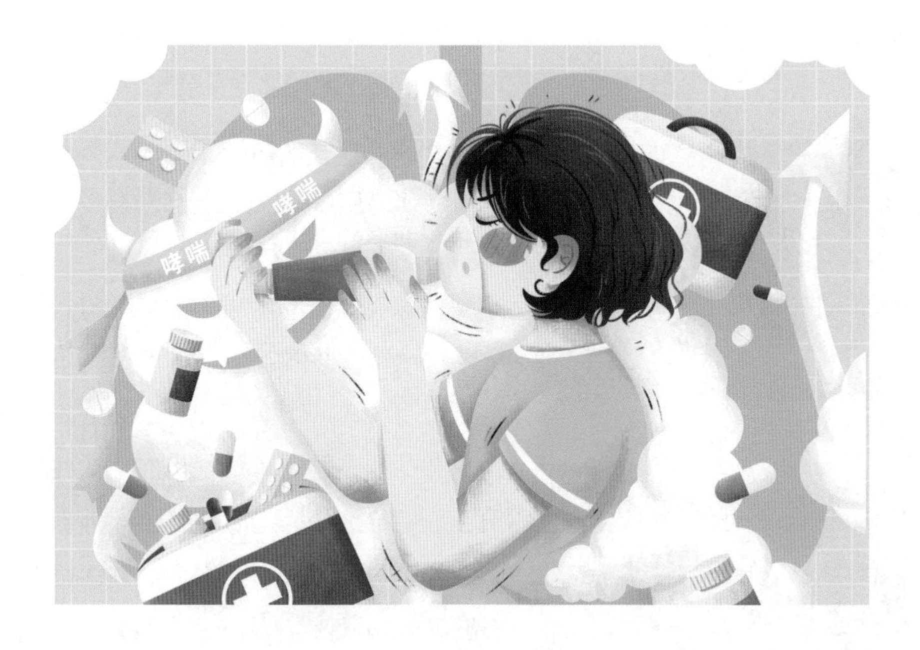

9 孩子缺铁性贫血，怎么办

邵静波 主任医师（上海市儿童医院 血液肿瘤科）

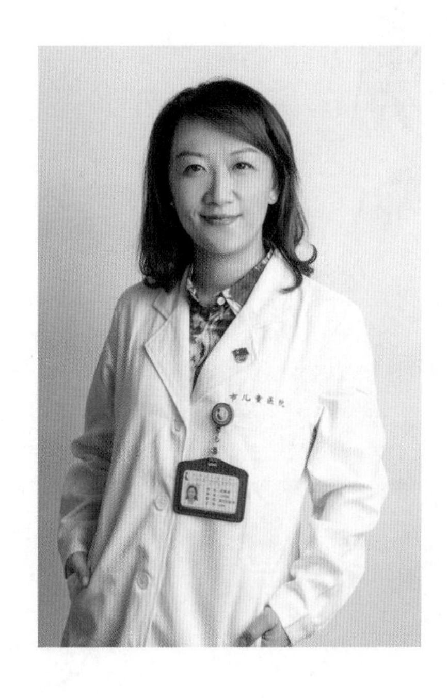

儿童缺铁性贫血是临床上最为常见的疾病，多集中在婴幼儿及学龄前期。据报道，我国城乡儿童贫血的发病率为 27% ~ 40%，但大多数儿童是轻度贫血，而且疾病早期在外观和行为上并没有明显的症状，经常是在做体检或者是贫血加重的时候才被发现。贫血可以表现为面色苍白、疲惫无力、注意力不集中，同时还可以伴有食欲减退、呕吐、腹泻、头晕、耳鸣等症状。缺铁常见于早产儿、多胎儿，体内储存铁不足；婴幼儿期生长发育过快而辅食添加不足；儿童及青少年偏食、饮食单调；或者是某些病理性因素，如慢性腹泻、慢性感染、慢性胃炎等。

治疗缺铁性贫血首先要去除病因，轻度贫血可以通过饮食来调整，要避免挑食，多吃富含铁的食物，如肉类、蛋类、鱼类等。中重度贫血则需要在医生的指导下服用铁剂治疗。

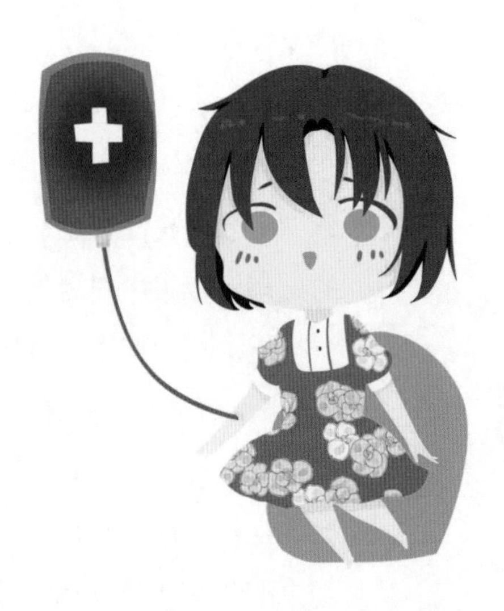

10 孩子鼻梁塌，捏一捏可以变高吗

王 璟 主任医师（复旦大学附属眼耳鼻喉科医院 耳鼻喉科）

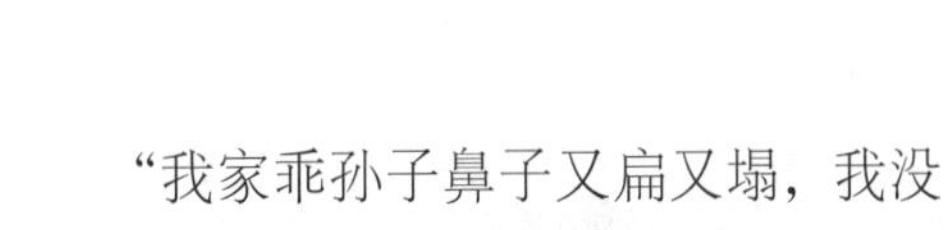

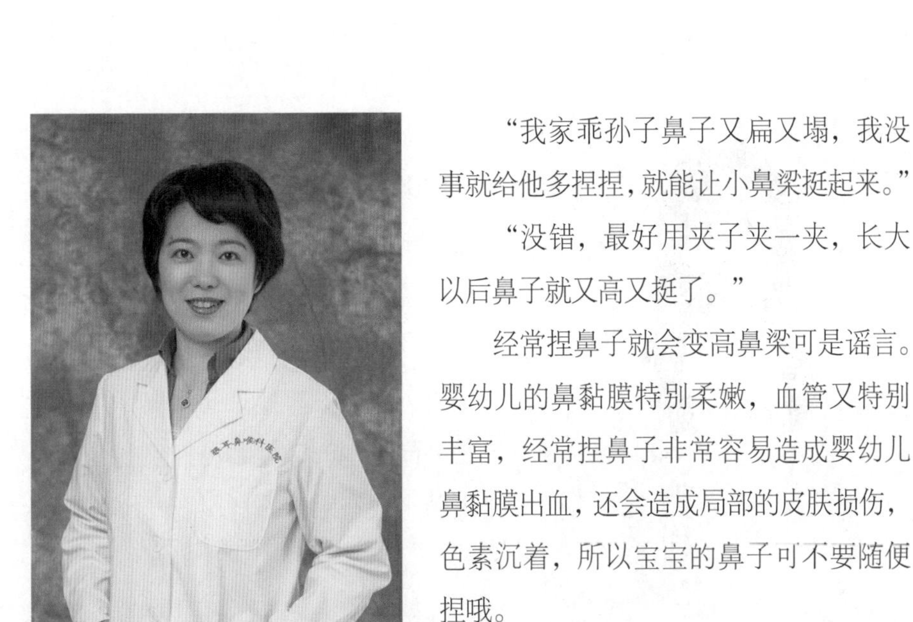

“我家乖孙子鼻子又扁又塌，我没事就给他多捏捏，就能让小鼻梁挺起来。”

“没错，最好用夹子夹一夹，长大以后鼻子就又高又挺了。”

经常捏鼻子就会变高鼻梁可是谣言。婴幼儿的鼻黏膜特别柔嫩，血管又特别丰富，经常捏鼻子非常容易造成婴幼儿鼻黏膜出血，还会造成局部的皮肤损伤，色素沉着，所以宝宝的鼻子可不要随便捏哦。

11 如何应对儿童过敏性咳嗽

扫描二维码
观看科普视频

董文芳 主治医师
（上海交通大学医学院附属上海儿童医学中心 呼吸内科）

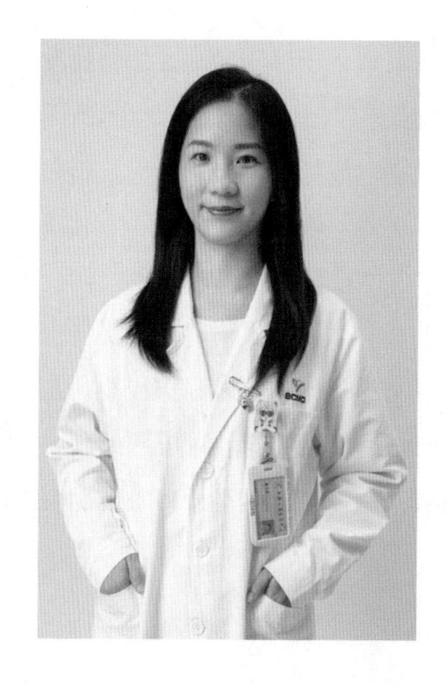

过敏性咳嗽是一类与接触过敏原相关的咳嗽，其常见的病因为咳嗽变异性哮喘，是哮喘的一种特殊表现，常具有夜间或清晨发作性咳嗽的特点。咳嗽往往会持续或反复发作1个月以上，运动后加重，临床没有感染的表现。有的孩子去公园等地方后就容易打喷嚏，总是早上起来会有嗓子不舒服、好像有东西的感觉。尤其是运动后，咳得快要吐出来了，到医院来验血拍片，除了嗜酸性粒细胞增高外，其他都没有什么异常，其实这是一种过敏性咳嗽的表现。

过敏性咳嗽病情轻重不一，若不及时治疗，可发展成典型的哮喘，对儿童产生较大的影响。哮喘是一种异质性疾病，具有不同的临床表现，而过敏性哮喘是其中一个最重要的表型，占成人哮喘的 50% 以上，而在儿童哮喘中则高达 80% 以上。哮喘的症状容易反复出现，而气流受限具有可逆性的特征。因此，对于过敏性咳嗽重在预防，我们应该指导患儿避免接触已知的过敏原，还需排除潜在的过敏原，最大限度地减少过敏性咳嗽的发病机会。

呼吸道常见的过敏原分为三大类，首先是尘螨，这是过敏性哮喘中最主要的过敏原，可以发生在各个年龄段，多数的过敏性鼻炎、特异性皮炎、过敏性哮喘的发生、发展和症状的持续与尘螨过敏密切相关。其次是气传性花粉和霉菌，花粉主要分为春季花粉和夏秋季花粉，以柏树、法国梧桐、白蜡树、桦树、杨树、柳树等常见，还有一些杂草类的花粉，如葎草、豚草花粉等。症状的严重程度与花粉浓度有关。因此，了解花粉的种类和散播时间，选择时段进行针对性的预防，可明显减少过敏性咳嗽的发作。真菌类则有链格孢菌属、曲霉菌素、念珠菌属、青霉菌属等，分布在浴室和厨房，常见于家中腐烂的水果、蔬菜、肉类，在下水道、通风管道、水管中也常见。需要尽量保持环境干燥，及时清洗，注意卫生死角。

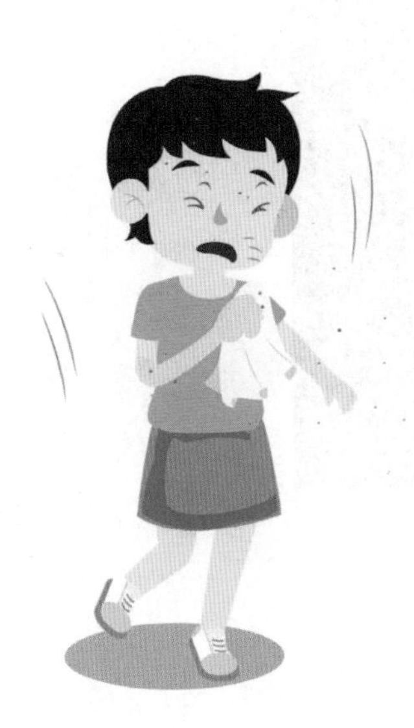

12

水痘高发季，如何保护你家娃

高 洁 主任医师（上海市儿童医院 感控办）

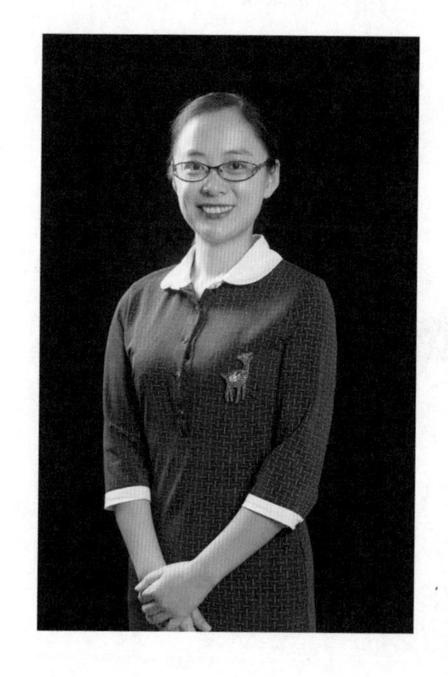

水痘是儿童十分常见的一种呼吸道传染病，它以皮肤和黏膜上分批出现斑疹、丘疹、疱疹和结痂为主要特征。皮疹呈向心性的分布，主要发生在胸、腹、背部，四肢相对比较少。水痘全年都可以发生，冬春季更为常见。部分孩子会出现发热的症状，由于水痘的传染性非常强，因此很容易在托幼机构和学校中暴发流行。水痘由于其皮疹的形态非常典型，通常不需要做实验室检测，有经验的临床医生根据症状就很容易判断孩子是否感染了水痘病毒，如果孩子在发病前的 10 ~ 21 天内曾经接触过水痘患者，诊断就会更加明确。

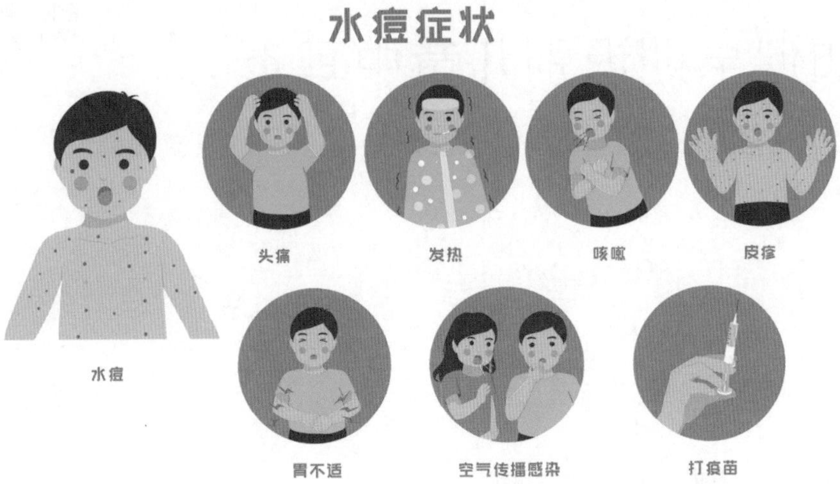

13 如何早期识别儿童中耳炎

倪 坤 副主任医师（上海市儿童医院 耳鼻咽喉头颈外科）

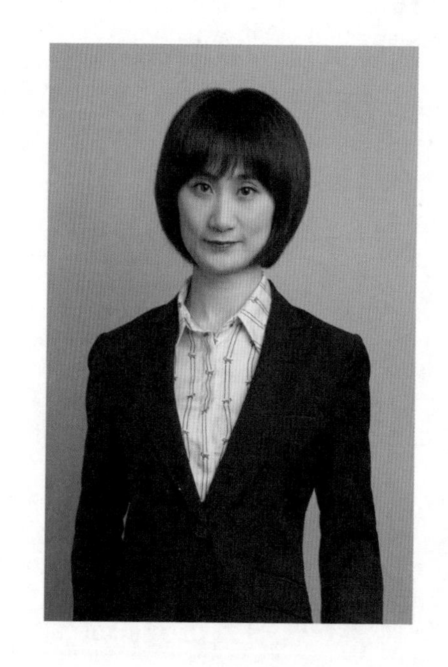

中耳炎是什么？顾名思义是耳朵里面发炎了，不同类型的中耳炎症状表现是不一样的，常见的症状有耳朵痛、耳朵流脓、听力下降。年龄很小的婴儿在早期往往出现抓耳频繁，不明原因的哭闹、摇头，耳道口有黏液流出来，耳朵里面有臭味；年龄大的孩子会主动告诉你耳朵很痛，严重哭吵甚至无法睡眠。有些中耳炎没有疼痛的表现，小婴儿会表现出对声音反应差，听力筛查不通过；年龄大的孩子可能表现出看电视或听声音把音量调得比较大，或者主动说耳朵闷闷的不舒服，耳朵里面有声音等。这些情况提示可能发生了中耳炎。

假如您的孩子有以上的情况，建议赶快去医院就诊，早诊断早治疗。

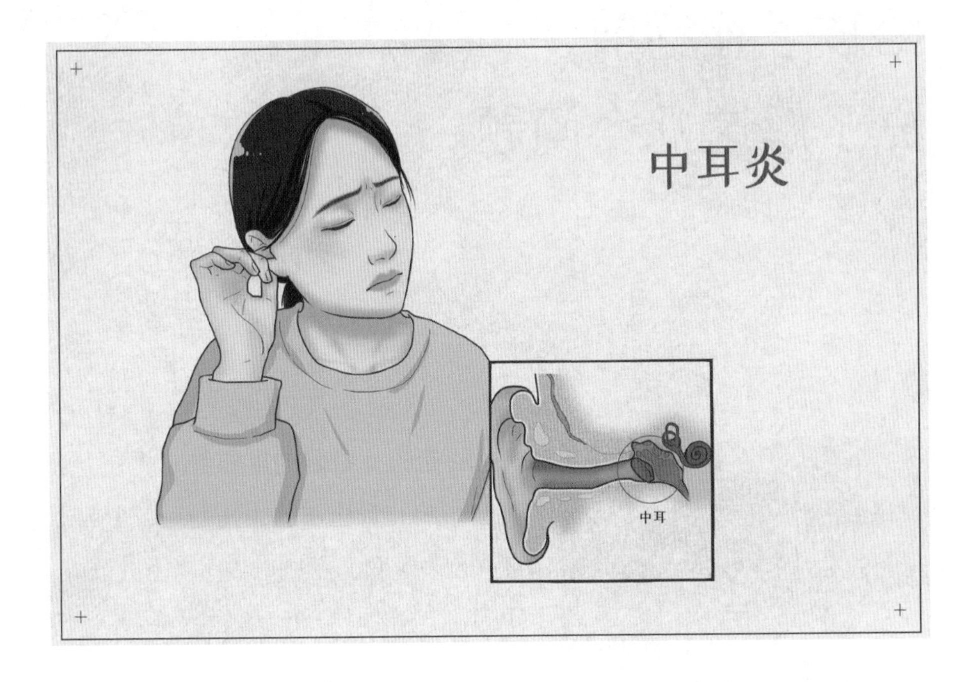

14 给孩子补钙前，先了解这几个问题

金晓鸣 主管药师（上海交通大学医学院附属上海儿童医学中心）

钙是人体骨骼的重要组成成分，缺钙会影响儿童正常的生长发育，少数幼儿可出现鸡胸、漏斗胸、生长痛、关节痛、手足抽筋等症状，严重的会导致儿童佝偻病。

依据《中国居民膳食营养素参考摄入量（2018）》中钙的推荐摄入量：

一、6个月以内的宝宝，纯母乳喂养一般不会有缺钙现象，因此不需要特别补充钙制剂。

二、6个月以上的宝宝可以逐步添加含钙的辅食或者适当服用配方奶粉。

三、1 ~ 4 岁的儿童对钙的需求量逐步增大，主要来源是奶粉，可以适当补充钙。宝爸宝妈们可以简单估算每日的钙补充量，如 2 岁左右的儿童，每日推荐钙的摄入量为 600 毫克，因此可以给予 200 毫克的钙，基本能满足当前儿童钙的需求，也不会造成钙超量。4 岁以上的儿童是生长发育的爆发期，同时钙的来源也极为丰富，一般不需要特别的补钙，如果宝爸宝妈们仍旧担心自己的孩子缺钙，也可以参照推荐摄入量的 1/3 进行适当补充。

钙剂进入体内，需要通过维生素 D 的作用才能被吸收，因此维生素 D 不足的话，孩子缺钙的症状将无法改善。为了预防维生素 D 的缺乏，一般可以给予 4 岁以下的儿童每日 400IU 的维生素 D。另外，宝爸宝妈们可以通过带孩子参加户外活动，每天日照 1 ~ 2 小时，这将有效地增加孩子体内维生素 D 的合成，也有助于孩子钙的吸收。

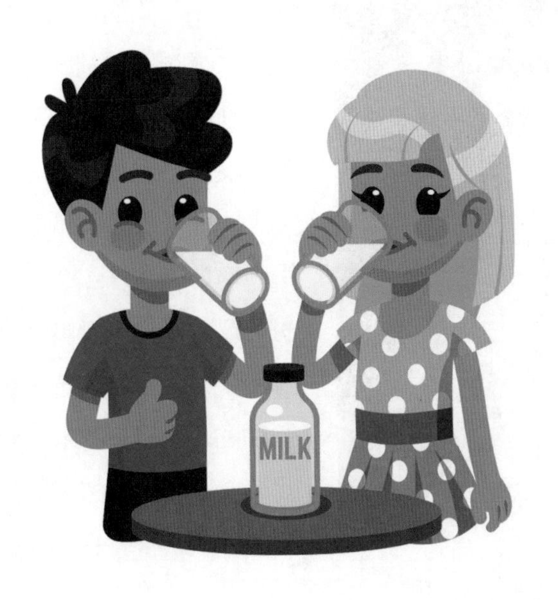

15 儿童湿疹居家护理小贴士

郑冰洁 主治医师（上海市儿童医院 皮肤科）

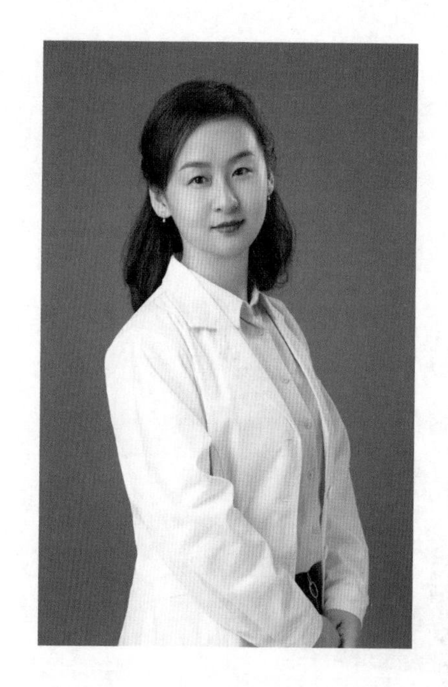

对于湿疹小朋友的护理，最重要的就是保湿。我们可以给孩子选择含有神经酰胺或透明质酸成分的润肤霜，每天至少使用2次，并在洗澡、洗手后，皮肤还没完全干燥时就立刻涂抹。如果宝宝皮肤很干燥，那就要增加润肤霜的使用频率，每3～4个小时就使用一次，润肤剂最好每天都要涂抹。如果小朋友出汗量大，就用清透易吸收的润肤乳或者润肤露。出汗量少，小朋友皮肤很干，就用含脂质的、滋润效果比较好的润肤霜或者润肤膏。另外，即使小朋友湿疹症状缓解，也要坚持使用。

润肤霜的使用，我们强调要足量多次，按照指南推荐，儿童润肤霜用量每周至少要到 100 克，但也不能太教条，要根据小朋友的皮损情况和部位灵活调整。出汗多时，润肤剂适当减少，皱褶部位，如颈部和四肢弯弯的地方要减少使用或不用，以减少局部皮肤的水合程度。如果小朋友出汗量少，皮肤还是很干，那就要正常使用。另外，在抓破的地方或者已经有渗液的部位，润肤剂最好先暂停，等皮损恢复之后再继续使用。

此外，我们还要给小朋友合理洗浴。由于汗液也会刺激宝宝皮肤，所以湿疹的宝宝需要及时清洗身上的汗液，但水温要尽量低，时间也要控制。指南推荐洗浴的温度是 32 ~ 37℃，时间控制在 5 ~ 10 分钟以内。可以使用低敏、无刺激、pH 值在中性或弱酸性范围的沐浴产品，洗浴频率是每日 1 次或隔日 1 次，并且最好在洗完后皮肤还没干时就立刻涂上润肤霜。

其他方面，改善环境和控制环境中的致敏物也是非常重要的，如我们要避免孩子搔抓，避免穿太紧的衣服以减少摩擦。还要控制适宜的居住温度，一般在 18 ~ 22℃，要给孩子穿宽松的衣服，在不着凉的情况下尽量少穿，让小朋友尽量避免接触尘螨、花粉、动物皮屑这些过敏原。

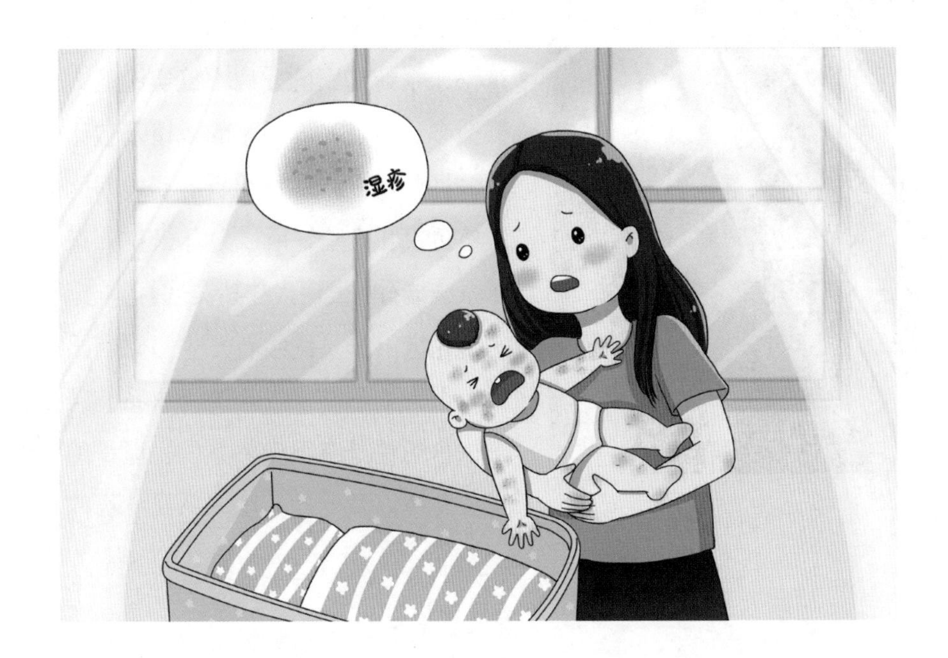

16 说说儿童泌尿系统结石

钟 量 副主任医师
（上海交通大学医学院附属上海儿童医学中心 泌尿外科）

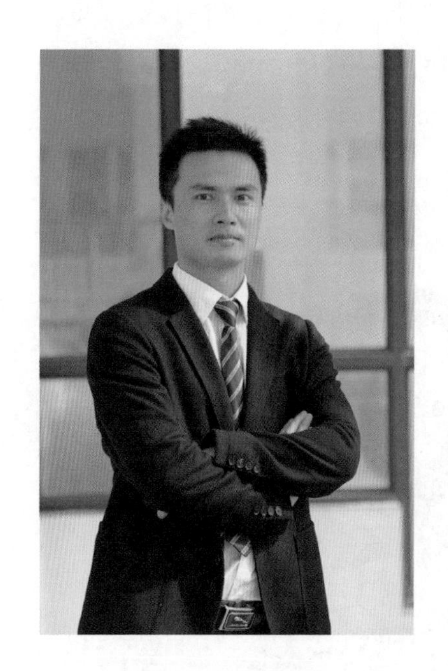

我们在日常生活里，很少听说小朋友有泌尿系统结石，特别是更少会听到一两岁的小宝宝会生泌尿系统结石，儿童泌尿系统结石的发病率确实比成人要低很多，但是我们国家的人口基数比较大，且儿童泌尿系统结石的复发率比成人将近高出 5 倍，所以总体来说儿童泌尿系统结石的发病人数其实是不少的。

儿童泌尿系统结石发生的原因跟成人有很大的不同。成人的泌尿系统结石跟饮食习惯是有很大关系的，但是绝大部分儿童以及婴幼儿泌尿系统结石的发病率跟它本身的代谢有很大的关系，包括有很多孩子有特发性的高钙尿，还有高草酸尿症等一系列甚至基因的问题，导致尿里面的某种成分特别高，从而容易生长结石。

儿童泌尿系统结石不仅要治，筛查也非常重要。所有的儿童泌尿系统结石都需要进行全面的代谢评估，查明是何种代谢问题导致的泌尿系统结石。儿童泌尿系统结石的症状跟成人也有很大的不同，成人泌尿系统结石以腰痛为主，而儿童泌尿系统结石大部分会表现腹痛，一两岁的孩子甚至会表现为以哭闹为主。

儿童泌尿系统结石目前为止最有效、最简单、最经济的手段仍然是体外冲击波碎石。但是对于一些复杂性的泌尿系统结石，包括合并了先天畸形的泌尿系统结石以及感染性结石等，还是需要借助手术的方式。目前为止能用在儿童身上的手术方式包括经皮肾镜手术、输尿管硬镜与输尿管软镜等手术方式。

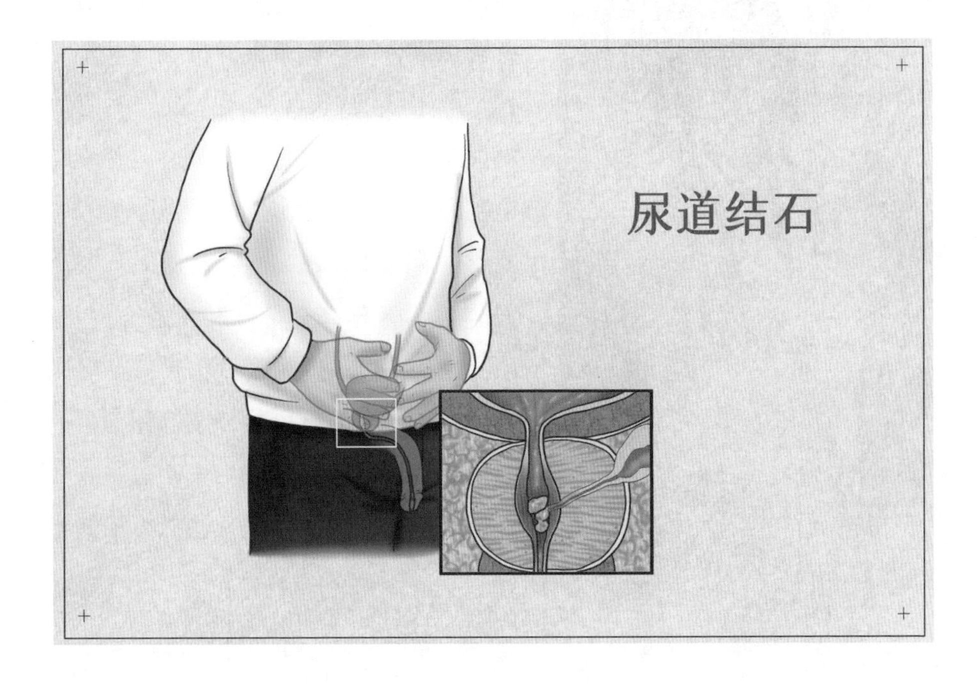

17 认识儿童白血病

解杨阳 助理研究员
（上海交通大学医学院附属上海儿童医学中心 血液肿瘤科）

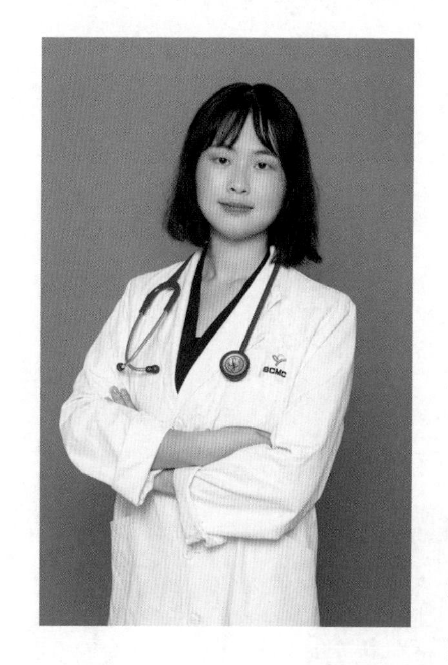

白血病是儿童最常见的恶性肿瘤，那白血病是什么呢？正常情况下，骨髓就像土壤，造血干细胞像种子在其中生长，产生红细胞、白细胞、血小板等。当骨髓微环境异常，造血干细胞恶性变，白血病细胞不受控制地大量增殖、扩增，就产生了白血病。

Q1：为什么会得白血病呢？

儿童白血病的患病过程是一个多因素、多基因、多阶段的复杂过程，目前确切的发病原因和机制尚未明确。有些家长很担心，房子刚刚装修，孩子会得白血病吗？有些不合格的家具会释放苯、甲醛等致癌物，有可能会增加患白血病的风险。但是目前证据不足，还不能说家装直接导致白血病。

患白血病的小朋友，他的兄弟姐妹会得白血病吗？只有少数类型的白血病患儿，其兄弟姐妹得白血病的概率会高一些，但是目前没有明确的家族遗传倾向。

Q2：如果患了白血病会有什么症状？

一些患儿的首发症状是发热，常常合并感染。如果红细胞减少，就会引起贫血，表现为面色苍白、没有力气、活动之后呼吸比较快等。而血小板减少就会引起出血，如身上会有一些瘀点、瘀斑、出血点，流鼻血不止等。白血病细胞在身体里面到处跑，浸润到各个地方，可以表现成肝、脾、淋巴结肿大，骨关节痛，也可能会累及中枢神经系统、睾丸等。

Q3：如何识别白血病？

当孩子有不明原因的发热，面色苍白，皮肤瘀点、瘀斑，多个淋巴结无痛性肿大，以及肝脾肿大，骨关节疼痛的时候，应该去做血常规检查，可以早期发现白血病的踪迹。如果怀疑白血病，应该尽快去专科医院就诊，通过骨穿等明确诊断。

Q4：如果诊断为白血病怎么治疗？

一旦确诊，应该尽快开始正规治疗。化疗是儿童急性白血病首选的治疗手段，绝大多数的儿童白血病单纯化疗就可以治愈，少数类型需要造血干细胞移植或者 CAR-T 等治疗。

Q5：儿童白血病是血癌，它是不治之症吗？

儿童白血病五年以上生存率已经超过了 80%。绝大多数的急性淋巴细胞白血病患儿化疗停药之后，可以恢复正常的学习和生活，甚至结婚生子，儿童白血病已经成为可以治愈的疾病。

18 儿童性早熟知多少

陈丹妮 主治医师（上海中医药大学附属曙光医院 儿科）

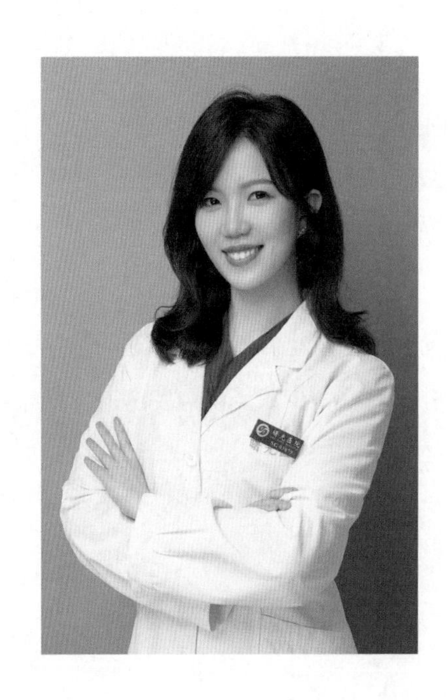

近年来，随着人们生活水平的日渐提高，性早熟的发病率也是越来越高。今天就让我们来做一个小测试，看看你对性早熟了解多少。

Q1：什么是性早熟？如何判断？

在中国，女孩 8 岁以前，男孩 9 岁以前出现第二性征，属于性早熟。下面我们上一堂简单的生理卫生课：妈妈们在帮孩子洗澡的时候，如果发现女儿胸部出现了隆起、触摸胸部会有疼痛，甚至出现乳核的硬块，发现儿子睾丸有增大，或者孩子身高突然有个蹿长，就要当心性早熟。

Q2：如何预防性早熟？

第一，尽量避免激素的摄入：不食用含有激素的补品，不食用饲料中可能含有生长激素的动物肉，不使用含有激素的护肤品；第二，控制体重：因为人体的脂肪中含有雌激素，所以肥胖和超重的儿童更容易得性早熟；第三，避免儿童观看儿童不宜的影视作品，适当地做生理卫生知识的普及，做正向引导。

Q3：性早熟患者就诊需要带哪些材料？做哪些检查？

家长们除了携带小朋友的病历本、病历卡、既往的检查报告之外，建议早晨空腹，可以给孩子测一个身高体重，看看孩子近一年内身高长了多少。医生在经过详细的问诊及体格检查之后，会开具验血、B超以及骨龄X线等检查，经过综合分析，制订出专属的诊疗方案，以后每一周到两周要来复诊，不要掉队。

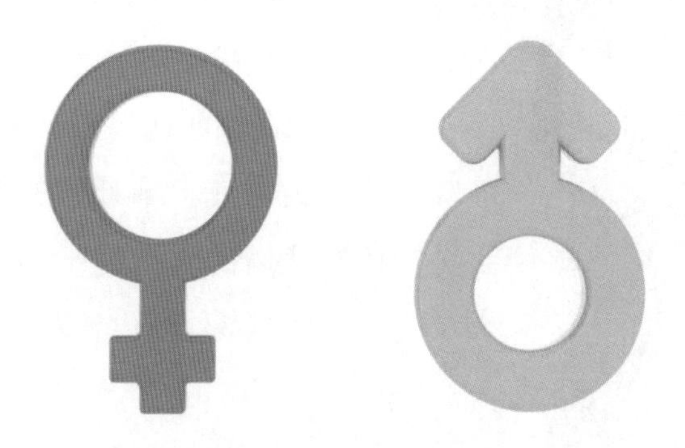

19 儿童错颌畸形的防治

汪 俊 主任医师
（上海交通大学医学院附属第九人民医院 儿童口腔科）

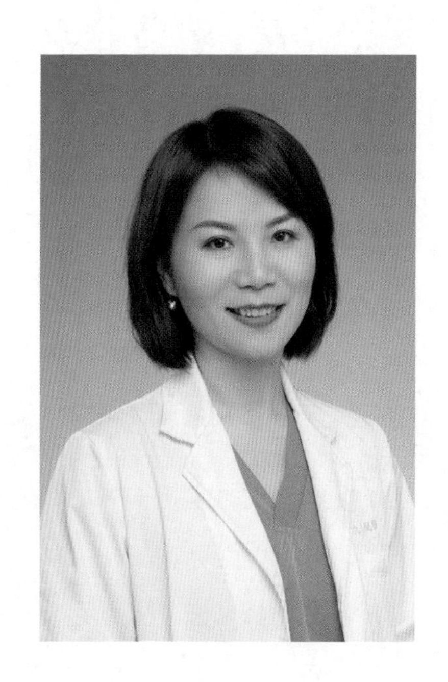

常见的错颌畸形主要有以下几种，一种是上牙的前凸，就是通常老百姓说的龅牙；还有一种是地包天，正常情况下，上牙可以包住下牙，也就是上牙咬在下牙外面的，而地包天正好相反，是下面的牙齿盖在上面牙齿的外面；此外，还有牙齿排列不整齐。

小朋友处在生长发育时期，错颌畸形首先影响的是咬合系统的发育，咬合系统最重要的功能是咀嚼，咀嚼功能受到影响，会妨碍对营养物质的吸收，从而影响小朋友全身的生长发育。其次，错颌畸形会有牙齿排列不齐、上下颌骨及牙齿形态不协调等，这会对小朋友的容貌产生不良的影响。小朋友可能会因此而产生自卑，家长也可能会产生心理焦虑。

导致错颌畸形的因素有很多，如吮指、咬物、咬唇等习惯，不良的喂养的姿势；还有一些功能性的障碍，如口呼吸、不良的吞咽习惯；此外，如果蛀牙没有及时治疗导致乳牙的过早脱落等，这些都会导致错颌畸形。

错颌畸形治疗的方法是多种多样的。在临床当中应该根据每个小朋友的不同情况，进行具体分析，制订个性化的治疗方案。首先要根据一系列的临床检查，如模型分析、X 线检查，还有要对小朋友的发育程度、依从性、治疗的意愿等综合评估，制订相应的治疗方案。

需特别指出的是，很多早期的错颌畸形，家长发现不了；很多小朋友的不良习惯，家长也注意不到。所以首先建议家长们定期带小朋友来看牙医，专业的事情交给专业的人来做；其次，在日常生活中发现小朋友的牙列不齐、上下牙齿不匹配等影响了面容，及时带小朋友来医院就诊就可以了，由专业的医生来进行专业的评估。

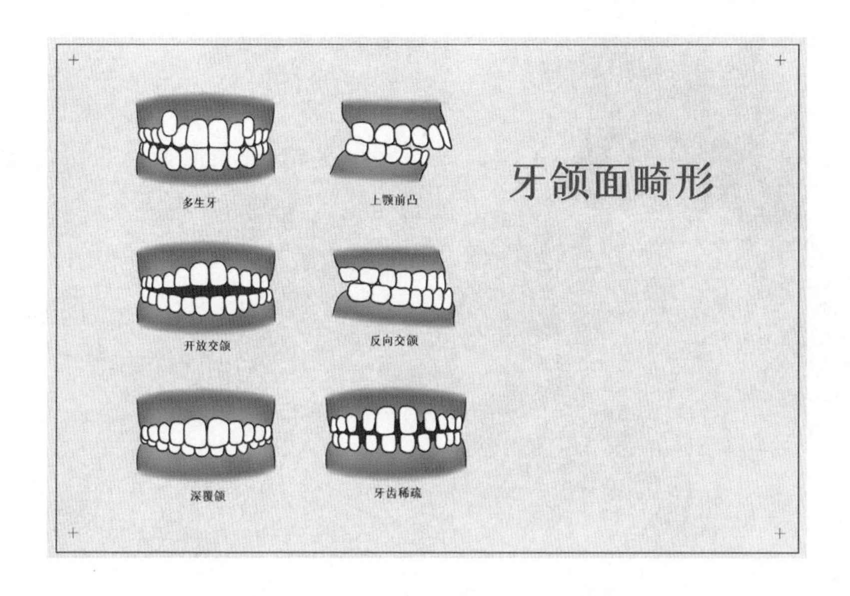

20
孩子牙齿长不好？可能是吃得过于精细

曹骏瑶 主治医师（上海市第十人民医院 口腔科）

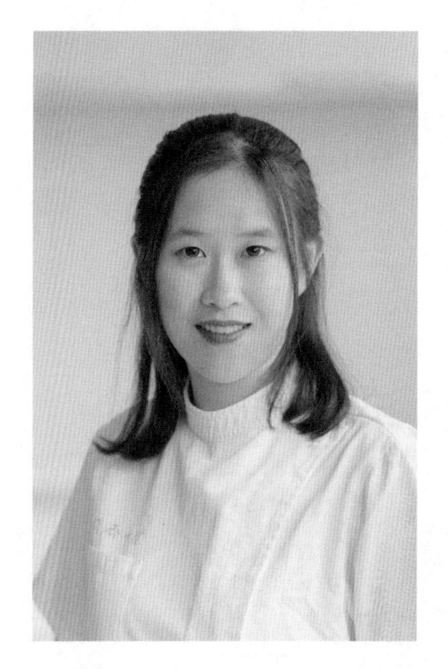

许多家长会疑惑，以前我们也没怎么关注牙齿，甚至不怎么刷牙，好像也没那么多蛀牙，到了该换牙的时候，牙齿都是自己摇摇晃晃就掉了。怎么现在的孩子每天刷牙两次，还是蛀得满嘴烂牙，换牙的时候牙齿老是不掉，每次都是长成两排了才来医院拔，难道是现在孩子的牙齿质量变差了吗？

随着物质条件的丰富，我们对口腔健康的重视程度上升了是一方面的原因，但更重要的还是精细饮食惹的祸。在过去的年代里，孩子们都是家里有什么就吃什么，苹果自己啃，骨头自己嚼，餐桌上最常见的就是各式各样粗纤维的蔬菜。而现在的孩子在家里都是小公主、小王子，吃个苹果都得切成片、切成丁甚至榨成汁来喝，就更别提骨头和蔬菜了。其实，这些粗纤维的食物本身就像一把大扫帚，在咀嚼的同时会帮助我们清除牙面上的食物残渣和菌斑，而且由于它的纤维比较粗，哪怕残留在口腔中，也很容易被发现，就会被及时地清理掉。但是精细的食物就不一样了，更容易潜伏在口腔当中，时间一长就成了细菌们的大餐，使细菌更加精神百倍地来侵蚀我们的牙齿。另一方面，乳牙不受力，藏在骨头里的恒牙就成了“没头脑”，不知道该往哪个方向长，往往就从乳牙的旁边长了出来，而乳牙的牙根没能很好地被恒牙顶掉，仍然牢牢地扎根在骨头里面，于是就形成了双排牙。更糟糕的是，新长出的恒牙往往是原有乳牙大小的 1.5 ~ 2 倍，颌骨这时候如果没有能够提供足够的位置，会发生什么呢？让我们设想这样一个场景，现在我们的面前有 4 把椅子，却有 6 个人要坐下，那怎么办才能让他们都坐下呢？要么前后错开，要么扭过身来坐。同样的道理，颌骨由于缺乏咀嚼，没有能够充分地发育开，这时候恒牙长出来就没有办法整齐地排排坐，就会形成前后错开、重叠或者扭转的情况，使得牙齿牙列不整齐，大大拉低了小朋友的颜值，同时也进一步增加牙齿清洁的难度。

说了这么多，大家发现了吗？不是小朋友的牙齿质量变差了，而是我们的爱给错了方向。爱他除了要他常刷牙、漱口，牙线时常抠一抠之外，我们也要把啃咬咀嚼的天性还给孩子们，让他们的小牙勤加锻炼，这样才能让乳牙乖乖地落下，拥有一口漂亮整齐的牙齿，何乐而不为呢？

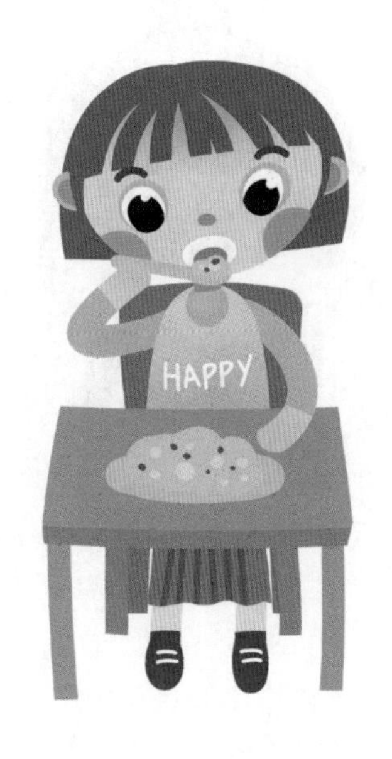

21 爱护牙齿健康，须从小做起

扫描二维码
观看科普视频

原工杰 主任医师（上海市儿童医院 口腔科）

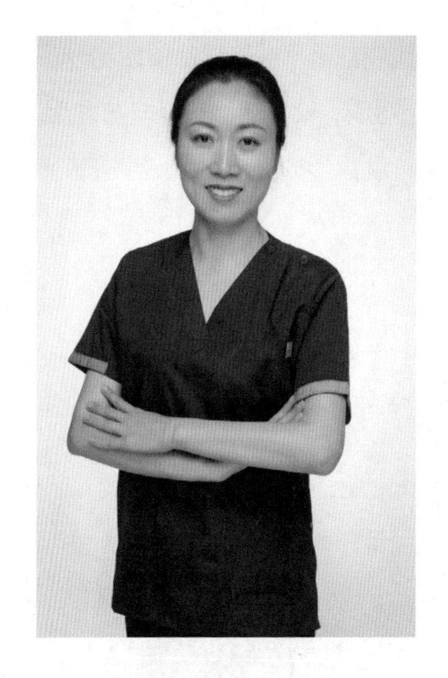

小朋友的牙齿，从乳牙到替牙到恒牙，各阶段都容易出现问题，无论是牙齿健康，还是咬合排列，每个孩子的状况都各不相同。在美丽笑容的养成之路上，家长们应注重孩子的口腔护理。

第一，孩子出生后要养成清洁口腔的习惯，在孩子出生后的 3 ~ 4 个月，可以使用纱布蘸取纯净水，轻柔擦拭孩子舌体、颊部、上颚等牙床表面，帮助孩子清洁口腔，也为日后养成好习惯打下基础。

第二，建议在周岁左右开始使用硅

胶指套为孩子清洁牙齿，这能够起到按摩和清洁的作用。

第三，当孩子长到1岁半至2岁时，可以逐渐使用软毛、小头的儿童牙刷。1～3岁的孩子使用米粒大小的牙膏；3岁以上的孩子可使用豌豆大小的牙膏。如果孩子不能彻底吐出牙膏沫，家长可选用可食用牙膏或者氟含量较低的牙膏，当孩子长到3～6岁，吞咽功能发育比较完善，可以自行吐出牙膏沫，应继续使用含氟牙膏，预防龋齿的发生。

第四，在孩子进食后应使用牙线清理牙间隙。乳牙阶段，孩子的前牙区易出现“奶瓶龋”；4号牙和5号牙，即最后两颗磨牙之间也是容易患龋的区域。

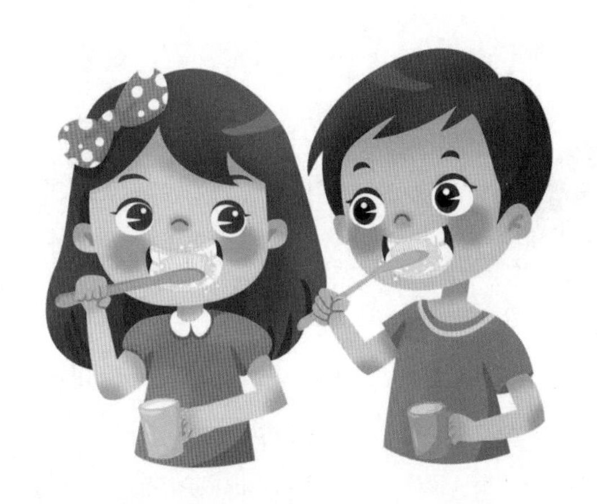

22 孩子弱视不容忽视

许 琰 副主任医师（上海市眼病防治中心 视光科）

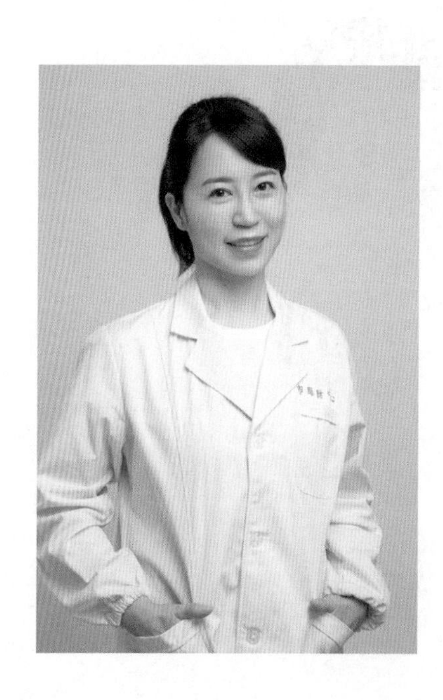

弱视是指眼睛在没有器质性病变的前提下，单眼或双眼的矫正视力低于正常同龄标准或者双眼的矫正视力相差在两行以上。视力较低的那个眼睛为弱视眼，也就是说，无论戴镜或者不戴镜，视力都低于同龄标准。所以，当检查的时候发现3岁的孩子视力低于0.5，4 ~ 5岁低于0.6，6 ~ 7岁低于0.7，这种情况下孩子可能存在弱视。

23 如何引导孩子正确使用电子屏幕

张媛媛 副主任医师（上海市儿童医院 儿童保健科）

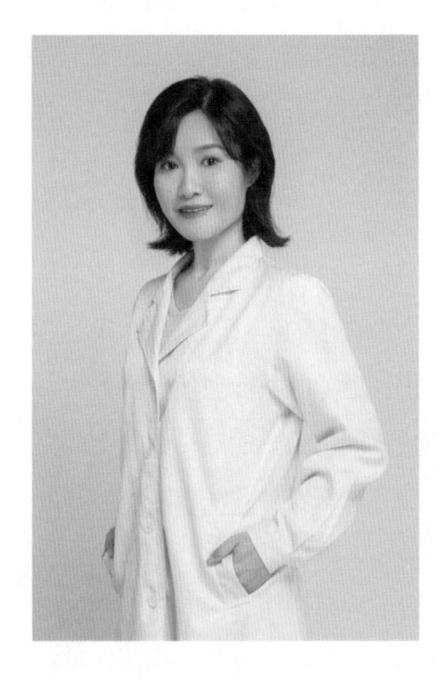

随着科技的发展，儿童生长发育的环境发生了巨大改变，电视、手机、平板电脑等电子屏幕存在于他们生活和学习的方方面面。电子屏幕的使用有利有弊，如何合理地使用屏幕，最大限度发挥屏幕的作用，是每位家长需要思考的问题。

过早、过多、不当地使用屏幕，会对孩子的身心健康造成不利的影响。长时间、近距离观看电子屏幕容易造成视疲劳，导致近视的发生。在电子屏幕使用过程中往往会造成久坐行为；边吃饭边看电视，也会导致胃肠道向大脑传送的饱腹信号减弱，容易摄入大量高热卡的食物；一旦吃动平衡被打破，肥胖发生的风险就会大大增加。屏幕的使用还会影响褪黑素的分泌，睡前一个小时观看太过兴奋的内容，孩子往往难以入睡，会影响睡眠的时间和质量。

此外，0 ~ 6 岁是儿童脑发育的关键时期，他们需要通过丰富的户外运动、亲子游戏、同伴交往、阅读和绘画等活动，来发展动作、语言、认知和社交技能。遗憾的是，屏幕使用会大大地占用这些活动的时间。以语言习得为例，需要孩子在日常生活体验中，通过多感官探索来建立对于事物的概念，通过配音来建立单词和实物实景的对应关系，通过互动和反馈来培养沟通技能。电子屏幕只能提供视、听两种感觉信息输入，其使用不利于两岁以下儿童概念的形成，也不能提供给孩子有来有回的沟通机会，会阻碍语言和社交能力的发展。花哨的色彩和快速变化的屏幕只是抓住了孩子的眼球，属于被动注意，无利于学习所需要的主动注意力的培养。除此之外，网络使用的安全性也不容忽视。孩子难以分辨真伪，容易受到不良信息的诱惑和遭受网络暴力，会增加心理行为问题的风险。

世界卫生组织推荐，两岁以下儿童不建议使用电子屏幕，2 ~ 5 岁儿童每天使用屏幕的时间不建议超过一个小时；家长应全程陪伴观看，帮助孩子理解内容并应用于现实生活场景。家长应该考虑孩子的年龄、发育水平、心理成熟程度和教育需求，做出限制并制定规则，就如同教会他们在现实生活中的行为规范。建议根据孩子的年龄来选择合适的主题，最好是教育类的内容。对于学龄期儿童，应使用青少年模式，注意网络安全。注意限制屏幕使用的时间和场所，禁止电子屏幕进入卧室和餐厅，睡前一小时、吃饭、做作业、乘车、过马路时，避免使用电子屏幕。对于屏幕使用过多的孩子，鼓励家长跟孩子一起制定屏幕使用的规则，平衡线上和线下的时间，保证足够的睡眠和运动，安排有趣、有意义的活动，更多地参与阅读、绘画、亲子和同伴交流。通过丰富、有益的活动，更好地促进孩子健康成长。

24
儿童与青少年居家身心调节方法

乔 颖 副主任医师（上海市精神卫生中心 精神科）

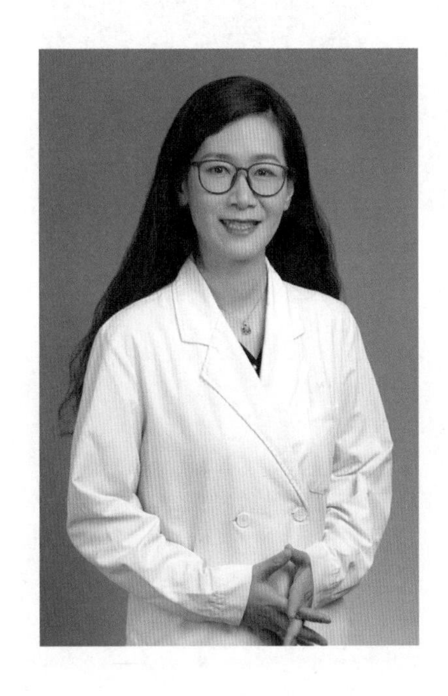

不同的人群身心调整的方式是不一样的，我们对于居家的小朋友、儿童青少年，如正在上网课的小朋友，老师有一个规定，当你上网课的时候，请不要穿睡衣，这个是很重要的，也就是给自己一些仪式感，尽管你在家，但是你依旧把这样的一个环境打造成跟学校相类似的环境，打造成跟学校上课相类似的一个节奏。上课的时候，你也努力把自己的注意力集中在里面重要的学习时刻。我们希望小朋友能够把手机、iPad 等电子产品放好，规划好自己的学习时间。

对于居家的儿童及青少年，需要做好几个准备。第一，保护自己的身体健康，学习一点跟心理相关的知识。第二，可以去听一些音乐，做一些居家的体能锻炼，这对于心理健康很有作用。

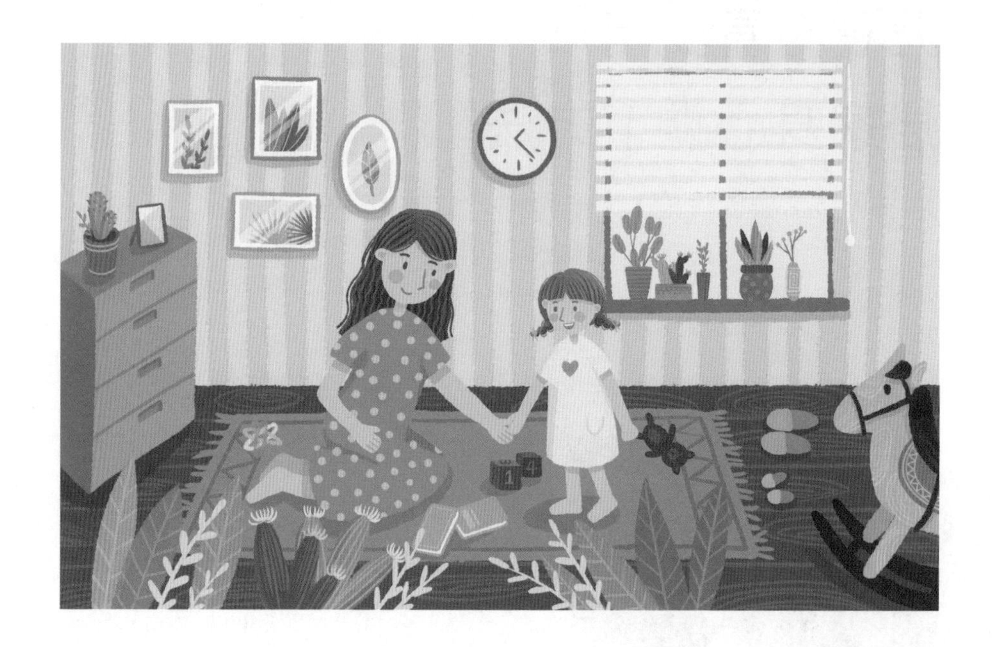

25 青少年近视防控，这些要点要牢记

扫描二维码
观看科普视频

符书旻 主治医师（复旦大学附属华山医院 眼科）

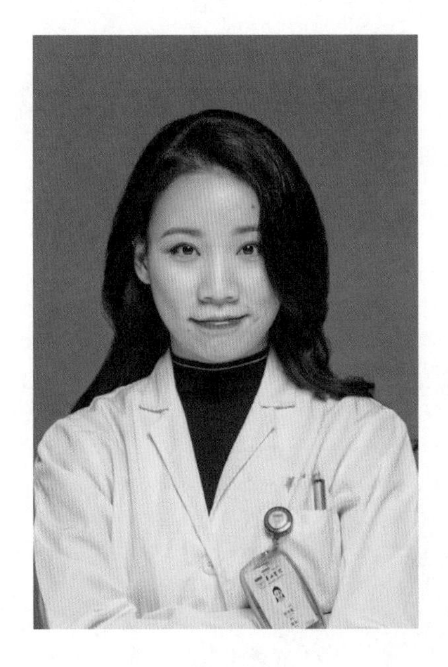

这里先考大家一道计算题，假设一个十岁、三年级的孩子近视已经是100度，按照平均每年增长50度计算，到25岁这个近视稳定的年纪，大家算一算，近视多少度啊？答案是850度，而近视大于600度，就已经属于高度近视了。那这个小朋友到了25岁就已经是个高度近视患者了。这样一算，大家是不是都感受到预防近视非常有必要呢？

我们可以做些什么来减轻眼睛的负担呢？

首先，学习姿势很重要。如果是看书本，切记“一拳一尺一寸”的原则，虽是老生常谈，但如果能够坚持做到，学习姿势就没问题了。身体距离书桌约一拳，眼睛距离书本约一尺，握笔时手指距离笔尖约一寸。座位面对电视机的距离，需要是电视机对角线距离的四倍以上。

其次，学习时间的控制也很重要。荷兰科学家监测大量中学生手机使用时间的结果，连续看手机20分钟的频率越高，近视越严重。科学家们还发现，每天大约两小时的户外活动时间可以抵消长时间看手机引起的近视进展，这也是为什么我们每节网课持续20分钟的原因。在线学习期间需要遵守“20-20-20”的原则，也就是每学习20分钟，应该远眺20英尺，也就是6米以外的地方至少20秒。

最后，也是最关键的，学习结束后的户外活动最重要。经多个国家的科学研究发现，每天40分钟户外活动可以降低9.4%的近视发病率。其原理就是太阳的光照可以增加我们眼睛视网膜内多巴胺的释放，控制眼轴的增长。那怎样的活动是合格的户外活动呢？大家可以和爸妈一起跳绳、骑车、打篮球、打羽毛球，也可以和三五好友在户外聊天、看书都是不错的选择，建议同学们在窗边写作业，并且打开窗户和窗帘，还可以给自己设个20分钟的小闹钟，写作业每20分钟就看窗外，如数数对面大楼有几个窗户开着、小区里有几个人在走动，是不是也别有乐趣呢？希望每个小朋友都能尽其所能做好自己身体的小主人，拥有一双明亮的眼睛。

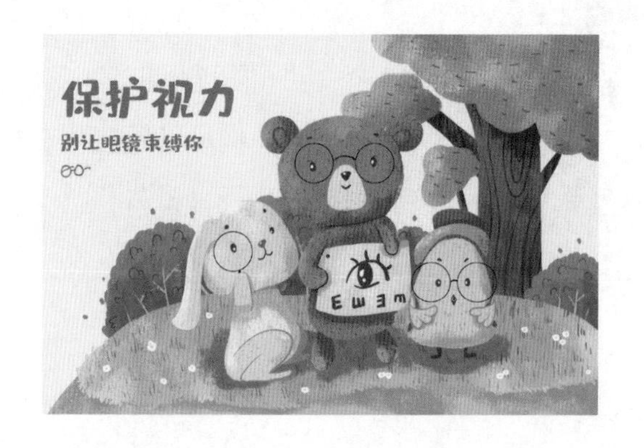

26 青少年小下颌畸形对健康的影响

房 兵 主任医师
（上海交通大学医学院附属第九人民医院 口腔正畸科）

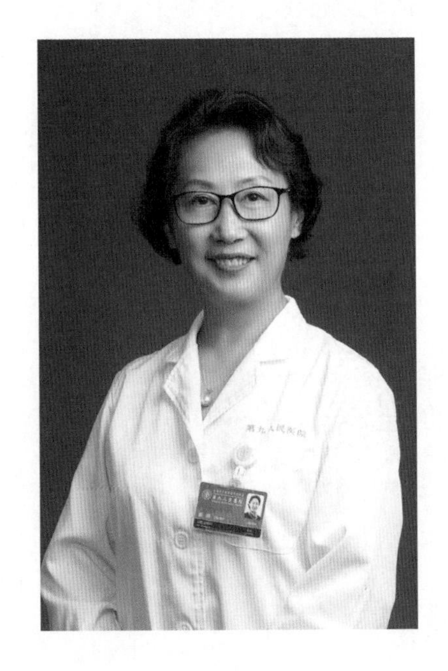

青少年小下颌畸形会造成以下几方面的危害。

首先就是美学缺陷，如果孩子从青少年期就表现出龅牙、牙列不齐等问题，可能会引起小朋友的心理压力，影响心理健康的发育。我们讲身心健康，其实心理健康也是非常重要的。需要提醒各位家长，千万不可忽视孩子心理压力过大而导致心理问题。

其次是功能方面的影响，上下前牙之间距离超出正常，可能导致发音不清楚，讲话快的时候口水很容易喷出来。

另外，由于咬合不正，牙周组织也会受到不良影响，睡觉时嘴巴张开，口腔环境受到影响，口腔内的微生物可能会不一样。由于下颌骨比较小，引起上气道相对会比较窄，小朋友很累或者长胖时，可能就容易打呼噜，导致睡眠中呼吸不通畅。

小下颌畸形的常见治疗方法是矫形治疗器，其治疗原理是通过施加适当的牵张力，促进颌骨的生长发育，同时慢慢地使牙齿移动，让牙齿恢复到正常位置，排列整齐。

当然，小下颌畸形是可以预防的。一方面如果有家族遗传背景，首先从孩子出生就一定要养成正确的喂奶习惯，注意不要养成吮吸舌、唇等不良习惯，因为过度的吮吸动作会使脸颊部肌肉不停地收缩，同时舌头往前伸，上牙弓会越来越窄，下颌就会向后下旋，加重遗传所导致的小下颌畸形；另一方面，没有遗传背景的小朋友，这些不良习惯也会导致小下颌畸形。所以，早期发现和阻断不良习惯可以起到预防的作用。

此外，家长一定要尽到监督孩子养成正确刷牙习惯的职责，避免发生龋齿等口腔疾病，影响孩子的咀嚼功能，也要注意运动中颌面及牙齿的外伤对颌面部发育的不良影响。

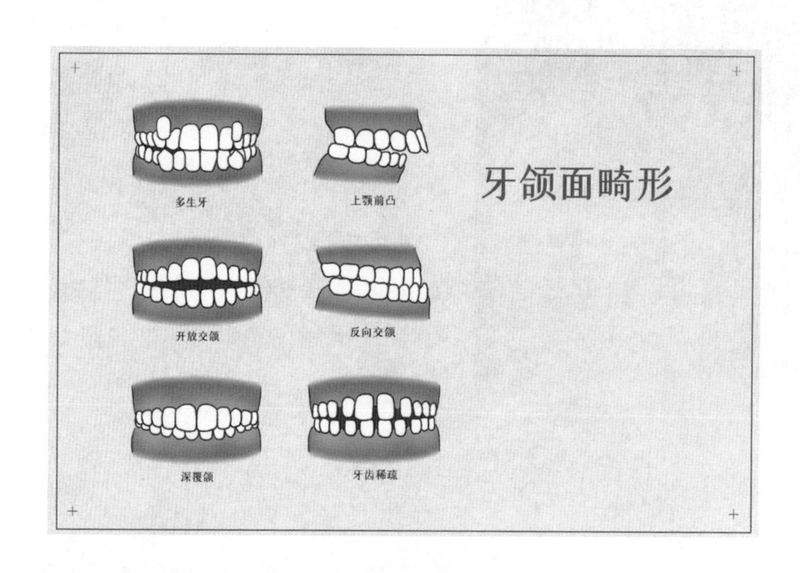

27 儿童青少年的行为发育、学习问题

陈津津 主任医师（上海市儿童医院 儿童保健科）

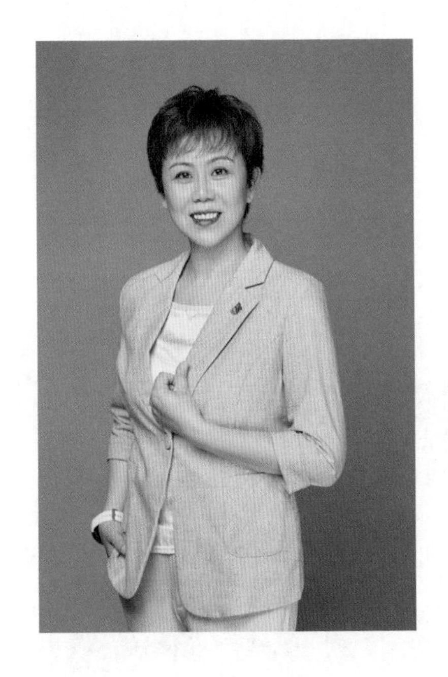

影响孩子行为发育的因素非常多，可以大致分成生物学因素、家庭因素和大环境因素。

生物学因素包括两大类，遗传类和非遗传类，非遗传类如表观遗传疾病、有毒有害物质的直接刺激和损伤。孩子出生后需要经常进行儿童保健，其目的就是及早发现生长发育是否出现落后。如果出现落后，是可以通过调整生活环境或者养育方式来改善的，或者本身就是因为个体差异。所以我们在发育的过程中，如何及早发现某些问题，这个问

题到底是病理性的还是生理性的，是需要干预的还是不需要干预的？这些是需要家长们多多关注的。

此外，在目前的社会环境下，我们有很多家庭是“周末父母”，不停地切换养育者，会对孩子的心理、行为发育产生影响；同时，不同的养育者，会带来不同的养育理念，这当中产生的冲突矛盾，也会对孩子的行为和认知发展产生一定影响。

而从大环境的角度来说，缺乏社会交往也对个体的发育带来了一些影响。

那么，在儿童行为发育过程中，家长们需要注意哪些问题呢？

第一，关注孩子成长过程中的两个“反抗期”——幼儿期和青春期。

第二，在看待孩子发育行为以及行为问题的时候，我们需要通过从孩子的发育水平或者发育年龄去看待。

第三，发育商≠智商，5 周岁以后我们才会把发育商“晋级”为智商，在此之前可能存在个体发育的窗口期，以及认知的弹性、可塑性的差别。

第四，建议 2 周岁以前尽量不接触电子产品；2 ~ 5 岁，孩子应在家长的陪同下，有选择性地使用，每天的使用时长控制在一个小时之内，并做到分散时间使用，避免对孩子的视力发育产生不利影响。

第五，大家现在获得养育信息的渠道太多了，但在“井喷式”的信息当中，哪些内容是科学的，哪些内容可能仅是为了“博眼球”？我们需要从大量的信息中去鉴别，这也是希望大家能够关注的。

注意力不集中，导致学习效率低下，人际交往困难。
活动过多和冲动

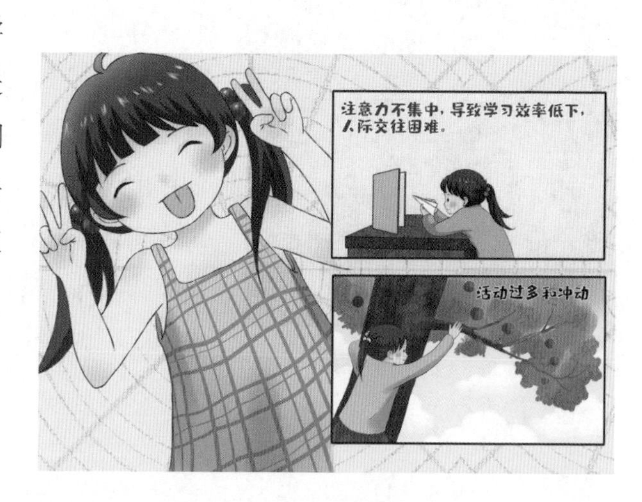

28 关注青少年高尿酸血症的预防与治疗

陈海冰 主任医师（上海市第十人民医院 内分泌代谢科）

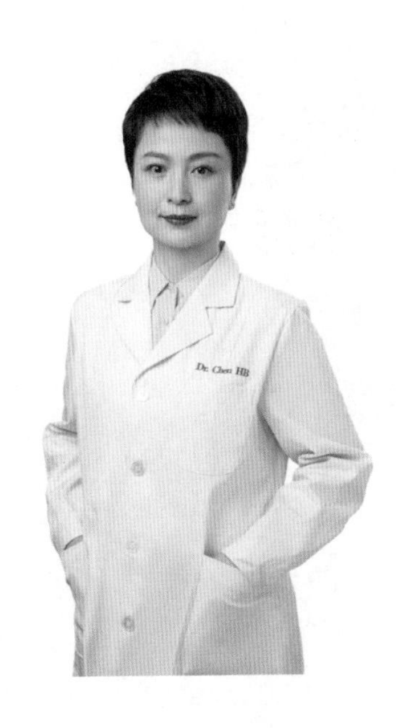

Q1：如何发现青少年高尿酸血症？

青少年包括两个阶段，也就是6～12岁的小学阶段和12～18岁的初高中阶段，这样一个阶段的孩子，他的尿酸水平是否应该同成人一样，定义在420μmol/L？其实没有一个公认的切点。文献报道，当孩子的尿酸水平超过340μmol/L的时候，高血压的发生率会比一般的孩子高很多。如果孩子存在这一情况，我们提醒家长，一定要给孩子多喝点水，防止尿酸水平进一步升高。

Q2：高尿酸血症患者可以停药吗？

不管是成人还是青少年高尿酸血症患者，看到检验数值下降，都会咨询医生是不是可以停药，避免药物在体内产生更多的不良反应，尤其是像高尿酸血症、糖尿病等慢性病患者需要长期用药，对于患者的心理产生较大负担。实际上，药物不良反应是可以通过常规监控避免的，通过维持剂量，把机体维持在一个比较健康的水平，后续并发症的发生就会减少，可以认为不良反应是可以忽略的。

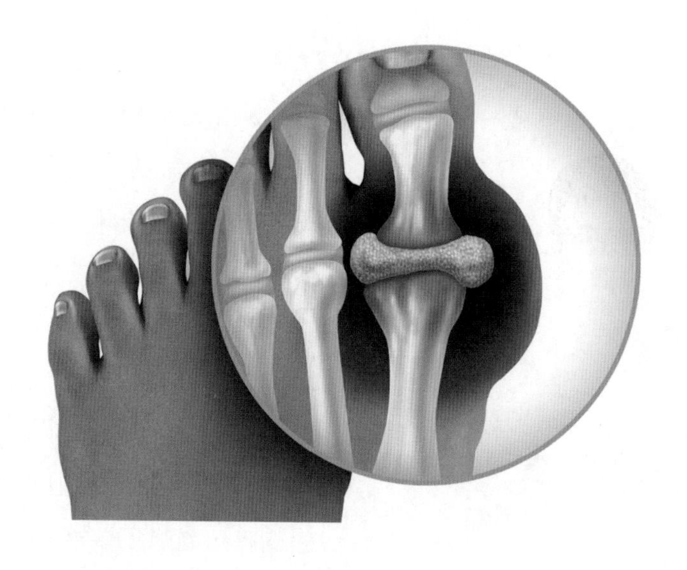

29 无痛注射技术让孩子无惧打针

（上海市儿童医院）

“家长你好，我刚看你家小朋友打针一点都没哭，是有什么魔法吗？”

“哪有什么魔法，我们家这宝宝脾气很犟，以前也是闹得很。这不是因为用了儿童医院那个无痛注射，涂了药膏后再打针，宝宝乖得很。来，宝宝告诉叔叔，现在打针痛不痛？”

“一点都不痛。”

那无痛注射到底是什么？让我们采访一下医护人员。

“你好，我想请问一下，为什么要开展无痛注射？”

“主要是大部分孩子因为怕疼而害怕打针。疼痛作为我们第五大生命体征，是一种不愉快的情感体验，而且会对孩子造成一定的影响，包括食欲减退、睡眠改变、情绪不安等。”

“那无痛注射是什么流程呢？”

“无痛注射是通过注射前使用复方利多卡因软膏局部涂抹穿刺部位，帮助孩子减轻疼痛。方法很简单，一涂、二等、三穿刺。”

“原来如此，那复方利多卡因软膏所有小朋友都能用吗？”

“复方利多卡因软膏是一种复方制剂，主要是对孩子皮肤表面起到局部麻醉的作用，因此穿刺前应先观察皮肤有无破损。如果孩子对麻醉类药物过敏，或者伴有特发性高铁血红蛋白血症，是不建议使用的。”

“那使用后会出现不良反应吗？”

“在目前的使用过程中，我们暂未发现明显不良反应，因此家长不必担心。有了无痛注射，孩子们再也不怕打针啦。”

“好的，谢谢儿童医院的护士为我们答疑解惑。让我们了解到了上海市儿童医院以患儿为中心的服务理念。无痛注射为患儿减轻疼痛的同时，也降低了家长的压力，提高了医疗护理的品质。”

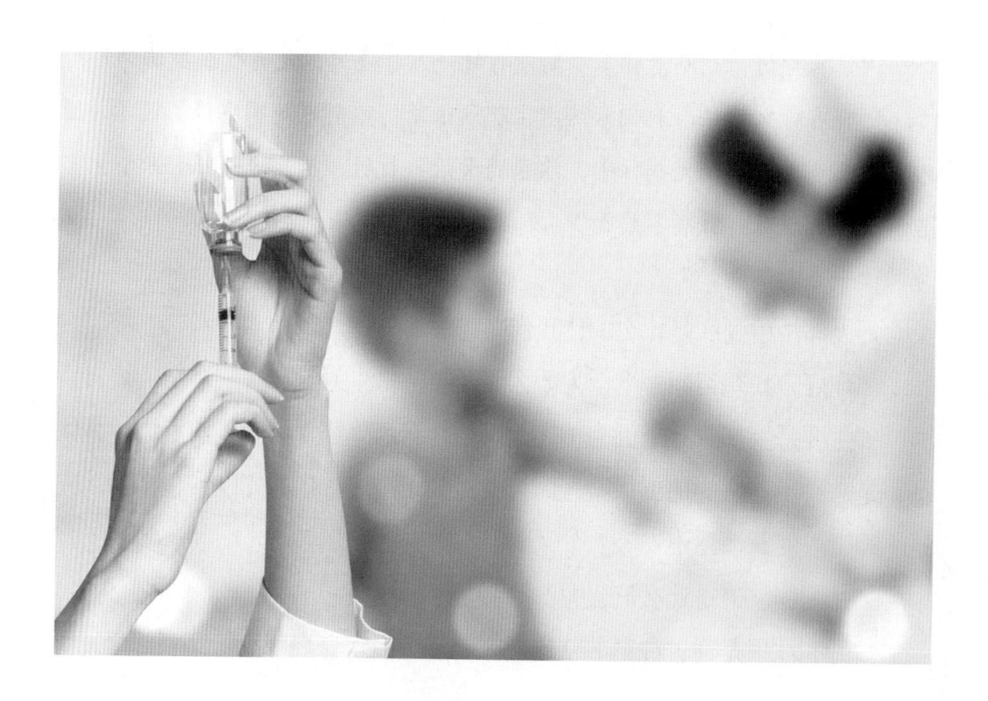

30 “神兽”养护指南

朱大倩 副主任医师（复旦大学附属儿科医院 心理科）
贡海蓉 副主任医师（复旦大学附属儿科医院 急救与重症医学科）
钱 甜 副主任医师（复旦大学附属儿科医院 临床营养科）

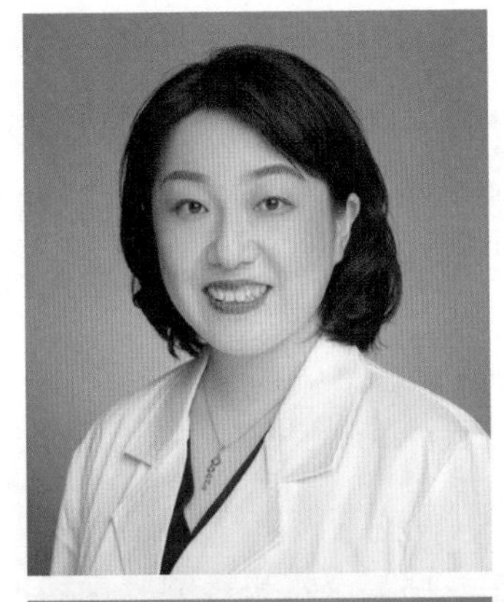

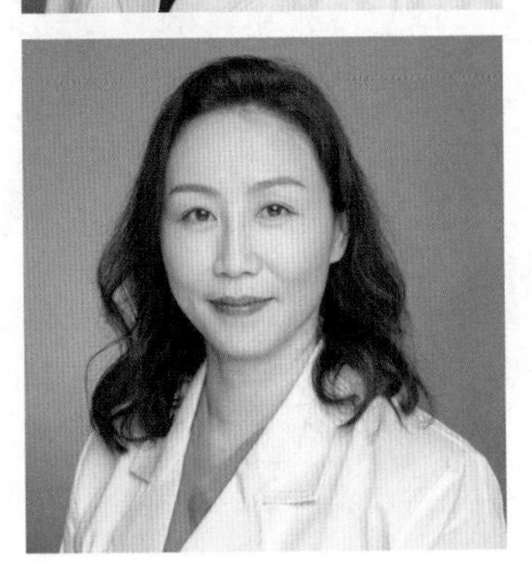

Q：如何和孩子进行有效的良好沟通？

朱大倩医生：第一点要在平静轻松的状态下进行沟通。第二点家长要把关注力集中在孩子身上，就是要非常专注地倾听。第三点要在接纳的情况下进行互动，如允许孩子表达自己的情绪、理解孩子的生理、心理需求等。做到以上几点，营造了良好的亲子互动氛围，再开始对孩子进行行为规范方面的要求。这样的规则要求不但不会增加孩子的心理压力，还能够增加他们的安全感。

Q：居家如何应对孩子发热、感冒、咳嗽的现象？

贡海蓉医生：春秋季节是儿童呼吸道疾病以及过敏性疾病的多发季节，会出现发热、咳嗽、感冒等症状，90% 是病毒感染，如 1 ~ 3 天的感冒发热，体温降至正常，精神状态良好，大多数是不需要就医的，只有少数（5% 左右）儿童会继发肺炎、中耳炎及其他疾病。如 6 个月龄以上的儿童，退热后食欲、精神恢复良好，这种情况大多数是病毒感染，居家观察 2 ~ 3 天即可。如果体温持续不退，就需要及时就医了。

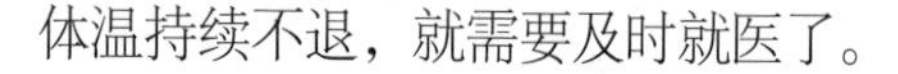

Q：儿童在饮食方面有哪些需要注意的地方？

钱甜医生：一日三餐要定时定量，做到既不要节食，也不要暴饮暴食。如一天当中非常重要的早餐，可以选择谷薯、肉蛋、奶豆、果蔬的三种或三种以上都可。比如说一杯牛奶搭配一个水果、一个面包，或是其他中式的水饺、馄饨。三餐在能量的分配上，早餐会稍微少一点，为 25% ~ 30%，中餐的相对来说是一天当中摄入最多的，为 30% ~ 40%，晚餐也适当少一点，为 30% ~ 35%。再就是考虑食物的多样性，餐餐有米饭、馒头和面条等主食，搭配全谷物、杂粮杂豆，保证鱼禽瘦肉和蛋的摄入，餐餐有蔬菜，天天有水果，保证每天 12 种以上、每周 25 种以上的食物。零食可选择奶和奶制品、坚果、水果等健康食品。日常要保证足量饮水，进行积极的身体活动，保证充足的睡眠，保持健康体重。

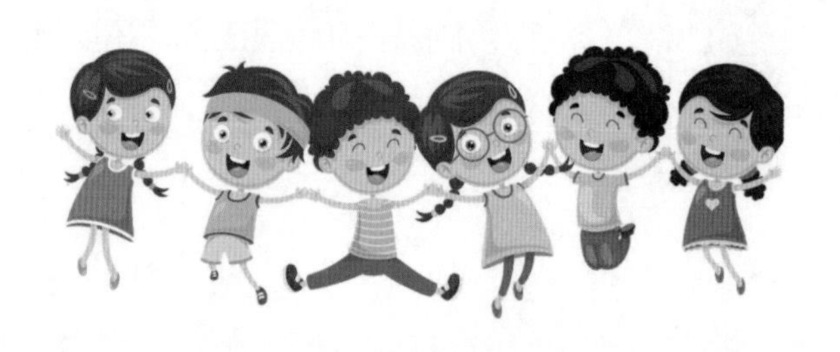

第四章　老年人健康

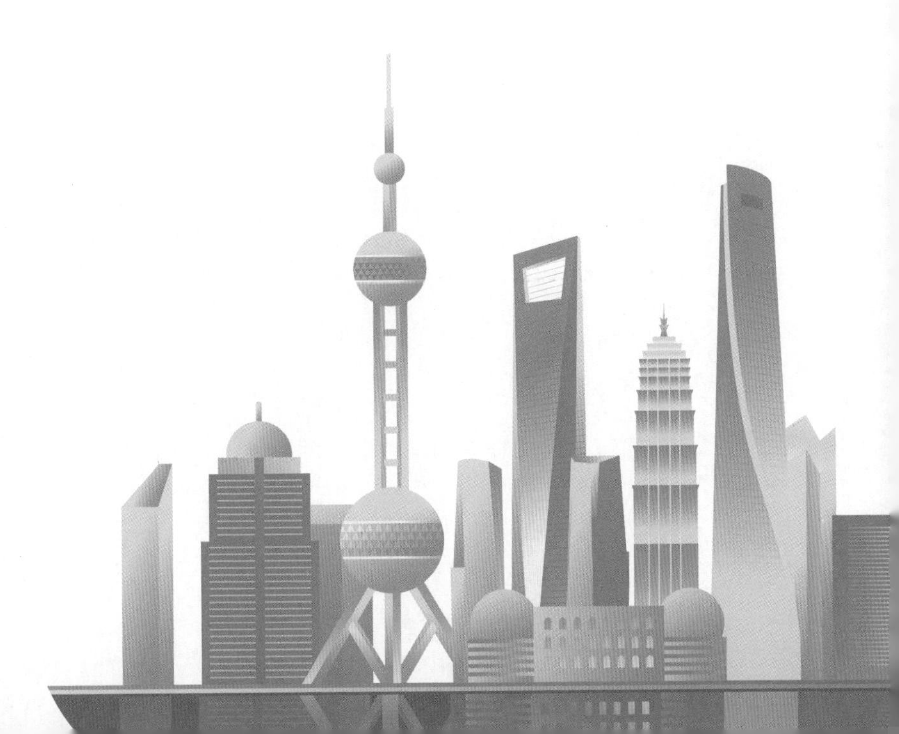

1 老年运动损伤的防护和处理

范永前 主任医师（复旦大学附属华东医院 骨科）

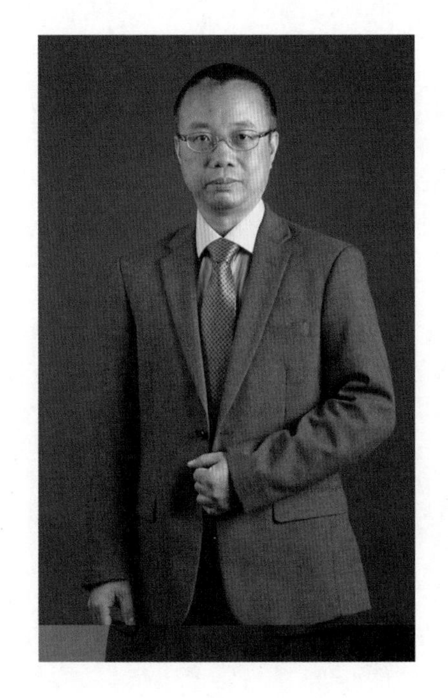

Q1：老年人适合哪些类型的运动？

老年人可以采取一些有氧运动，甚至无氧运动。如何区分有氧和无氧？简单来说，比如，刚开始跑步时，还在无气喘的阶段都是有氧运动，但在后半程积极跑动时，就是无氧运动；再如，慢慢游泳是个有氧运动，但是到后面冲刺的阶段就是无氧运动了，这是一个从有氧到无氧的转变过程。此外，简单的力量运动、拉伸、柔韧性锻炼等对老年人而言都非常重要。很多老年人很难走成一条直线或者很难做到单腿站立，这时候就可以做一些平衡训练。

Q2：老年人运动误区有哪些？

过量、过度运动和锻炼方式的不合理是老年人运动的主要误区。不少老年人为了在每日步数排行榜中与他人一决高下，坚持日步行达到 2 万步。实际上，这样的“坚持”可能会损伤膝盖，尤其是原来膝盖就有问题的老年人，应该走走歇歇，给膝盖一个缓冲时间。

Q3：如何预防运动损伤？

第一，合适的衣服、鞋子可以快速排汗，使机体保持干爽的状态；第二，运动时带好水杯，避免口渴时才喝水；第三，避免在刮风下雨的天气出门运动，保证安全的出行条件；第四，运动时出现疼痛需要及时停止，不必忍痛坚持；第五，以正确的姿势运动；第六，了解身体的极限，避免过早过快地上量；第七，运动前要做好充分的热身，运动结束后做好放松。

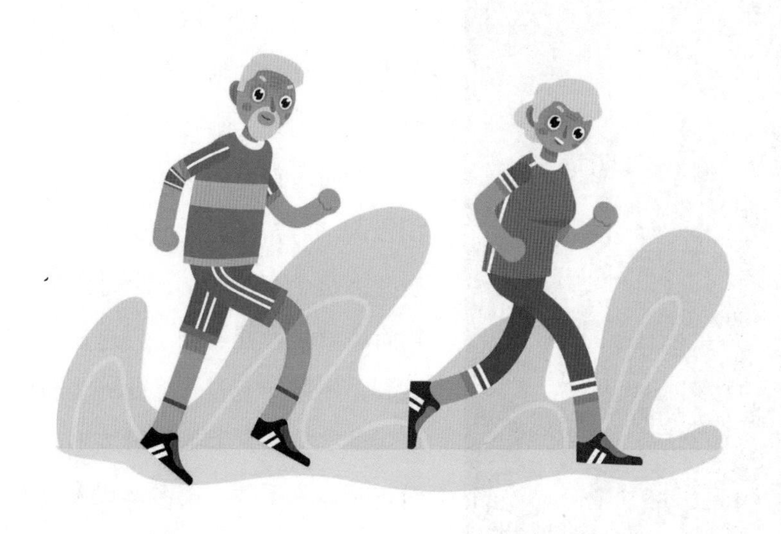

2

10 个居家防跌倒的妙招，打造安心的居家环境

雷钰玲 护师（上海市公共卫生临床中心 神内感染科）

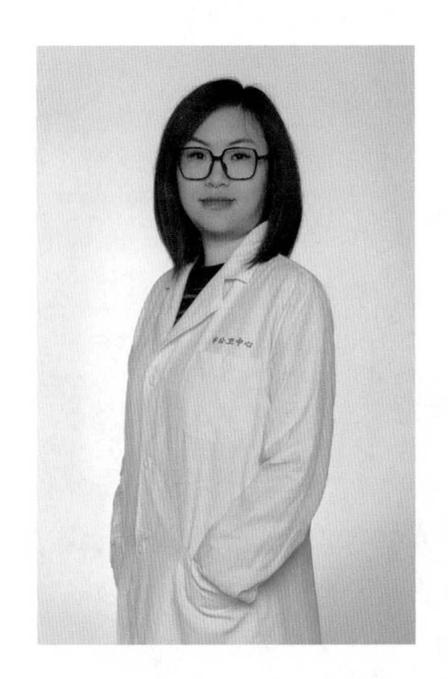

跌倒是影响老年人生活质量的危险因素之一，老年人每十次跌倒就会有一次造成严重伤害，包括骨折、头部出血和外伤、硬脑膜下出血等。

居家跌倒预防常被人们所忽视，我们应该如何预防老年人意外跌倒呢？

第一招，光亮每一处。住所灯光足、明亮无死角，在走廊、房间装置夜灯或壁灯，电灯开关安装在触手可及的地方。

第二招，去除障碍物。居家环境应该越简单越好，家中过道不堆杂物，小孩玩具及时收纳。

第三招，地面须防滑。铺防滑垫，时刻保持地面干燥。

第四招，扶手要稳固。上下楼梯使用扶手，注意检查扶手是否稳固。

第五招，家具精挑选。家具的高度与软度适中，不宜太低太软，家具尖锐处装防撞条。

第六招，衣物要合身。服装宽松舒适，避免太长太宽的衣物，选择有防滑功能的鞋子，定时检查鞋子的磨损状态。

第七招，用药要小心。许多药物会有头晕眼花的不良反应，老人在服用此类药物后应休息一段时间再活动。

第八招，运动有帮助。让老人适当进行简单的运动，保持健康，增加腿力，预防跌倒。

第九招，呼救添机制。卫生间、浴室安装呼救铃，身体不适及时呼救。

第十招，细节再关注。注意生活上的每一个细节，老年人自行如厕后长时间没有回应，应该及时查看。

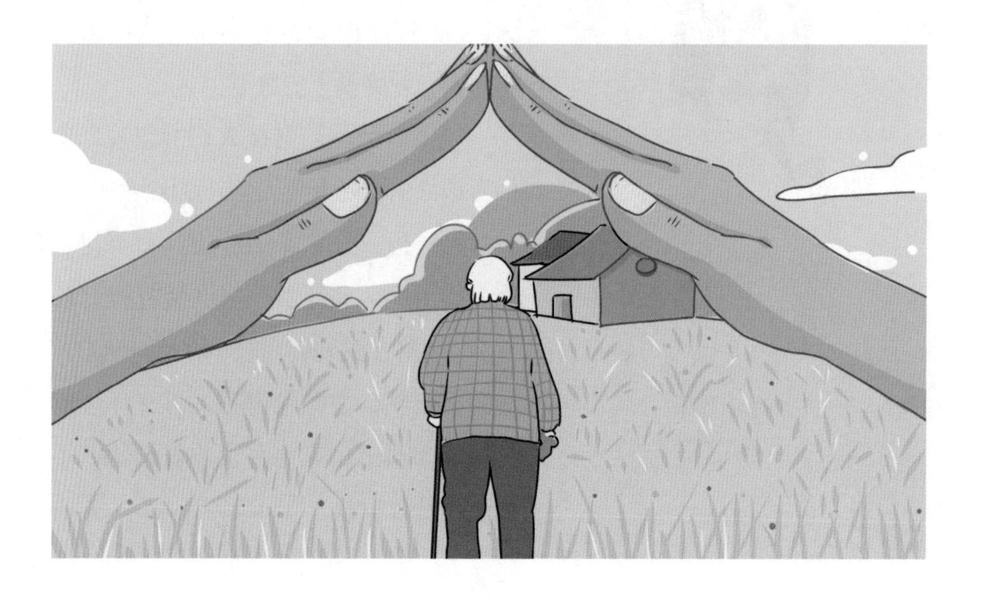

3
战胜“人生最后一次骨折”

王 欣 主任医师（上海市同济医院 骨科）

张阿婆今年80多岁了，身体还比较硬朗，自己逛菜市场、公园，有时候还能和家人一起出去旅游。三月的一天，她在公园散步时不小心摔了一跤，立刻感到左边髋部疼痛，不敢活动，不能站起来走路。“120”将张阿婆送到医院骨科急诊，医生对张阿婆进行髋关节的摄片检查，结果显示左侧股骨粗隆间骨折。

王医生说道：“老人股骨粗隆间骨折在老年人中非常常见，严重影响患者的生活质量，若保守治疗，长时间卧床将导致肺炎、褥疮、尿路感染、血栓等并发症。骨折后半年的死亡率可高达30%以上，主要由卧床后的这些并发症所致。因此，这种骨折又被称为‘人生最后一次骨折’。积极进行手术治疗，可以快速缓解疼痛，方便护理。早期进行活动，缩短卧床时间，减少并发症，降低死亡率。手术需要内固定来治疗。”

其子女犹豫说：“我妈妈80多岁了，有高血压、糖尿病很多年，我们害怕手术对老人家有危险。”

张阿婆一听要手术治疗，也直摇头道：“我不手术，我害怕，回去躺着就好了。”

于是救护车又把老人送回家，躺在床上慢慢养伤。接下来就陆续出现很多问题，疼痛严重导致大小便困难，家人护理起来非常麻烦。每一次大小便后的清洁，都会引起骨折部位的剧烈疼痛。由于疼痛不能翻身、不能坐起、不方便擦洗后背等个人日常卫生清洁，只能躺着吃东西，发生误吸、咳嗽咳痰，几天后出现肺部感染、发热。由于不能翻身，没几天骶尾部就出现了褥疮，肢体不能活动，下肢出现了静脉血栓，血栓脱落形成肺栓塞。

这种卧床的状态严重影响了张阿婆的生活质量，精神非常萎靡，胃口也越来越差，有生命危险。这时候家属非常后悔当时没有听医生的建议。

“如果时光可以倒流，请让人生最后一次骨折，不要留下遗憾。”回到三月的那天，张阿婆接受了手术治疗，手术采用微创的方法，仅三个 2 厘米

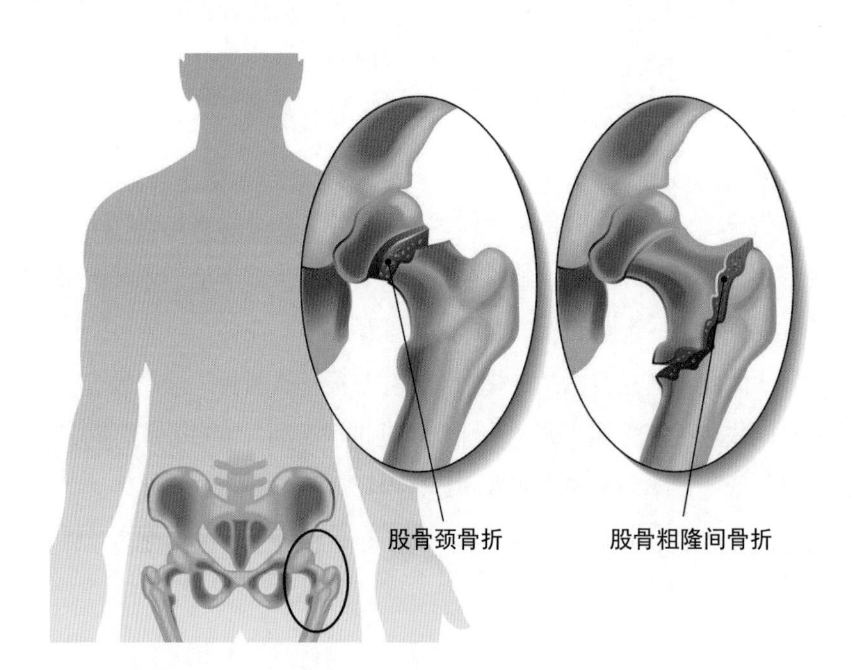

长的切口，约20分钟完成。手术的创伤并不大，非常安全。在B超引导下仅对单腿麻醉进行手术，对患者全身情况影响更小，更利于患者术后康复。手术内固定之后，骨折端的疼痛立刻得到缓解，方便护理，尤其是每次大小便的护理和清洁身体不再引起剧烈疼痛，方便翻身，有效防止了褥疮的发生。骨折部位固定后，肢体就能开始主动和被动活动，有效防止下肢深静脉血栓形成，可以坐起来吃饭喝水，有效防止误吸的发生，也防止了肺部感染的发生。

股骨粗隆间骨折在70岁以上的老年人中非常常见，绝大多数是生活中跌倒所致，一旦发生无须过度担心，经过医生评估，如身体条件能够耐受手术，应尽早接受手术治疗，能快速缓解疼痛，方便日常生活护理，促进骨折愈合，缩短卧床时间，减少并发症，可以显著提高患者的生活质量，降低死亡率。如若身体条件实在无法耐受手术，也应该尽量让患者克服疼痛，在病床上进行简单活动，加强基础护理，提高患者生活质量。

老年朋友们慢点走，别摔倒，髋部骨折莫心慌，积极手术预后好。

4
居家护理，如何帮助老年人用好每一餐

花 佩 主管护师（复旦大学附属中山医院 老年科）

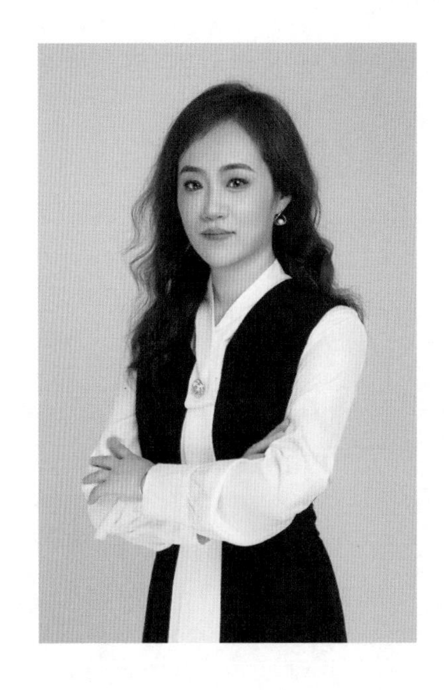

如果你发现家中老年人吃饭、喝水特别容易咳嗽，这是吞咽功能出现问题的信号。很多老年人在卧床较长时间后不明原因反复发热，很有可能就是食物误吸到气管内导致的肺炎。更可怕的是，误吸还会引起突发窒息而导致死亡。误吸容易导致肺炎反复发作，病死率非常高，所以我们要随时警惕老年人进食呛咳的情况。进食时，我们需要帮助老年人使用正确的吃饭姿势，这样能很大程度上避免呛咳的发生。现在让我们展示下错误与正确的喂饭方式。错误的方式是喂饭时头部后仰，正确的喂饭方式应是身体前倾微低头。

喂饭时头部后仰容易造成会厌闭合不紧，由于重力的关系食物来不及咀嚼，直接涌向喉咙，稍不留神就会导致食物呛到气管，非常危险。然而只要我们头部微前倾，食物便可从容进入食管。

在床上喂饭时，尽可能让老年人坐起。用枕头、毛巾、靠垫等将头颈前屈，膝盖下垫上软枕，轻微弯曲，支撑住下肢，以防止在吃饭的时候身体下滑。那么，除了姿势正确以外，我们还需要注意哪些问题呢？食物的性状以及食物的温度往往会被忽略。

性状：太滑、体积大、稀薄的食物导致老年人发生窒息的危险度更高。进食液体食物时发生呛咳的概率最高，不过进食干硬的食物以及食用如糯米制作的黏性较大的食物，因不易咀嚼完全，难以咽下，也容易引起误吸。最佳的选择是浓稠的、糊状的食物，也就是半流质，如粥、面条等。

温度：尽量进食温凉的食物。过烫的食物会损伤老年人的口腔以及食管黏膜等，但是如果食物温度过度接近体温，会使老年人感觉不到食物的存在，

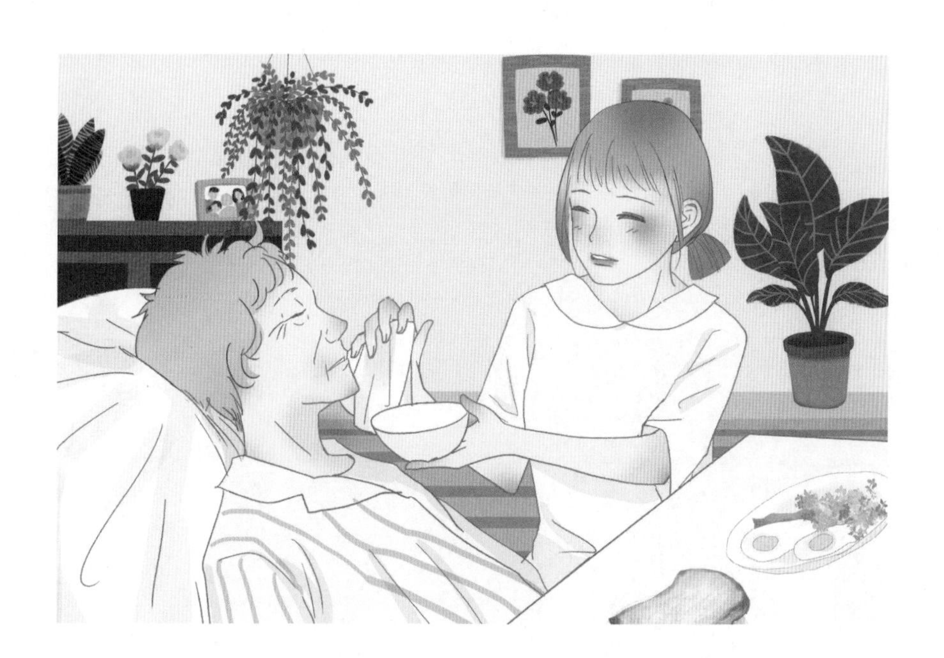

温度略低的食物可以刺激老年人的感官，帮助他们更好地吞咽。

正式开始喂食前，我们需要注意些什么？首先询问老年人是否需要排泄，然后协助其洗手，安置好合适的姿势，将食物放在老年人视线范围内，将餐巾或围兜围于老年人胸前。喂饭前对食物试温是至关重要的环节。第一步，汤勺盛1/3的食物为宜。第二步，汤匙从斜下方送入老年人口中，注意不要让下巴抬起。第三步，将汤匙放入口中后等老年人闭上嘴唇，在不抬起下巴的时候自然地取出汤匙。

在喂饭过程中，我们又需要注意什么？首先确认老年人将食物吞咽后再喂下一口，保证足够的时间咀嚼、吞咽，切勿催促。喂饭过程要专注，避免分心呛咳，喂饭开始后尽量不聊天，不看电视。进食过程中，观察老年人咀嚼、吞咽等情况，发现异常后，多与老年人沟通，不强迫其进食。老年人在用餐后不能马上平躺休息，最好坐半小时以上，如果觉得劳累可选择半卧。清理餐桌后给老年人准备一杯水，擦拭嘴角后清洗老年人双手。

5 肌肉少也会得病吗

张 琼 主管护师（复旦大学附属中山医院 老年科）

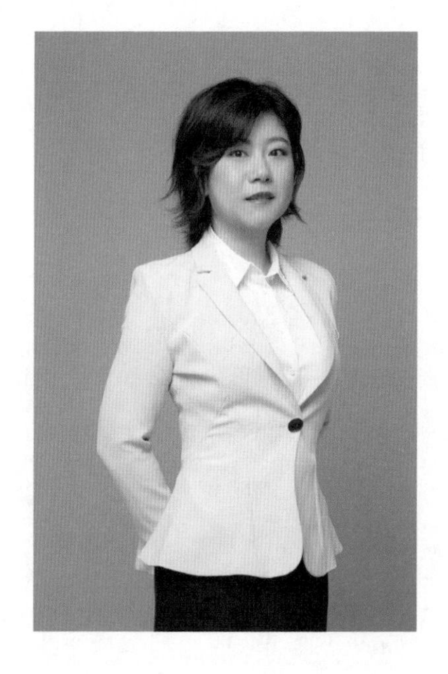

肌少症是一种随着年龄增长而出现的肌肉量减少、肌肉力量减低和（或）躯体功能障碍的老年综合征，是造成老年人意外伤害的隐形杀手。什么情况会发生肌少症呢？现在就请大家随我一起来了解一下吧。

“张姐，退休啦，在家干什么呢？老是不见人。”

“在家种种花，看看书，很少出门了。”

“哎哟，这样可不行，老是窝在家里可是要生病的，跟我一起去跳跳广场舞吧，生命在于运动嘛。”

“我这小细胳膊小细腿的，怕是跳不动哟。”

“你这胳膊和腿细得像麻秆，一看就没肉，当心肌少症找上你呢。”

“这么严重，肌肉少也会得病吗？”

“当然，可不要小瞧呢。”

肌少症最常见下肢无力，底盘不稳，加上老年人容易发生骨质疏松，一旦肌肉量减少就容易引起摔倒，腰背不直，甚至卧床不起。不仅造成生活上的不便，还会使寿命缩短。

“那肌肉怎么会减少呢？”

年纪大了，肌肉退化是自然规律。但主要还是运动量的减少，久坐不动。年轻人为了减肥而节食，蛋白质摄入不足，久而久之肌肉也会减少。

“那怎么知道我是不是患了肌少症？”

“这个简单，自己测就能知道了。”

一种是测算你走路的步速，以正常速度走 6 米，小于 0.8 米 / 秒，就属于步速下降。另一种通过握力器测握力，男性小于 26 千克，女性小于 18 千克，就是握力下降。这些都说明你可能患了肌少症。

“那肌肉还能再长吗？”

“当然可以啦，而且还不用吃药打针。”

老年人保护好剩余肌肉，不让它继续流失才是关键。首先要多补充蛋白质，一日三餐均衡摄入。还有鸡蛋，别因为怕胆固醇高而不吃，每天晒晒太阳，补充维生素 D，可以促进肌肉再生。再就是锻炼，运动对于预防肌肉减少是最有效的。散步、健走、广场舞最适合老年人。举举哑铃、拉拉弹力带，有氧运动加上力量训练，让老年人和肌少症说拜拜。

加强营养，增加运动，改善躯体功能，让我们一起来预防和延缓肌少症的发生。

6 一分钟自测肌少症

李宇航 住院医师（上海市同济医院 老年医学科）

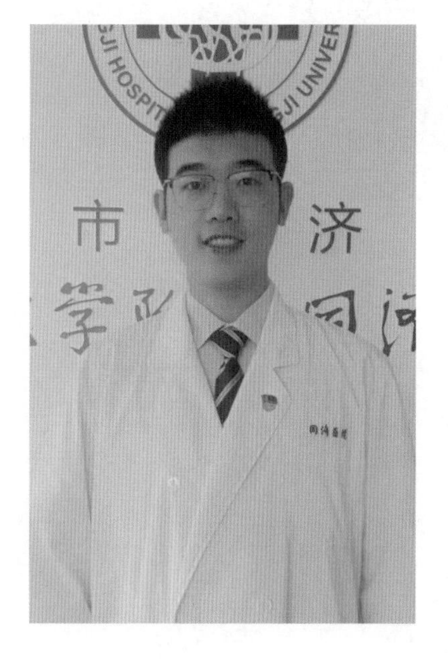

肌少症，简单来说就是随着年龄的增长，肌肉含量下降。它与老年人的慢性心衰、骨质疏松等疾病相互影响，引起老年人活动能力下降，跌倒风险增加，骨折风险增加，甚至会增加老年人的死亡风险。如果能早期发现，进行适当的锻炼和营养干预，可以有效改善这一情况。

“指环试验”可以非常方便地筛查肌少症，即两只手的食指和拇指形成一个环，然后去测量自己小腿最粗的地方。如果这个环不能闭合，那么你的肌肉含量还不错。

但如果你小腿最粗的位置还是小于这个环，那么就有肌少症的可能，要加强运动和营养。

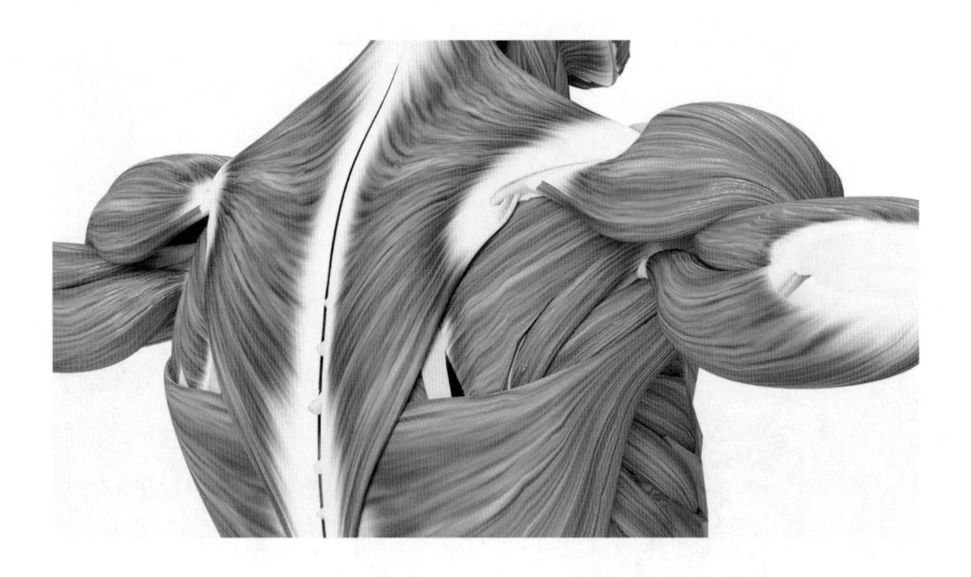

7 关注老年认知障碍

魏文石 主任医师（复旦大学附属华东医院 神经内科）

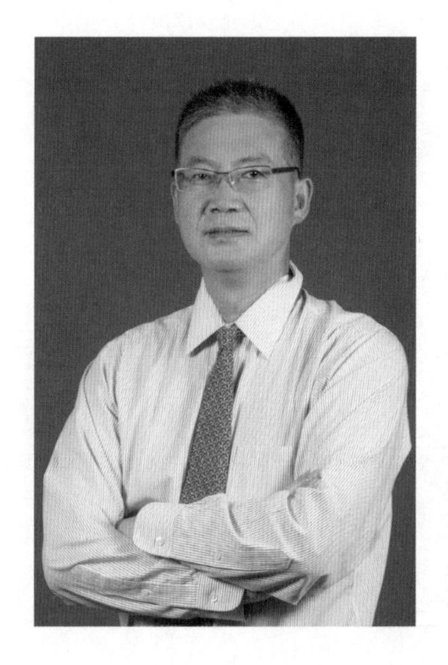

上海是一座长寿的城市，平均预期寿命已经达到83～84岁，在全国是最高的。但要活到83～84岁，就意味着有20%～25%的概率会患上认知障碍的毛病，这给生活质量带来很大的压力，给社会和家庭带来很大的负担。

认知障碍的症状大致分成三个部分。第一部分是日常生活能力的下降。如到菜市场去买菜，忘了把菜带回来；出门远一点就容易回不了家；甚至半夜跑出去等。第二部分是认知能力下降。总是找不到东西、认错人、讲不出话，语言越来越匮乏，判断力也在下降，很容易受到诈骗电话和诈骗信息的影响。第三部分是临床表现。本来很和蔼的一个老人变得情绪低落，不肯吃饭，不肯洗澡，而且总是猜疑，有的时候会变得非常冲动，出现骂人甚至打人的行为等。如果出现这三个方面的信号，就要引起足够的重视。

建议大家重视患者的认知功能，如果担心认知功能有障碍的话，进行一次头脑核磁共振检查是必要的。常规的头脑核磁共振检查并不能很好地显示海马这个结构，一定要做一个冠状位的核磁共振，因为只有这个体位才能把海马很好地显示出来。海马是和记忆密切相关的，如果这个地方发生萎缩的话，那么刚刚发生的信息就不能够记录下来，人的即时遗忘就会变得非常明显，这是阿尔茨海默病的一个早期症状。医学技术的进步，可以让我们更好地认识到大脑神经元细胞的改变。

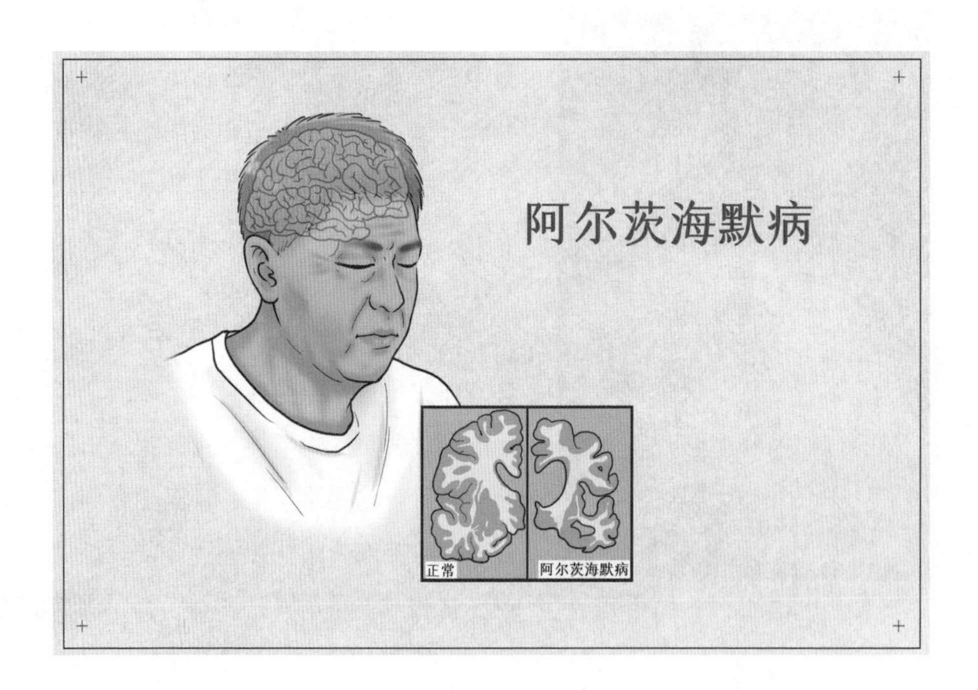

第五章　疾病与健康

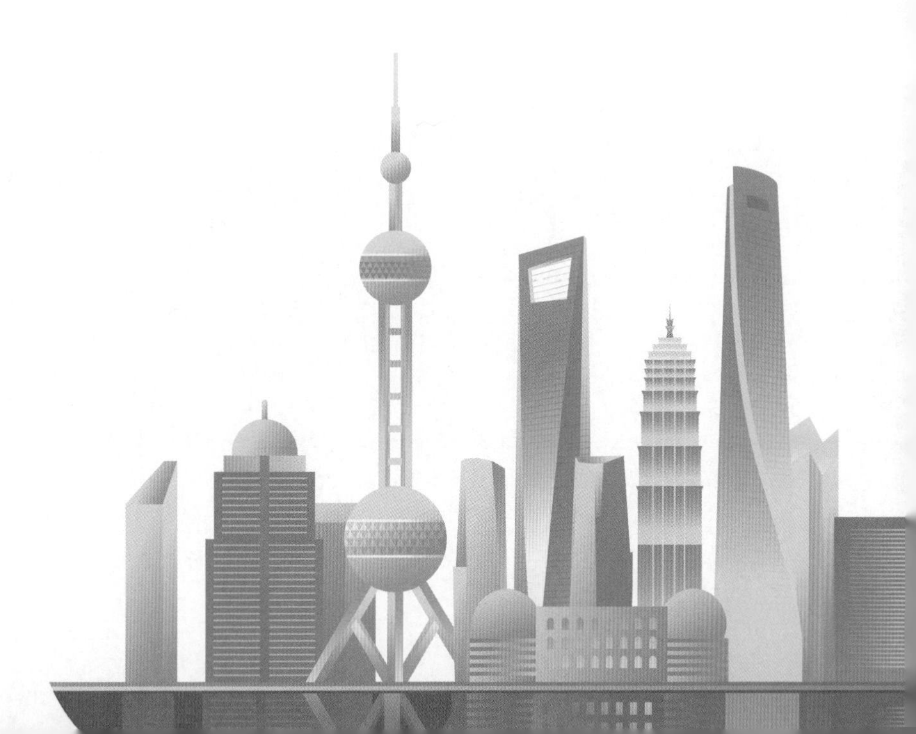

心脑血管疾病

1 高血压和冠心病的防治

扫描二维码
观看科普视频

樊 民 主任医师
（上海中医药大学附属岳阳中西医结合医院 心脏中心）

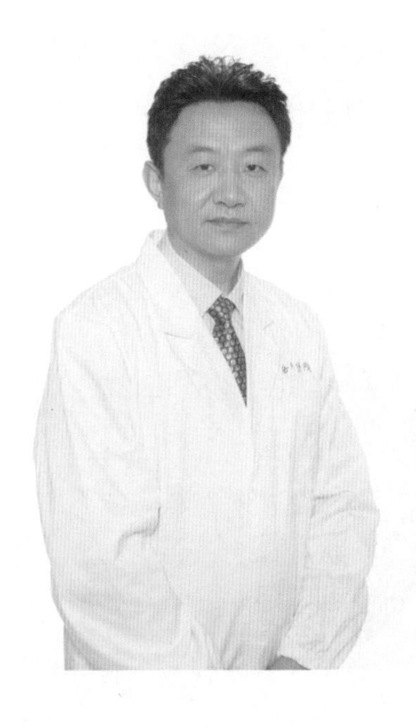

“医生，我知道自己血压高，也知道降压药能把我的血压降下来，但是我就是不想吃一辈子的药。”

临床上，医生常常会遇到这样的情况，患者恐惧的不是高血压本身，而是长期甚至终身服药的问题。

实际上，高血压虽然是“隐匿的杀手”，并不会发生严重的临床症状，但如果没有长期控制，会对人体心、脑、肺等靶器官造成损害，导致心肌梗死、中风、心力衰竭等严重心脑血管事件的发生，危及生命。中国人一贯讲究“防患于未然”，患者应在高血压阶段把血压控制好，降低并发症的发生概率。

此外，高血压的治疗分为药物治疗和非药物治疗。也就是说，并不是只能通过药物来降低血压，也不是所有患者都需要终身服药，可通过戒烟、戒酒、减重、增强运动、增加膳食纤维的摄入、降低饮食中钠元素的摄入等生活方式的改变来控制血压，这意味着我们可以通过自己的努力降血压。当然，如果坚持了6个月，血压仍然不能得到控制，则须遵从医生的建议及时服药。

对于冠心病患者而言，同样面临着慢病长期管理的问题，需要医生、患者、家属多方努力。治疗上，冠心病一般分为药物治疗和手术治疗，药物治疗主要是抗心绞痛治疗（硝酸酯类药物）、抗血小板治疗（阿司匹林、氯吡格雷、替格瑞洛等）、心率管理（β受体阻滞剂）、调脂治疗（他汀类药物、依折麦布、依洛尤单抗等）、抗栓治疗；手术治疗主要包括介入手术和外科搭桥手术。此外，合理膳食、调整心态对冠心病患者而言也同样重要。

当发生急性心肌梗死时，时间就是生命。中医的针灸治疗在胸痛急救中发挥着重要作用，能够有效缓解症状，减少再灌注损伤及炎症反应，改善心功能及预后，减少心血管事件的发生。

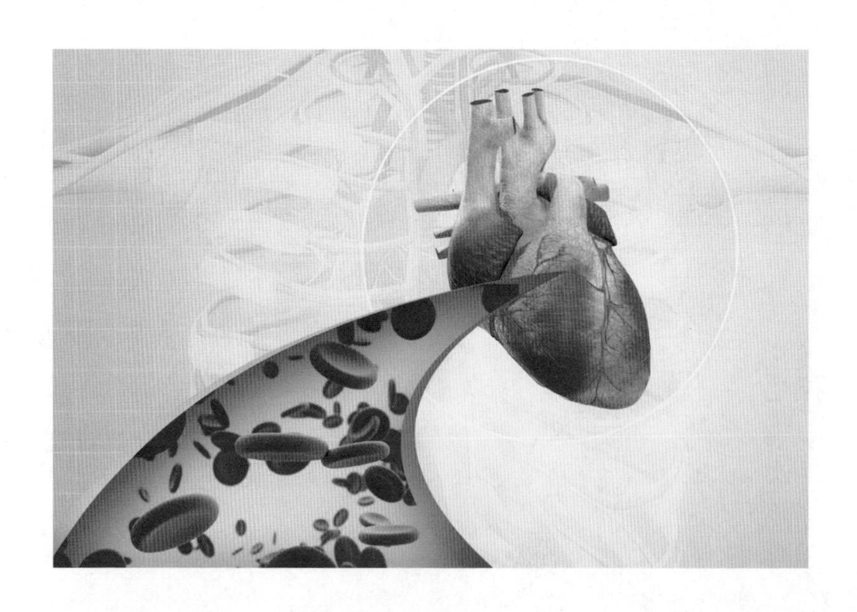

2 关注冠脉微循环，让心脏更有力

伍 锋 副主任医师
（上海中医药大学附属岳阳中西医结合医院 心脏中心）

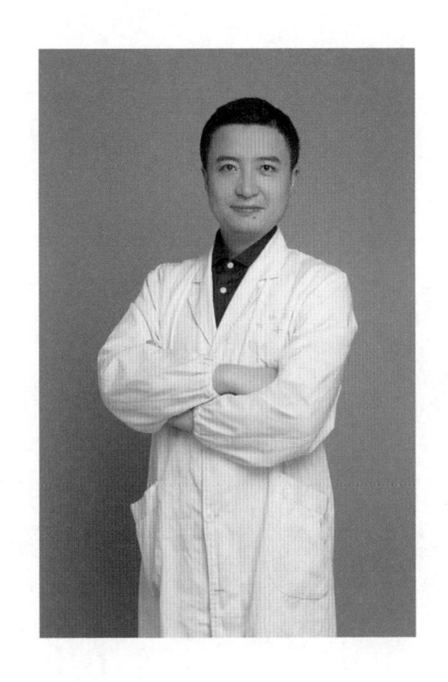

我们的心脏就像房子一样，有两房两室（左心房、右心房、左心室、右心室），有血管（冠状动脉）和电路（心脏传导系统）。血管内有很多细胞。红细胞就像勤劳的快递小哥一样，不断地给心肌提供养分；白细胞就像巡逻的警察一样，维持血管里面的秩序；血小板就像维修工人一样，如果发现了血管的破损，进行修补；还有内皮细胞，虽然很娇弱，但它是血管微世界的一个天然屏障；最后是心肌细胞，它像农民一样勤劳工作，为心脏提供源源不断的动力。

当微循环发生障碍的时候，患者可能会感觉胸闷、胸痛，这是心肌缺血的症状。背后的原因是什么呢？一些如高血压、高血脂、高血糖、抽烟、情绪的焦虑紧张等因素，第一，会刺激内皮细胞受损，破坏天然屏障。第二，会使血管收缩痉挛，就像河道变窄一样，非常拥堵；还有白细胞不再维持秩序了，而像着了魔一样去损害其他的细胞；血小板也不再进行维修工作，而是聚集在一起，形成微小血栓堵塞血管。

如何去治疗呢？首先，解除血管的收缩痉挛，就是用一些扩血管的药把河道变宽；其次抗炎，抑制白细胞，使其重新回到工作岗位，维持秩序；再次，保护内皮细胞；又次，帮助红细胞把养分运送给心肌细胞，让我们的心肌细胞重新恢复活力，给我们心脏提供源源不断的动力；最后也可以采用中医中药的办法，进行整体的治疗，促进我们心脏的恢复。规范治疗，还给您一个健康的心脏。

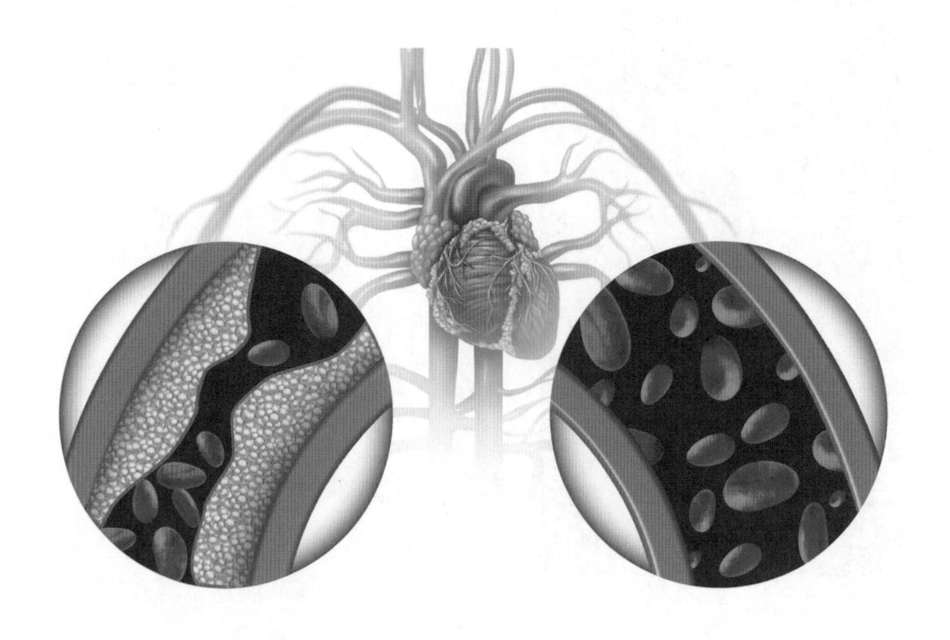

3

房颤为何伤心又伤脑

孔令璁 主治医师（上海交通大学医学院附属仁济医院 心内科）

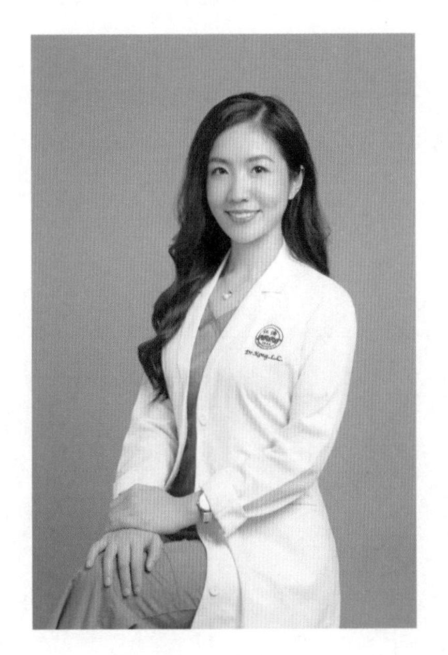

老李今年 70 岁了，有一天早上他起床后发现不能清楚地说话了，左手活动不灵活了，家人赶紧把他送到医院，一检查是得了中风，也就是我们常说的脑卒中。

中风分为两种，一种是脑部的血管阻塞了或者狭窄引起的缺血性脑卒中，另一种是血管爆了，引起的出血性脑卒中。我国有 1300 万卒中患者，每 1 分钟就会有 5 个人得了卒中，得了卒中非死即残，在我国被称为“头号杀手”，致死率、致残率都非常高。老李平时没有高血压、糖尿病，血脂情况也挺好，为什么得了卒中呢？他的 24 小时心电图提示原来他患有房颤。

什么是房颤？就是心房纤颤的简称，是心内科最常见的心律失常，也就是心脏乱跳。我国有 1000 万的房颤患者，50 岁以上的人群特别容易发生房颤。一旦发生房颤就特别容易出现脑梗死，比一般的人出现脑梗死的概率高出 5 ~ 15 倍。我们想象一下自己的心脏就像一栋别墅，楼上两个房间，楼下两个地下室，天花板上还有一个总开关，平时心脏正常跳动的时候，这个总开关一发信号传到房间再传到地下室。但是房颤的时候不一样了，总开关不灵光了，房间里面有大大小小、东一个西一个的开关不规律地发出信号，心房只能不规律地跳动，这个时候血就淤滞在心脏的房间里面了。那这些血块去哪儿了呢？在左边心房旁边还有一个小的储藏室，像耳朵一样，叫左心耳。90% 的血栓就藏在左心耳里面，一旦房颤发生，血栓就逆流而上，从心脏的血管到脑子的血管，一直到脑子里面血管堵住了就成了脑梗死。

那我们怎样预防卒中呢？有几种方法（见视频中），有一种新型的手术方式叫左心耳封堵术，就是把左心耳用一个塞子塞牢了，“捂住”心脏的这个“小耳朵”，预防血栓的源头。

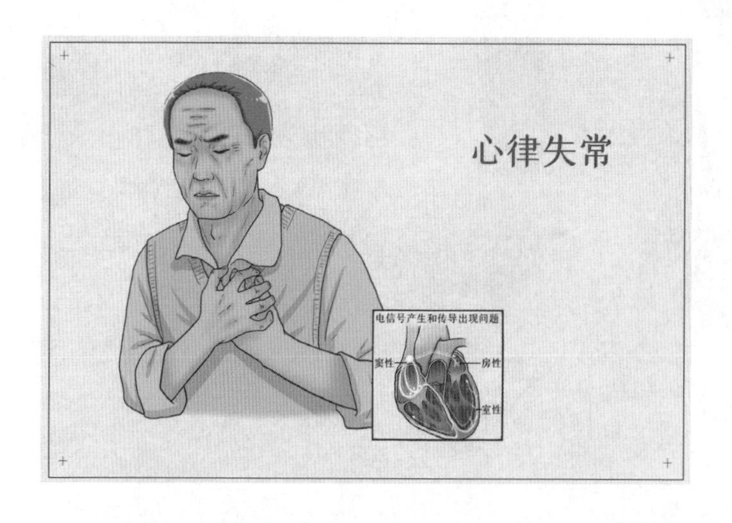

4 心脏骤停如何急救？抓住“黄金 4 分钟”

李 强 主治医师（上海市公共卫生临床中心 肝病科）

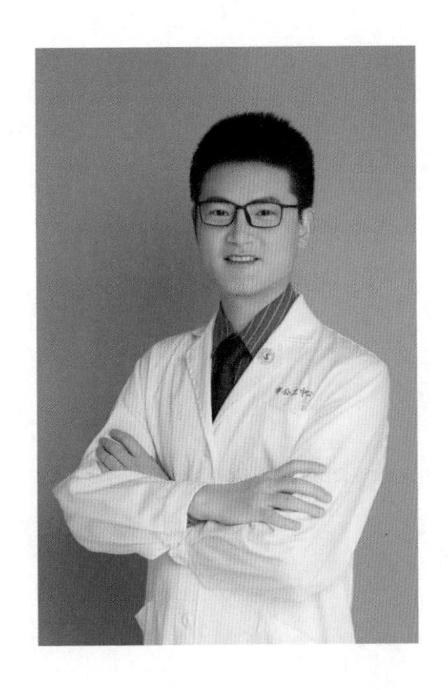

什么是心肺复苏？一个健康人有两样东西必不可少：一个是心跳，一个是呼吸。假如说在疾病的状态下，我们的心脏不跳动了，肺不工作了，我们通过胸外按压的方法来代替心脏的收缩，通过人工呼吸的方法来代替肺的自主呼吸，这就叫心肺复苏。

为什么要进行心肺复苏？猝死最常见的一个原因就是心脏骤停。心脏骤停的黄金抢救时间在四分钟之内，成功率是 50%。如果大于十分钟才开始心肺复苏，成功率几乎为零。所以说，时间就是生命，心肺复苏是每个人都应该掌握的技能。

如何进行心肺复苏呢？

复苏之前先要识别心脏骤停和呼吸停止。那么，如何识别心脏骤停呢？我们通过触摸颈动脉的方法。颈动脉通过两步法寻找。第一步，食指和中指触及气管的正中部；第二步，旁开两指，滑至胸锁乳突肌前缘凹陷处，可以感受到颈动脉的搏动。如果 5 ~ 10 秒钟没有触及颈动脉的搏动，提示心跳停止。如何识别呼吸停止呢？通过观察胸廓起伏的方法，如果 5 ~ 10 秒钟没有胸廓起伏，可以判定为呼吸停止。

只要有心跳停止或者呼吸停止，就要开始进行心肺复苏。首先是胸外按压，按压的部位在两侧乳头连线的中点。按压的时候，要双手交叠，掌根固定，掌根放在两侧乳头连线的中点，肩、肘、腕关节成一条直线。借助上半身的力量进行按压。按压的频率是每分钟 100 ~ 120 次，按压幅度是 5 ~ 6cm，按压之后保证每次充分的胸廓回弹。人工呼吸就是把鼻子捏起来，通过嘴巴朝肺里面吹气。在进行人工呼吸的时候，一定要把额头下压，下巴抬起来，这个叫仰头提颏法，只有这样气道才畅通，我们吹的气体才能够进到肺里面。最后，要跟大家强调，我们进行胸外按压和人工呼吸的时候，是按照 30 ∶ 2 的比率，即每进行 30 次胸外按压，给予 2 次人工呼吸，进行无限循环，一直到患者清醒过来或者救护车到达。

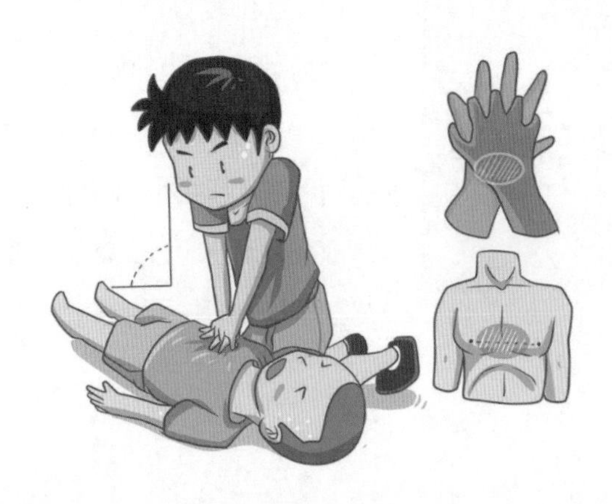

5 别让中风“卒”不及防，两个口诀教您快速识别

高 丽 主治医师（上海交通大学医学院附属仁济医院 神经内科）

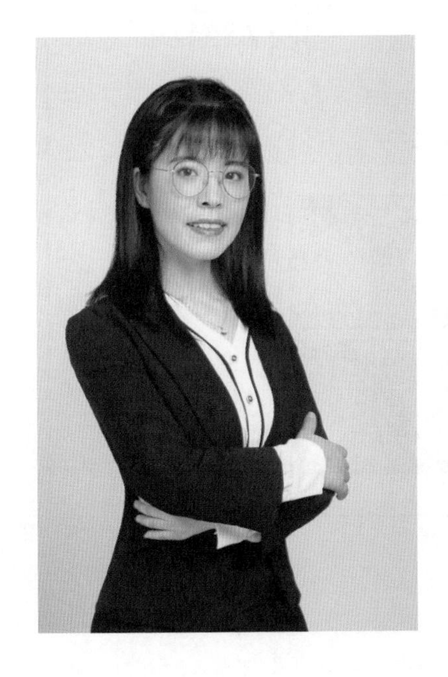

脑中风又叫脑卒中、脑血管意外。在中国，每12秒就有一人发生中风，每21秒就有一人死于中风，实在是太可怕了！

如何快速识别脑中风？其实早在美国就有学者已经发明了“FAST”原则，代表了脑卒中的快速识别方法。

F是指Face，看脸是不是对称；

A是指Arm，两个胳膊平举起来看其中一只手是不是会往下掉；

S是指Speech，听听说话有没有言语含糊；

一旦发现上述三种情况，立即拨打“120”；

T 就是指 Time，时间就是大脑，要快，不要错过 4.5 小时的黄金时间窗。

其实，在中国也有学者发明了“中风 120”的方法。

1 就是看一张脸是不是对称；

2 就是把两个胳膊举起来，看其中一只手会不会往下掉；

0 就是聆听语言，听听说话是不是不清楚。

一旦发现上面三种情况，立即拨打“120”，不要耽误，时间就是生命。

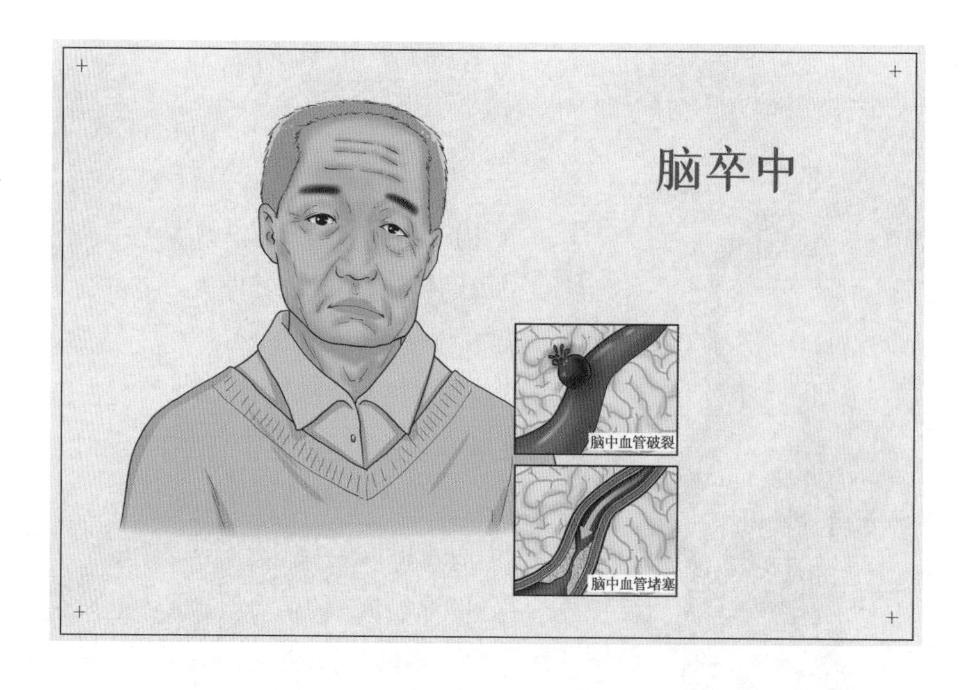

6 脑萎缩是不是代表痴呆了

顾 超 副主任医师（上海中医药大学附属龙华医院 脑病科）

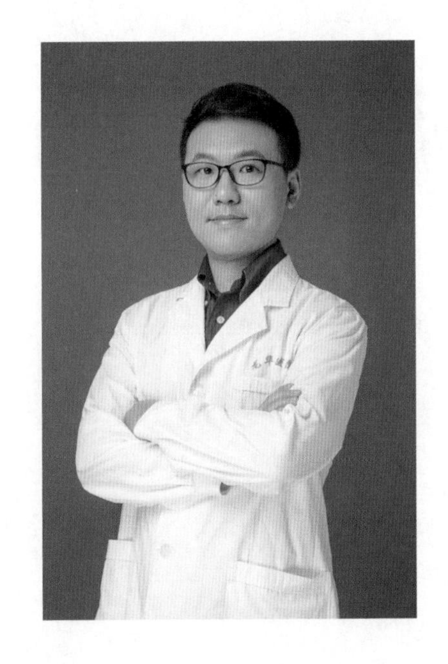

很多年纪大的朋友在体检的时候发现脑萎缩，有些人会很紧张，觉得自己是不是要痴呆了？打个比方，如果把人的大脑比做房子，每个人都有三房一厅，脑萎缩就是你觉得房子越住越小了，那肯定得去找原因。一种可能是你家里家具太多，房子老化了，那么能用的空间就少了，但是这种改变不影响房子的功能和结构，我们称为生理性脑萎缩。另一种可能是你家有一间房门锁住了进不去，三房一厅直接变成两房一厅，影响到了房子的结构和功能，我们称为病理性脑萎缩。生理性脑萎缩是正常老化，对认知功能有轻微甚至没有影响。而病理性脑萎缩则需要治疗，表现为记忆减退、痴呆等，直接影响患者的生活质量，所以不能单凭脑萎缩确定是不是有痴呆。如果体检发现脑萎缩，建议专科就诊，通过医生的评估、检查、分析，综合评价并予以治疗方案。

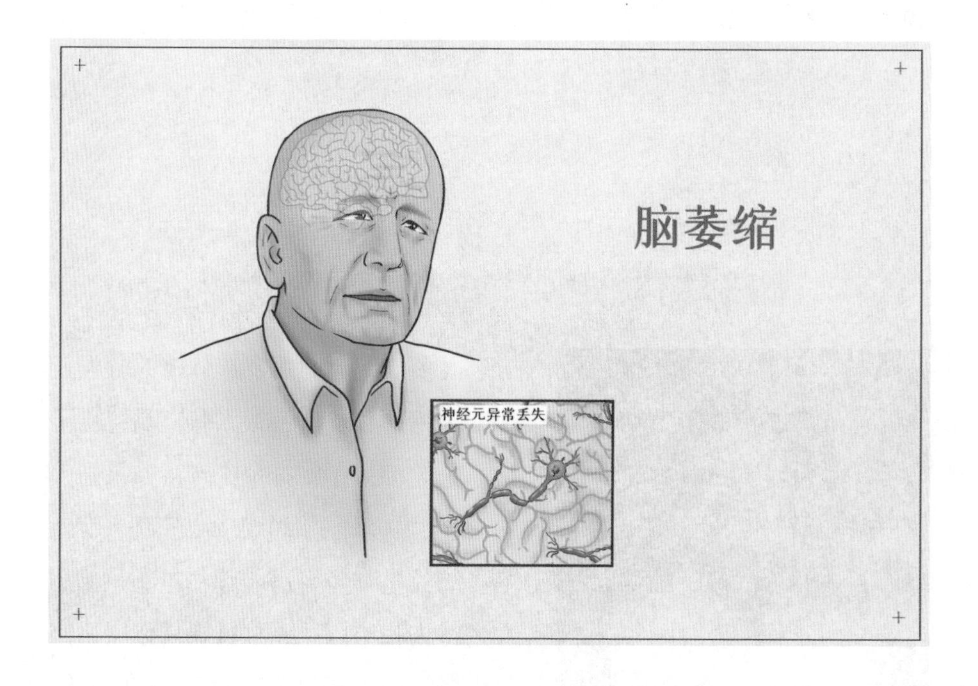

7 心脏装了支架，还能运动吗

刘伟静 副主任医师（上海市第十人民医院 心内科）

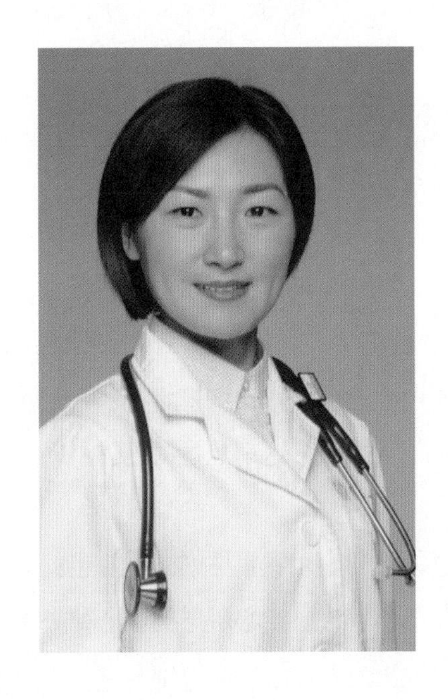

心脏冠状动脉支架植入后，以久坐不动作为静养方式是不正确的。

第一，久坐不动会直接造成机体血液循环减慢、血流速度降低。容易出现心脑组织、器官供血供氧不足，进而会出现全身缺氧的一些症状，如头晕、胸闷、精神萎靡等。

第二，刚刚放完支架便久坐不动，不利于冠状动脉支架植入后的疾病恢复，容易出现血管内脂质堆积、动脉硬化斑块，严重时会形成血栓。血栓出现在冠状动脉，便是新发的冠状动脉狭窄事件，出现在支架内，便是支架内堵塞，威胁生命。

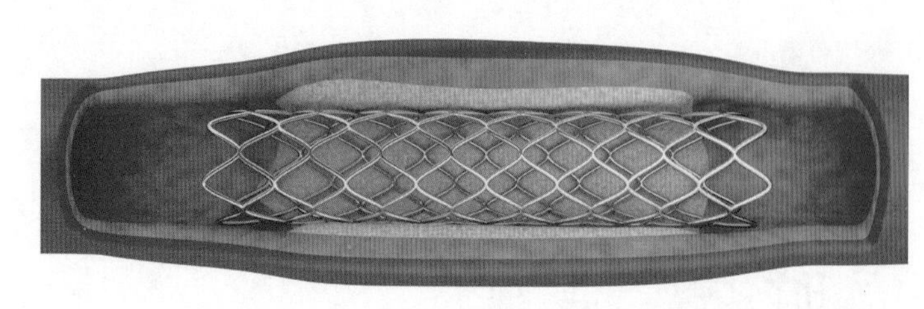

第三，久坐不动还容易引起肥胖。久坐对应的便是活动量减少，会降低基础代谢、升高血脂、血糖等，使我们对于体重的管理更加困难，要知道肥胖不仅会加重心脏和动脉血管的负担，而且是诱发高脂血症、糖尿病等心血管相关并发症的高危风险因素。

第四，长时间保持同样的姿势，会使肩、颈、腰部处于疲劳僵硬的状态，一部分肌肉、韧带长时间牵拉变得松弛，另一部分长时间使用变得僵硬，长此以往，会对骨骼、关节产生不利影响，肩周炎、颈椎病、腰椎间盘突出症等随之而来，我们的生活质量、生命活力直线下降。

久坐不动存在如此多的弊端，那么支架植入术后患者如何进行健康管理，如何选择适合自己的日常活动方式、科学的运动方案呢？

首先，我们需要明确，日常活动和科学的运动还是有区别的，日常活动只是科学运动中小小的一环，只是每日散步、步行买菜、上下班等，这些不足以长久地维持心血管的健康。

其次，支架术后等心脏病患者普遍存在运动能力下降，诸如走不快，走不长，上下楼梯冒虚汗，稍微动一动就疲劳、气喘等，这都是运动能力下降的表现。

最后，日常活动以及运动中我们需要避免不良心血管事件的发生。也就是我们常说的运动的安全性：心电图是否存在心肌缺血或心脏早搏等心律失常表现？血压是否过高或者过低？心率是否过快或者过缓？血氧饱和度是否降低导致心、脑、肌肉、组织等缺氧？运动中是否过度疲劳……

针对以上问题，心肺运动试验是一把评估“利器”，它是国际上评估心肺耐力的“金标准”，不仅可以量化运动能力，而且能够为运动安全保驾护航。根据心肺运动评估的结果，在专业的医生指导下，专科的康复治疗师可以制订专属运动方案，指导心血管疾病患者做恰当的运动。

最后，再次提醒广大心血管疾病患者，科学运动才能有益健康，祝愿大家都能拥有一颗充满活力的“心”。

8

支架装好，就万事大吉了吗

丁可可 副主任医师（上海市同济医院 心血管内科）

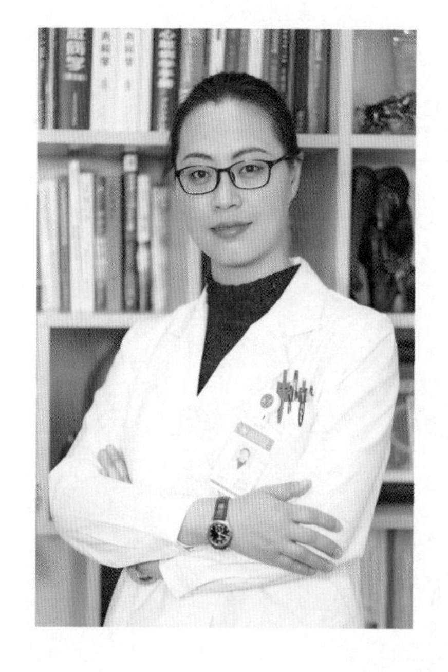

因为患者发生了胸痛，解决了血管缺血的问题。血管疏通了，心肌得到了有效的灌注，达到疼痛缓解，这种治疗效果是立竿见影的。但是有一些患者会好了伤疤忘了痛，如他觉得装完支架之后，自己没有胸痛发生，那么他就觉得这件事情可以画上句号了。事实不是这样，装了支架就好像买了一辆车，还要去保养。支架虽然可以在您的血管里待一辈子，但是，您需要通过吃一些抗血小板聚集和他汀类药物保持血脂在一定的水平，同时还要保护心肌，吃一些其他的跟血压、血糖有关的药物。除了药物之外，还要关注自己的生活方式以及饮食健康，做自己健康的第一责任人。

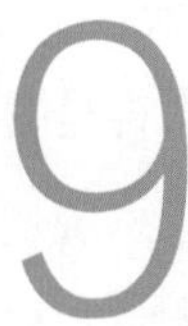

“爆肝”看球，警惕心梗

宋浩明 主任医师（上海市同济医院 全科医学科）

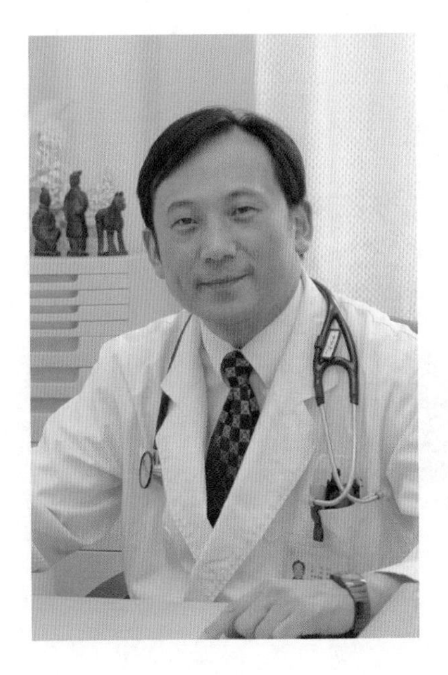

足球是一项很有魅力的运动，有不少球迷有心血管疾病，那他们如何既能看球又能防止自身疾病的加重和变化呢？首先要按照医嘱规律服药。其次也是最关键的，就是要做好自己的看球计划。

有以下几个建议：第一，虽然比赛很精彩，但是对于患有心血管疾病的人而言，不提倡熬夜看球，建议就看到12点前。有些患者说晚上睡得少，白天可以补回来，其实是错的。大量研究发现，夜间睡眠对人的益处是白天睡眠无法弥补的。因此，熬夜对心血管疾病危害很大，千万不要熬夜。第二，有些球迷为了防止晚上困，不能很好地看球，因此就喜欢多喝咖啡。咖啡对提神是有一定作用，但是夜间过多的咖啡会导致交感神经过度兴奋，对心血管系统是不利的，因此不要过多喝咖啡。第三，看球时经常几个人在一起，大家一起喝酒、抽烟或者一个人在家喝酒抽烟，这也是不提倡的。对于心血管疾病而言，需要戒烟限酒。第四，看球的时候，看到自己喜欢的球星和球队，这是一件非常开心的事情，但是需要避免情绪的过度变化，这样会导致急性心脑血管事件出现，如心梗、脑卒中等，所以要保持好的心态。第五，看球时间长了以后，建议在房间里走走，避免长时间久坐不动，导致出现其他心血管问题或者肢体病变，要适时运动，避免久坐。

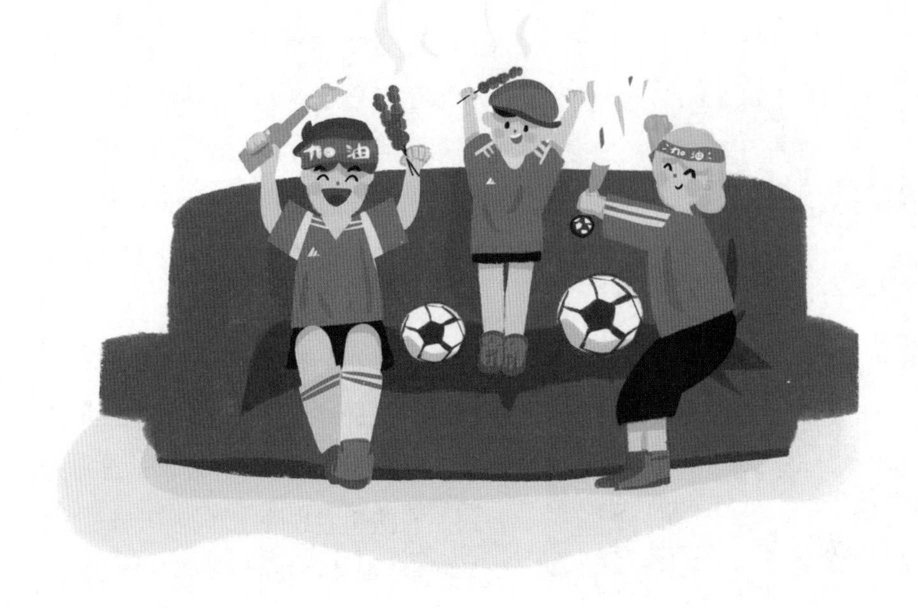

10 用药不当还会引发高血压

王春晖 主管药师（复旦大学附属中山医院 药剂科）
潘 雯 主管药师（复旦大学附属中山医院 药剂科）

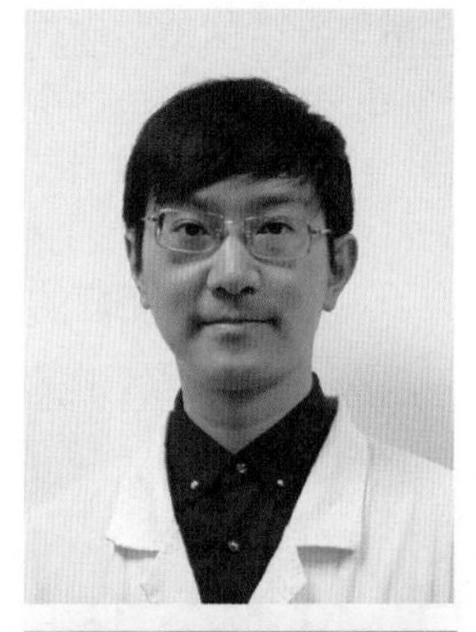

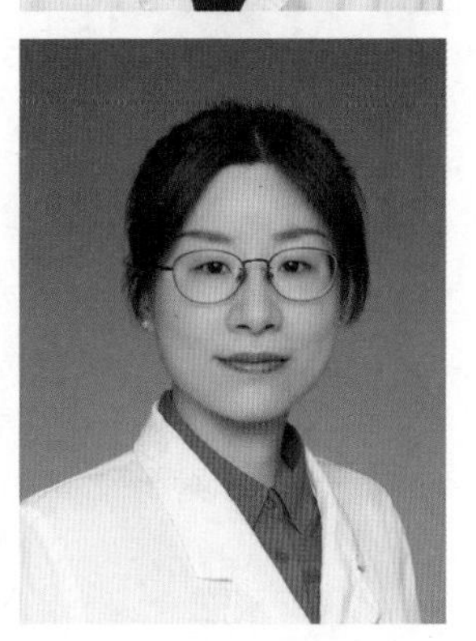

靶向药物是指药物本身或其载体能瞄准特定的病变部位，并在目标部位蓄积或释放有效成分。很多抗肿瘤靶向药物具有非细胞毒性和特异性，对机体免疫功能具有调节作用和细胞稳定作用，不良反应相比化疗往往更轻，耐受更好，但它们也有自己独特的不良反应。你看，李叔叔就是这样一个典型的例子。

“王药师你好，我化疗结束开始吃靶向药了，今天是第五天，早上起床后觉得有头痛、眩晕的感觉。”

“最近有没有监测过血压？”

“刚才来医院后量过血压，是150/90mmHg。”

“您这个是比较典型的抗肿瘤药物所导致的高血压。通常它会有头晕、头痛、眼花、耳鸣、气促、胸闷、心悸、乏力等临床表现。但是更多的患者可以没有任何不适的症状。这些患者如果说一旦血压控制不好的话，后期是会引起很多并发症的，如肾功能损害，还有脑血管意外，以及心力衰竭等。”

“那怎么办？我这个药还能不能吃啊？这高血压要不要治呢？”

“高血压通常我们把它分为三级，1 级的话其实主要是生活方式的干预，如果控制得不好，我们可以用一种降压药。对于 2 级高血压可以用一种降压药来治疗，如果控制不好的话，我们可以联用两种降压药物。对于 3 级高血压，首先我们就要立刻停用抗肿瘤药物，然后同时联用两种到三种的降压药物，直到把血压控制到 2 级或者以下。”

“我怎么这么倒霉？是不是吃这个药所有人都会高血压？”

“靶向药物导致高血压还是比较常见的，通常公认的高危人群主要有既往高血压病史的人，还有老年人及肥胖人群，其他的危险因素，如有心血管疾病史、肾脏疾病史、糖尿病史、血脂紊乱，以及既往使用过蒽环类药物化疗的人。”

“那平时生活上我还要注意些什么呢？”

“预防措施主要有两点，第一点就是加强监测，除了观察有没有相应的症状之外，我们建议患者每天早上和晚上至少监测血压一次，并且把它记录下来，看看相应的动态变化情况，有条件的话中午也可以测一次。另外一点就是生活方式的干预，除了戒烟、限酒，减少钠盐的摄入、增加钾的补充，还有就是在能力范围内适当地运动。”

分类	收缩压（mmHg）		舒张压（mmHg）
正常血压	<120	和	<80
正常高值	120-139	和（或）	80-89
高血压	≥140	和（或）	≥90
1级高血压	140-159	和（或）	90-99
2级高血压	160-179	和（或）	100-109
3级高血压	≥180	和（或）	≥110

11 送给高血压患者的降压妙招——“5125 我要爱我”

扫描二维码
观看科普视频

蔡 丽 副主任医师（上海市中医医院 脑病科）

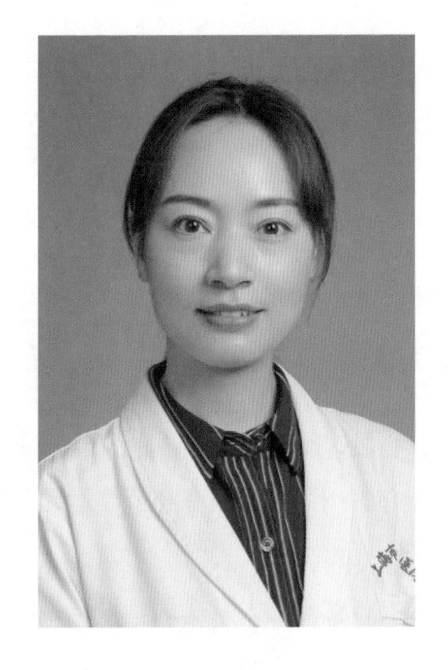

“5125”法降压妙招——“5125”就是“我要爱我”。5 是指每天要给自己留 5 分钟的时间来思想放空，情绪过于紧张或焦虑，一直处于紧绷状态，对控制血压是不利的。1 是每天要坚持运动 1 小时，建议掌握一项运动技巧或是加入一个运动社群，坚持运动尤其是有氧运动。25 是指饮食要多样化，尽量每天进食 12 种以上的食物，每周食物种类要大于 25 种。自己才是自身健康的第一责任人，我们一定要爱护好自己。

12 心脏检查说明书

李海玲 副主任医师（上海市第十人民医院 心血管内科）

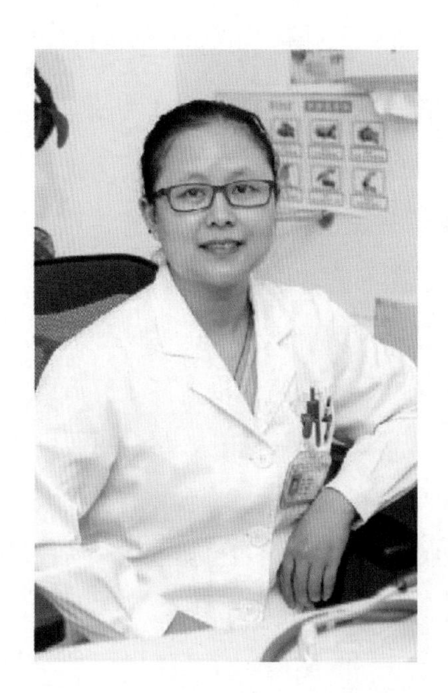

今天给大家讲一讲心脏的疾病，因为我们在门诊经常会碰到患者来就医，他感觉自己心脏不舒服，但一点方向都没有。我们打一个形象的比方，心脏好比一座房子，房子里面有门窗、有墙壁、有水管、有电路。心脏也是一样的，有四个房间，有四扇门窗，有自己的间隔间膜，有心肌，有给心脏供血的水管，以及能让心脏按照一定频率和节律运动的电路系统。

心脏生病就是三大类疾病，第一类是结构性心脏病，就是心脏的门窗、墙壁损坏了，使心脏的功能下降，心脏血流的方向不正常。结构性心脏病是通过心脏彩超检查来确定的。第二类是心脏的供血系统损坏，心脏的血管有狭窄或堵塞，会出现缺血相关的症状，患者会表现为胸痛胸闷、活动后气喘，这一类疾病我们称为冠状动脉相关性疾病，其诊断须依赖心电图、冠状动脉血管造影或冠状动脉 CTA，可以确定血管是否有狭窄，狭窄的位置及狭窄的严重程度。第三类是心脏的电路系统，心脏的电路系统有一个司令部，还有副司令部和希氏束、浦肯野纤维系统等传导系统。如果电路系统出现问题，心脏会出现跳动不整齐甚至停搏，患者感觉到心慌、胸闷，严重者会有晕厥，有类似症状的患者我们需要考虑心脏的电路系统问题。当然不同位置的电路出问题，其治疗方案也是不一样的，心脏电路的诊断需要依赖 24 小时动态心电图或是长程的心电图，有时候不能明确诊断的情况下，我们还需要依赖心脏的电生理检查来确定电路出现了什么样的问题。除此之外，医生还需要依赖一些其他的辅助检查，如心肌酶、血脂生化等检查，来共同判断疾病的危险程度及病因等。

如果感到心脏不舒服，来医院就医，医生会给你相应的检查来确定病变的位置、病变的范围及病变的严重程度。

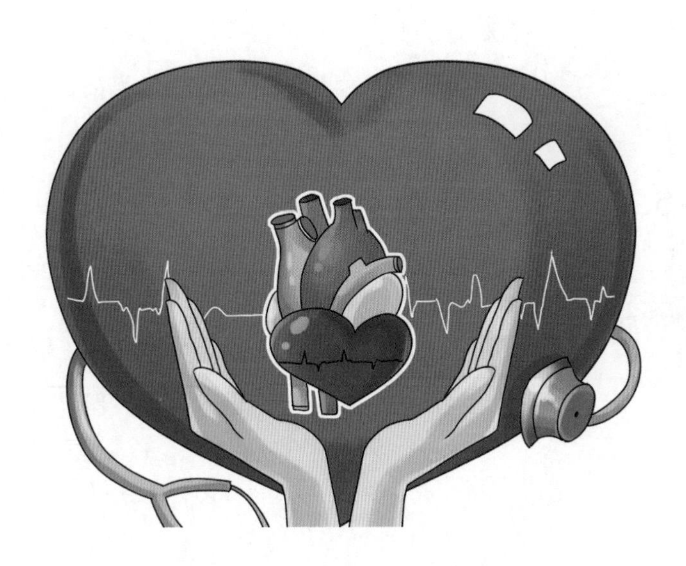

13 天热为何会“伤心”

周 健 主任医师（上海市第十人民医院 胸心血管外科）

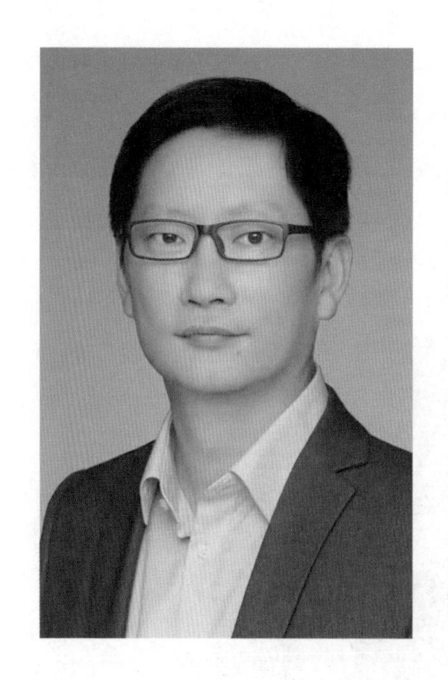

大家时不时会听到一些各种户外岗位的工作人员出现中暑，甚至因为热射病住院。这里顺便说一句，热射病就是严重的中暑，天气炎热对心脏或者心脏病的患者有什么影响？首先在这里讲一个基本常识，就是人适合温度，所以人体有自动调节体温的功能，如到了夏天，天气变热，人体就会通过各种方式散热，使体温维持在相对安全的水平。皮肤是人体最大的散热器官，随着环境温度的升高，皮肤会分泌汗液，而汗液的蒸发会带走大量的热量。但是这样的散热过程有一个先决条件，就是需要比平时更加多的血液流过皮肤和皮下组织，所以这个时候自然而然需要心脏更加努力地工作，所以在天气炎热的时候，心脏的负担会增加，如果原来就有心脏病，那很有可能会加重对心功能的影响，甚至触发心力衰竭。

那有的朋友就问了，既然天气这么热，又出了这么多的汗，那我可不可以多吃一些冷饮或者是冰水，来快速地降低体温，其实这样做是有危险的。说到这里，我们不得不再进一步了解一下我们身体的结构。心脏在胸腔里，而食管就紧贴在心脏的后面，大量快速地摄入冰冻的饮料或者食物，就会快速降低食管甚至于胸腔的温度。突然出现的低温，会造成心脏的心律失常，或者是心脏血管的强烈收缩，这就相当于遭遇了一次严重的心肌梗死。这就是为什么新闻里曾经报道过，在酷热中剧烈运动之后，大量饮用冰水，就会出现剧烈的胸痛，最后猝死。所以我只能说天热可“伤心”。在这里要提醒大家，在酷热中一定要避免长期暴露在高温下，更不可为了降温大吃冷饮。而一旦出现体温升高，不能下降，一定要尽快换到阴凉通风的环境中，并且尽快去医院就诊。

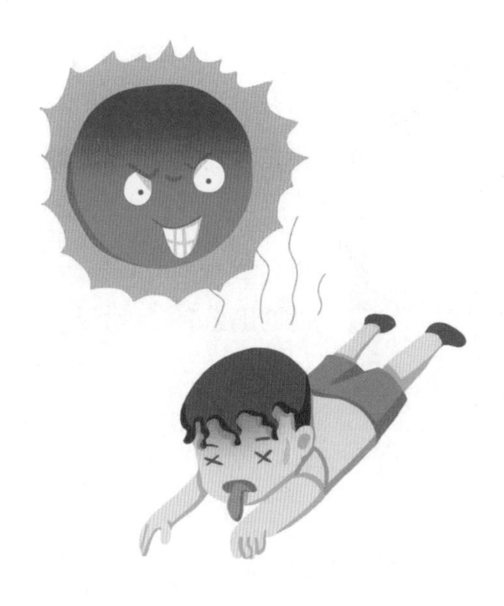

14 秋冬季节，心脑血管疾病患者出血风险莫忽视

扫描二维码
观看科普视频

朱小勤 副主任医师（上海中医药大学附属曙光医院 血液科）

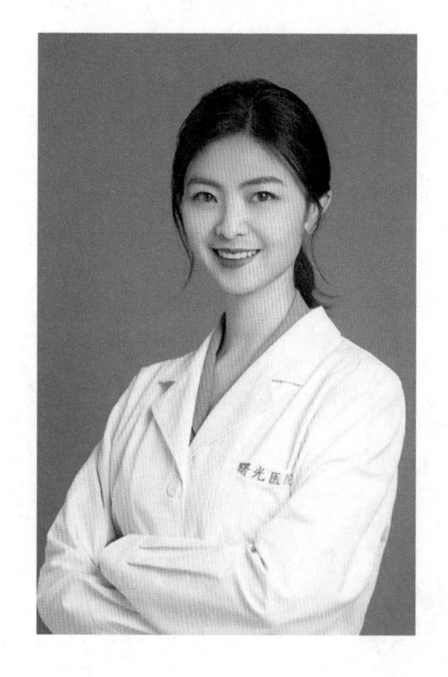

“小朱老师，天气慢慢转凉了，冬天马上就要到了。我同学的外婆，去年在一个寒冷冬天的早上出去吃饭，一下子晕了过去，失去了知觉，然后被送到医院诊断为脑出血，抢救了很久才抢救回来。那血小板减少的患者，在冬天是不是出血风险会更大呢？”

“对。在气候交替、冷热变换的时候，对一些心脑血管疾病来说，它的出血风险的确会增加。对于血小板减少的患者，因为血小板本身数值就少，他出血的风险本来就存在，在气候交替的时候，更

要加强保护。”

“原来是这样，那我们除了常规治疗，还有什么其他的预防措施吗？中医有什么好办法吗？”

“在长期的临床实践过程当中，结合了一些名老中医的经验，总结了两个中药制剂，针对患者不同的分型进行规范化的治疗。一个是加味归脾合剂，包含白术、黄芪这样一些健脾摄血的中药，主要是针对一些脾不统血的患者，这样就可以在提升血小板的数值方面有比较大的帮助。另一个名为紫癜合剂，主要用于皮肤有比较明显的瘀斑瘀点这类患者，主要是周身有比较明显出血倾向者，紫癜合剂包含茜草、丹皮等中药，它里面的成分主要是凉血止血，对血热妄行的血小板减少的患者可以起到良好的效果。”

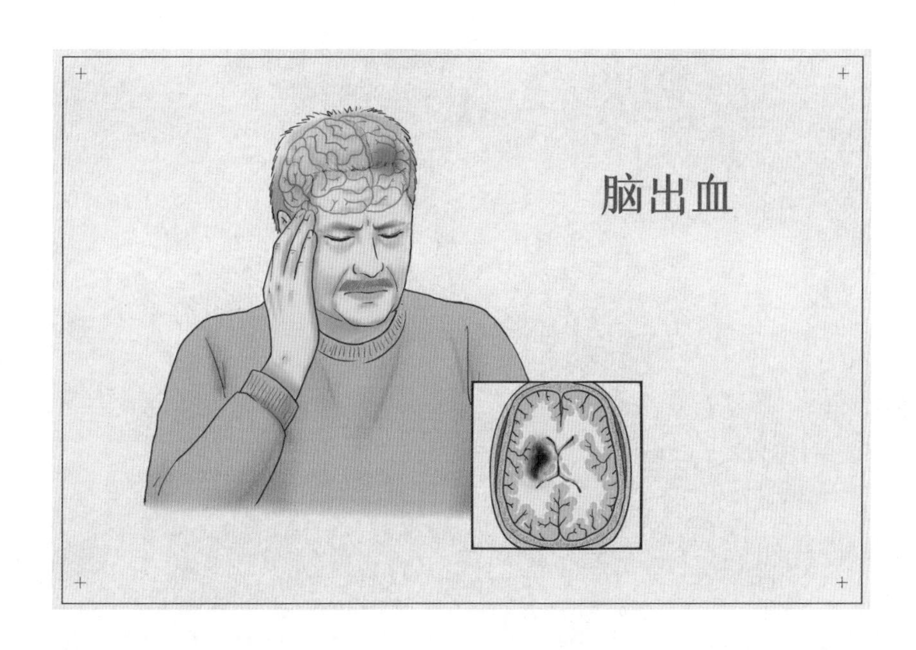

消化系统疾病

1 幽门螺杆菌的前世今生

万 荣 主任医师（上海市第一人民医院 消化科）

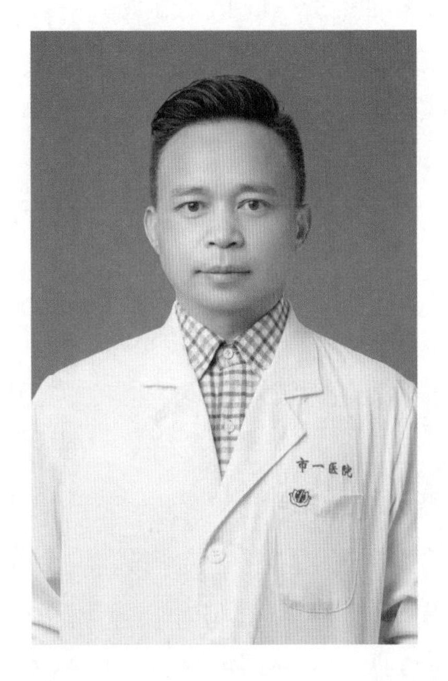

Q1：幽门螺杆菌到底是个什么东西？

幽门螺杆菌其实是我们人体里仅有的很少的存在于胃里面的一个细菌。在1981年之前，这个细菌不被人认识，1981年以后才真正地进入我们的视野中，它是被病理学教授马歇尔和消化科医生沃伦教授发现的。他们在1984年《柳叶刀》杂志首先发表这个细菌的正式论文，并于2005年获得了诺贝尔奖。

Q2：幽门螺杆菌到底有多普遍？哪些人群比较容易患上它？

幽门螺杆菌生长在胃黏液下面，结构上它有尿素酶、蛋白酶，通常我们说的它有“保护伞”，所以一般的药物在胃里或者胃酸对它无法起作用。它会导致局部的反复的炎性损伤，使得胃黏膜萎缩或是形成溃疡，甚至有肿瘤的发生。所以幽门螺杆菌是通过消化道传播的。一般免疫力比较低的一些老人和小孩或是社交人群过多的人都是易感人群，如果参加聚餐就很容易感染幽门螺杆菌。但也是可以预防的。另外，对于携带幽门螺杆菌的宠物也要避免密切接触。

Q3：感染了幽门螺杆菌如何自测？

幽门螺杆菌的感染是潜在的。感染者症状其实有很多，有的人是因为消化不良的症状，如反酸嗳气、腹胀、腹痛；有的人是因为溃疡的反复发生；还有一部分患者因为感染过幽门螺杆菌，胃黏膜萎缩，甚至有癌变或早期癌变的表现，所以这部分人群会去做幽门螺杆菌的检查。幽门螺杆菌感染不会引起独立的症状，需要注意的是，如果存在口臭或者口气很重，中医叫火气或者消化不良，出现肝功能的损伤、脂肪肝的加重、糖尿病的发生等也要考虑幽门螺杆菌的感染。

Q4：幽门螺杆菌有哪些检测方法？

检测方法有很多种，最早是体检抽血查抗体，现在专业性的专项检查如13C 或 14C 呼气试验，有条件的可以做胃镜检查，在胃镜下做幽门螺杆菌的检测。如果是耐药的，或者根治失败的，可以做组织培养，去培养幽门螺杆菌，为临床提供根治的办法。

Q5：幽门螺杆菌感染的规范治疗是怎么样进行的？

幽门螺杆菌感染的临床治疗是有一定难度的，因为它有“金刚罩”“保护伞”，并且传播人群太广。首先临床治疗用的是抗生素，但对于抗生素的使用，我们不提倡长时间、反复使用，这就会带来治疗的矛盾。其次是治疗的困难性，因为幽门螺杆菌这个独立的微环境，治疗要多手段联合用药，要用抑酸剂改变胃内酸度，提高抗生素的杀菌能力，改变胃内环境，使幽门螺杆菌暴露在药物里面。

但抗生素的使用会出现消化道的反应、食欲的改变、全身乏力、失眠等表现。所以具体怎么治疗，还是希望在专业医生的指导下接受个性化的治疗，这样会更好地精准治疗。

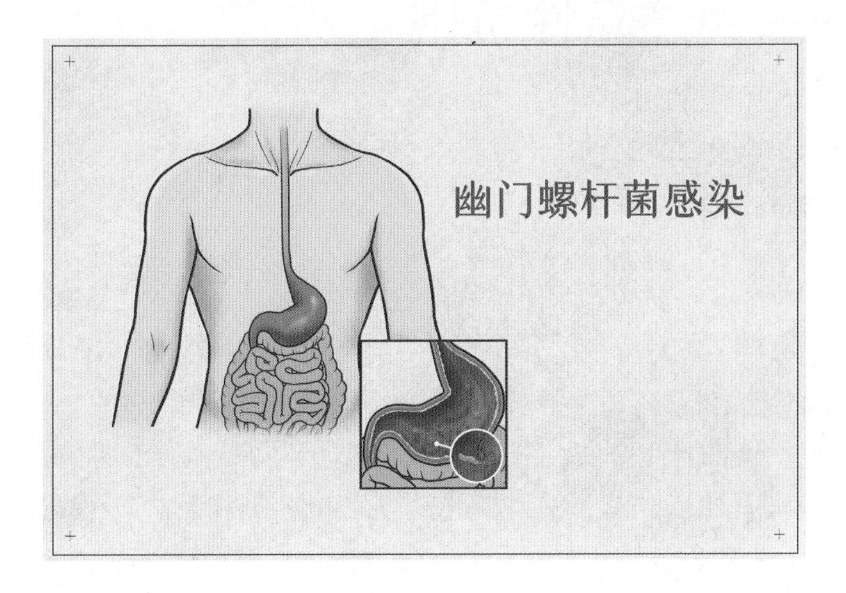

2

吃饱了，但没完全吃饱
——关注隐性饥饿

陈洁文 副主任医师
（上海交通大学医学院附属第九人民医院 临床营养科）

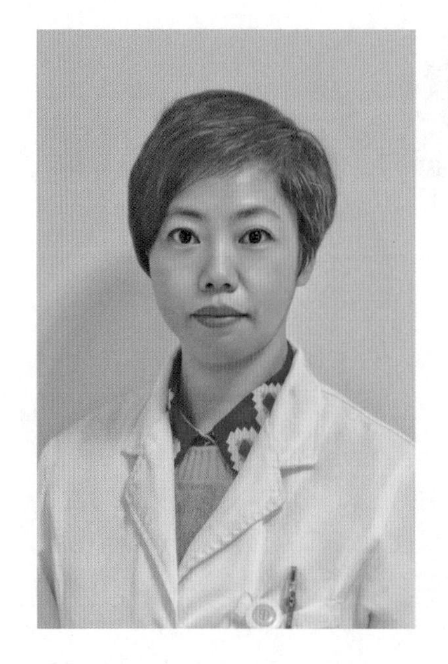

随着现代人生活水平的大幅提高，市场上各类主副食品琳琅满目，人们已不再仅满足于吃饱，而是追求口感好、味道好的食物，这样就非常容易造成营养不均衡、膳食模式不合理或饮食不规律。经常如此，就会使身体里缺乏某些微量营养素，进而发生隐性饥饿。

隐性饥饿并不少见。在最新的《中国居民营养与健康现状》调查报告中显示，大约45%的中国居民缺乏维生素A，锌摄入不足占49%，成人缺铁性贫血也占到了11%。维生素和矿物质是我们人体必需的营养素，虽然需要量少，但因为体内不能合成或合成量不足，必须通过食物摄取。世界卫生组织（WHO）指出，隐性饥饿指的是微量营养素缺乏或营养不均衡，它不是我们日常主观上的饥饿感，而是机体某些微量营养素缺乏导致的饥饿症状。

简而言之，肚子饿是显性饥饿，虽然吃得饱甚至机体存在超重或肥胖，但身体里某些必需的维生素、矿物质缺乏，这就是隐性饥饿。很多人认为，超重或肥胖的人是营养过剩，其实超重肥胖也是隐性饥饿的高危人群，他们往往摄入了更多的肉类、精制谷物和加工食品以及高糖、高盐、高脂肪食物，但是豆类、粗粮、蔬菜和水果等摄入量不够，食物的多样性不足，导致三大产能营养素即碳水化合物、脂肪、蛋白质摄入过多，但机体仍然可能存在微量营养素的缺乏。

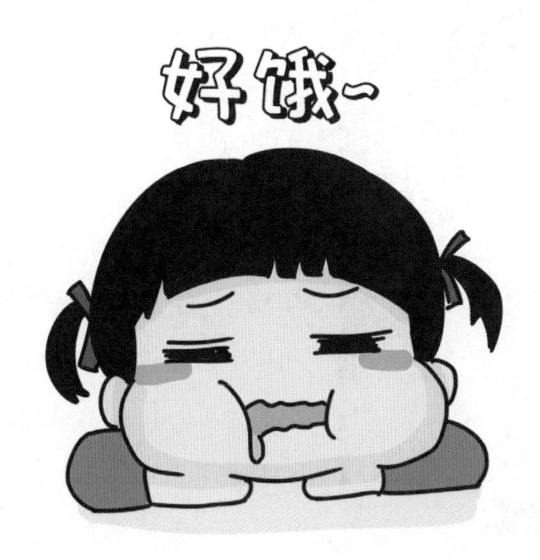

3 一起正确认识乙肝

吴 眉 副主任医师（上海中医药大学附属曙光医院 肝病科）

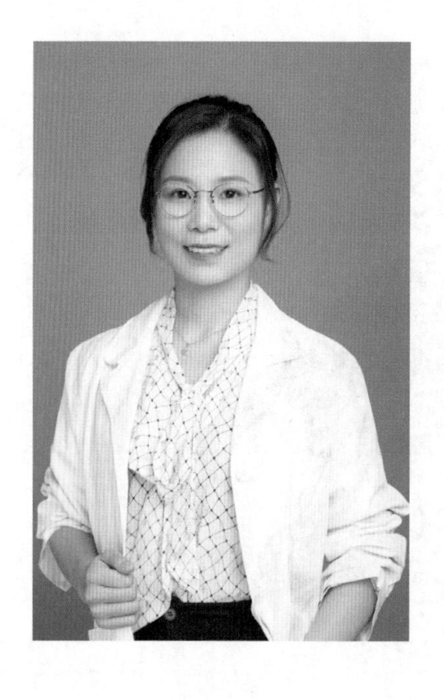

有一种疾病经常被人误解，甚至有人对其避之不及，它就是乙型病毒性肝炎，简称乙肝。那么，乙肝到底有没有那么可怕呢？其实并没有，下面就让我们来简单地了解一下它。

乙肝是一种由于乙肝病毒感染肝脏，造成以炎症和坏死为主要表现的传染性疾病。乙肝根据病毒感染时间的长短，可以分成急性乙肝和慢性乙肝。急性乙肝有一定的潜伏期，通常病程是在 2 ~ 4 个月，它可以被完全清除和治愈。慢性乙肝是指既往感染过乙肝或者乙肝表面抗原阳性，经过6个月还没有被完全清除，当下又有肝炎表现的慢性肝病。

虽然乙肝确实有传染性，但无须恐慌。乙肝传播的主要途径有以下三种：①通过母婴传播，可以通过注射乙肝疫苗或者是免疫球蛋白来进行阻断；②通过体液和性传播，指在性生活过程中传染给对方，可以通过使用避孕套预防；③通过血液传播，指在输血的过程中使用不洁的注射器，或者是拔牙、公用剃须刀划伤等血液接触方式，可以通过规范的消毒来避免。

乙肝，无论“大三阳”还是“小三阳”对我们的健康都具有危害性。在随访的过程中发现，肝功能异常，HBV-DNA 持续阳性，并且有乙肝、肝硬化或者是肝癌家族史者都是需要积极治疗的。目前临床上最常用治疗乙肝的药物有两类：一类是干扰素，还有一类是核苷（酸）类似物。这两类药物各有利弊，干扰素疗程较短，但不良反应较明显。核苷（酸）类似物安全有效，但疗程较长，停药比较困难。另外，临床上还会应用中药来改善乙肝患者症状，中草药对抑制乙肝病毒的复制、抗纤维化/肝硬化、抗肝癌方面都具有一定优势。

乙肝患者日常生活需要注意以下几点：第一，戒烟忌酒，避免过度劳累。第二，适当中等强度的运动，如打太极拳、跳舞、快走、慢跑等。第三，要注意补充维生素和蛋白质含量较高的食物，注意不要过多地摄入热量等，营养过剩反而会对肝脏造成负担。

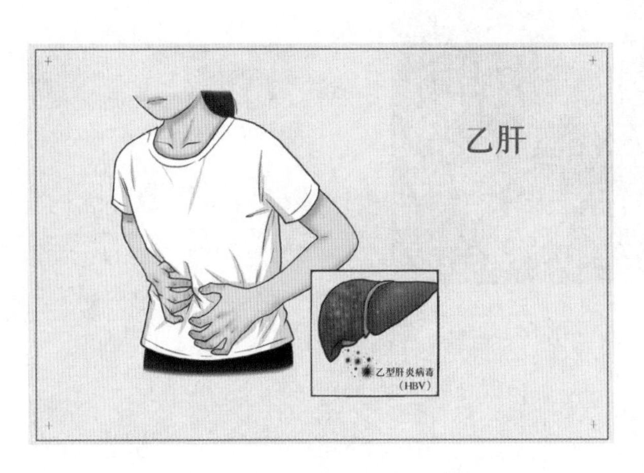

4 总是肚子疼，别再不当回事儿

孙 逊 副主任医师（上海中医药大学附属龙华医院 胃肠外科）

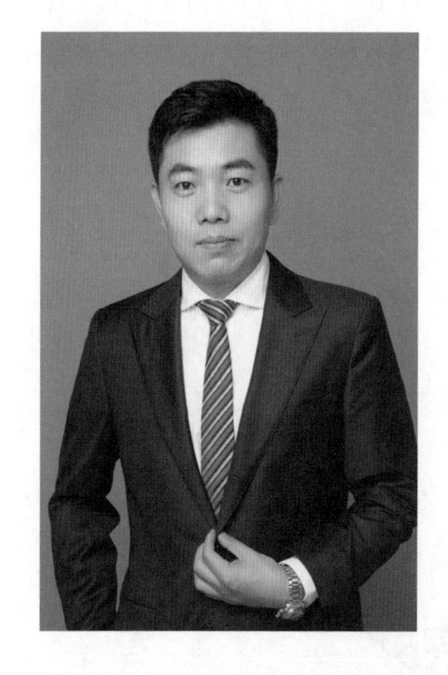

相信每个人都经历过肚子疼，有时候肚子疼了，我们首先想到的是吃坏了或者是着凉了。疼得很厉害，我们会去医院就诊，有些情况下不去医院也会自行缓解，剧烈疼痛时我们跑到医院可能会查出是阑尾炎、胆囊炎、胃炎、肠炎等疾病，然后通过治疗都会缓解。但是有一部分患者总是肚子疼，疼痛也不是很剧烈，病程非常长，可能会持续半年，这时候我们要特别当心了。

首先观察一下自己有没有消瘦、便血、黑便，或者摸一摸肚子有没有摸得到的肿块，这就是我们所说的报警征象，报警征象提示可能是消化道肿瘤。近年来消化道肿瘤的发病率逐渐增高，也是值得我们每一个人去警惕的。我们老是肚子疼，跑到医院里去就诊，医生会通过详细的问诊、体检和检查来排除器质性病变。什么是器质性腹痛？就是肚子里长了东西或发炎了。还有一大类疾病是功能性腹痛，这类腹痛往往是检查不出来的，肠镜也做了，CT 也做了，B 超也做了，结果发现没什么问题。这时候我们就想到是功能性腹痛，功能性腹痛最常见的有三种：一种是肠易激综合征，另一种是功能性消化不良，第三种是中枢介导性的腹痛，这三种疾病比较麻烦，查也查不出来，单纯西医治疗有时效果也不是特别好，但是可以通过中西医结合的方法来治疗，往往疗效显著。

希望有慢性腹痛的患者不要轻视，首先要自己排除一下报警征象，然后再到医院就诊。

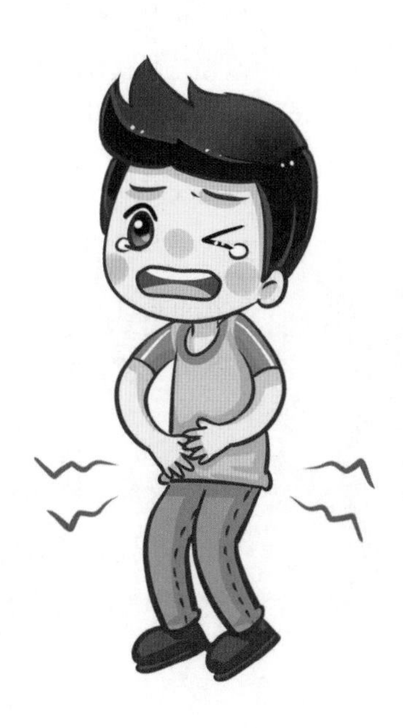

5 痔疮不容小觑，专家教您防治

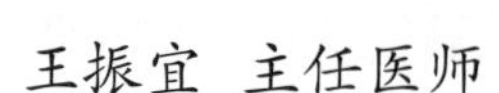

（上海中医药大学附属岳阳中西医结合医院 肛肠科）

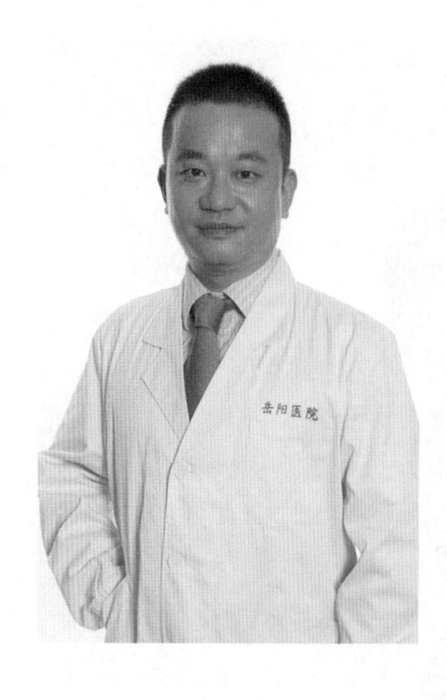

痔疮是一个常见的以肛门便血或脱出为主的退行性的良性疾病，是肛垫病理性肥大、移位及肛周皮下血管丛血流瘀滞形成的团块，伴有临床症状即谓痔或痔病。

一般中老年人群、有痔疮家族史的、孕期女性、有长期慢性便秘或腹泻者、有不良生活饮食习惯者痔疮的发病率比较高。

痔疮不同的分期，它的症状也不同，对人产生的影响也有差别。早期的出血，可以不治疗而自行缓解。如痔疮大量出血不止，会出现贫血症状，严重的甚至需要输血后手术治疗才能够治愈。如发生急性嵌顿，会引起局部的水肿和坏死，严重影响生活质量，如果不及时治疗，甚至会引发感染，加重病情。

便血不能掉以轻心，尤其是有消化道息肉、肿瘤家族史者，有必要到医院做定期检查或大肠癌的筛查。

痔疮的治疗通常以保守治疗作为首选，如通过饮食、运动或药物改善便秘；西药静脉增强剂、中药熏洗等缓解局部出血或脱垂症状。如果保守治疗效果不理想，可以选择器械治疗或手术治疗。

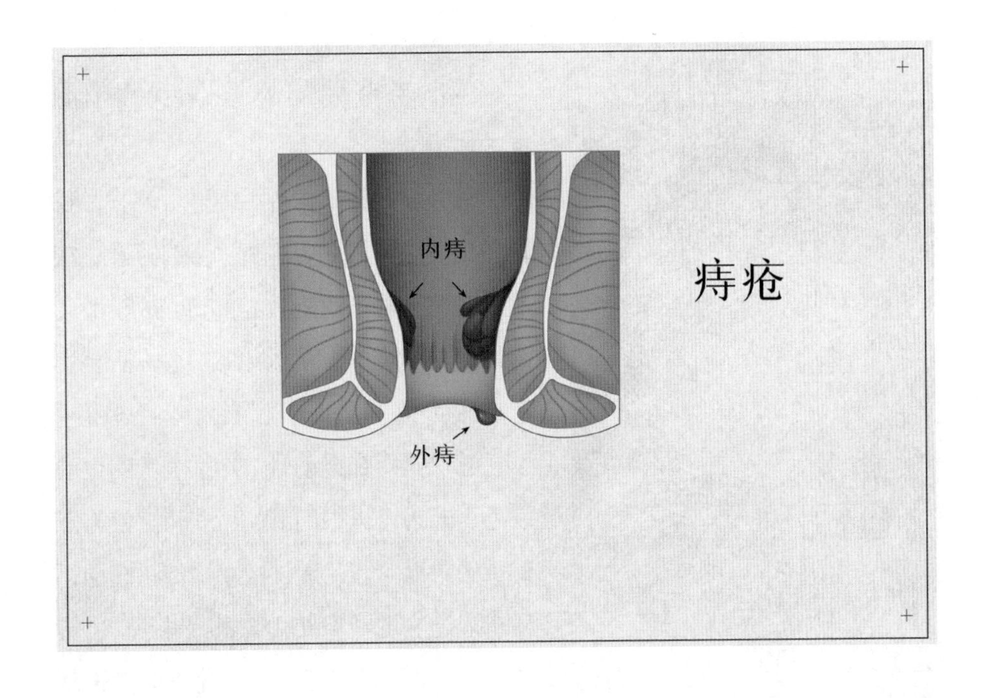

6 生活中如何远离痔疮

王 琛 主任医师（上海中医药大学附属龙华医院 肛肠科）

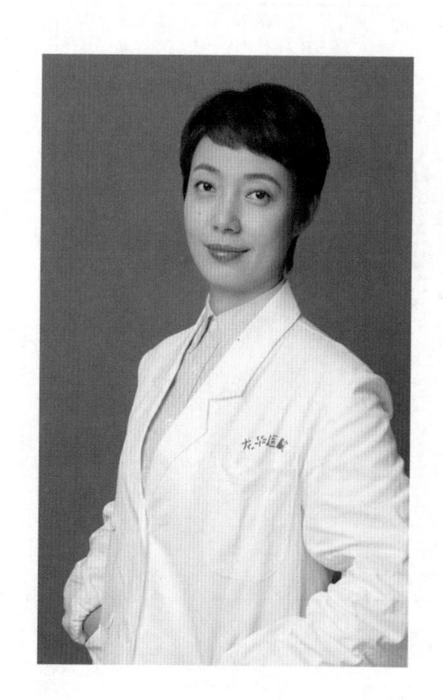

生活当中怎么做可以避免痔疮的发生？

首先就是在日常生活中进行调护，我们在生活当中第一要避免过度的劳累、饮酒或者吃一些辛辣刺激的食物，这些都会给肠道，尤其是肛门周围的直肠黏膜，造成很大的刺激而引起腹泻或者便秘。

其次是增加运动量，除了全身的运动以外，还可以进行局部的运动，排便不好的患者可以摩腹，通过按摩增加肠蠕动，还可以适当地增加提肛锻炼。另外，良好的排便习惯一定要养成，把排便时间控制在 3 ~ 5 分钟，千万不要在马桶上找感觉。

饮食当中可以增加一些纤维素。大家可能知道香蕉是通便的，但其实除了香蕉以外，有很多水果对排便更有效果，如猕猴桃、火龙果，我们平时吃的麦片、芹菜、玉米，都可以通过增加纤维素，来预防便秘。

排便以后的生活习惯、卫生习惯也很重要，如果有痔疮的话，可以用温水来进行局部的冲洗、坐浴，保持局部的清洁和改善局部血液循环。

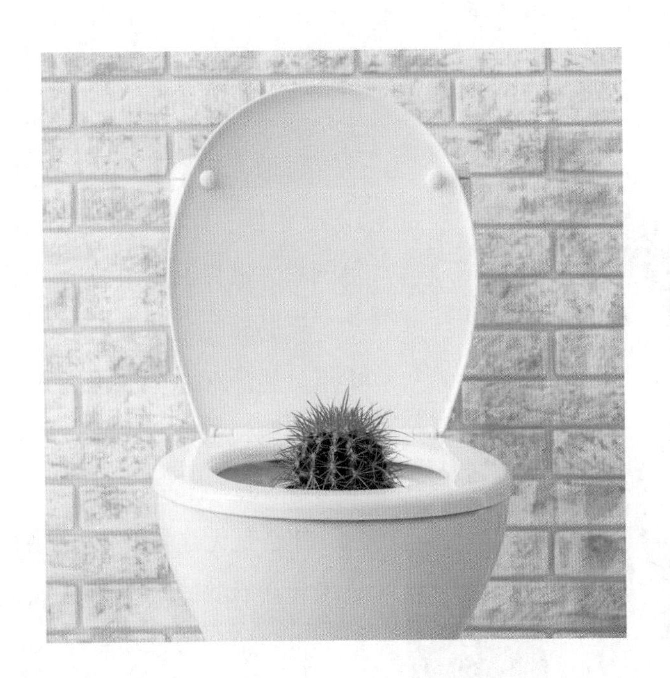

7

无痛胃肠镜的科普知识

陈 敏 主任护师（上海交通大学医学院附属仁济医院 护理部）

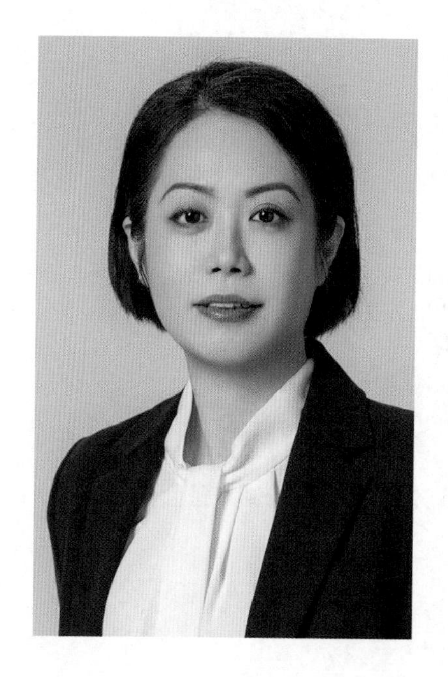

目前，中国早期胃癌检出率不到10%，远低于日本（70%）、韩国（50%）等国家。世界卫生组织全球癌症年报显示，胃肠癌的全球发病率、死亡率居高不下，建议40岁以上高危人群，应定期进行胃肠镜筛查，胃肠镜是消化道癌症早期诊断的金标准。

什么是无痛胃肠镜？无痛胃肠镜就是患者在麻醉的状态下安全舒适地完成整个胃肠镜的检查和治疗，休息一会儿检查结果就出来了，真正实现了舒适化医疗的理念。

无痛胃肠镜检查的流程有哪些？

首先，麻醉医生会在麻醉门诊对您的身体状况进行仔细的量化评估，请您如实将既往病史告知麻醉医生，排除严重的心脑血管疾病、肺部疾病、肝功能障碍、重感冒、麻醉药物过敏等，对于符合指征的受检者约定检查日期。检查当日在落实了胃肠道准备和禁食禁饮后，携带一名家属共同前往医院。

检查时麻醉医生会为您留置外周静脉，连接好监护仪器和氧气。当麻醉药物通过静脉缓慢注入您的体内，30 秒后，伴随着监护仪器的滴滴声，您已不知不觉进入了梦乡。整个检查过程，有专业的医护团队在您卧榻之侧陪伴，麻醉医生也会根据检查进程及时调整麻醉药量，保证合适的麻醉深度，使您有效避免在清醒状态下检查而产生的恶心呕吐、心动过速、高血压、肌肉僵直等不适症状。与此同时，消化科医生有充足的时间完善检查，为您曲"镜"探幽。

"已经做完啦？我怎么一点感觉都没有？"这可能是您清醒后的第一反应。请您在家属的陪同下休息 5 ~ 15 分钟，待神志恢复 2 小时后，喝点温水，如无不适，便可以由稀到稠，吃温软易消化的食物。您可以放心的是：无痛胃肠镜检查所需的麻醉药用量极少，药品起效迅速、平稳，通过肝肾清除，会在您的体内快速代谢，排出体外，不会对您的智力和记忆力产生不利影响，但检查当天，不能驾车以及从事一些高风险的工作。

无痛胃肠镜检查的优点有哪些？

无痛胃肠镜检查将患者的情绪、肢体动作等干扰因素降到最低，提高检查质量，有助于医生及时发现问题。研究表明，无痛胃肠镜可以提高消化道早癌的阳性诊断率和患者复诊依从性。其舒适性使患者在"睡梦中"高度配合医生完成检查，受检者不再惧怕，复查也就变得更容易接受了。

在麻醉与消化内镜团队精诚合作下，希望让越来越多的人了解无痛胃肠镜，走进舒适化医疗，不再望"镜"生畏！

8 认识“小肠气”

吴卫东 主任医师
（上海市第一人民医院普外临床医学中心 胃肠外科）

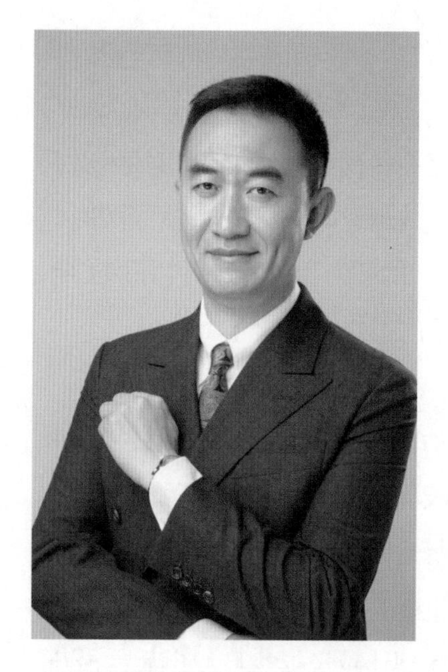

小肠气是什么东西呢？和轮胎漏气、爆胎有关系吗？

小肠气是民间说法，是俗称，它的学名叫疝，它通常多发于人体腹壁的腹股沟、肚脐或者是切口，是因为这些部位天生薄弱，如果把整个腹部当作轮胎，当腹腔压力升高后，内脏就会像爆胎一样冲破腹壁薄弱区，随后腹壁就会出现包块，而包块里主要是含气咕噜作响的肠子。所以小肠气的俗称也就来了。

疝的表现就是腹部或腹股沟附近有肿块出现，平躺时会消失，在早期会出现下腹部的坠胀和疼痛，随着症状的进展，包块会影响患者的生活，更有甚者在严重的情况下会发生肠管的卡顿，甚至造成肠坏死并危及患者的生命。腹股沟疝的患病率在我国大致为3.6‰。因此疝是常见病，疝自己长不好，彻底治疗的唯一方法是手术，在当今，微创无张力是最合理的疝修补方法。在此基础上，单孔腹腔镜技术能够带给患者更快速和持久的康复。

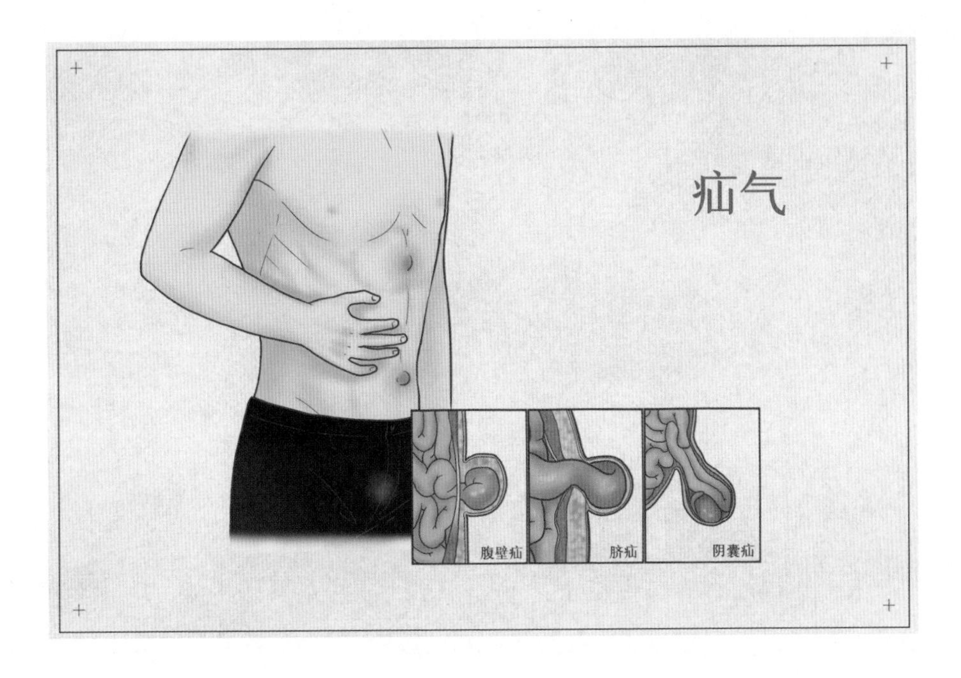

泌尿系统疾病

1 如何应对憋不住尿的尴尬

郁 超 主任医师（上海中医药大学附属龙华医院 泌尿外科）

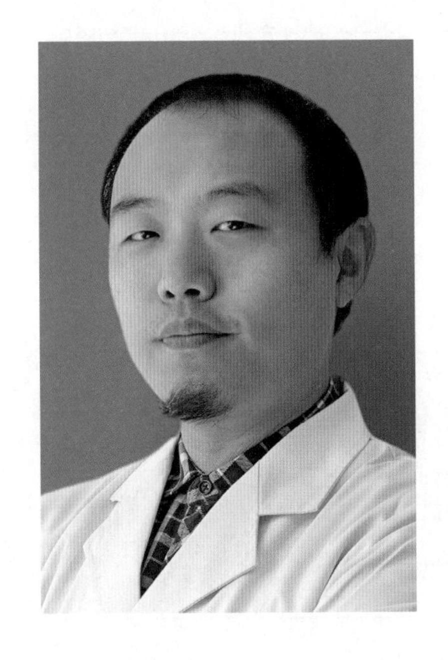

“岁数大了，小便老是憋不住。稍微憋一下吧，就那个……”

“嗯，您的尴尬我能够理解，是不是有时候会漏出来？”

“哎，是的呀！有时候真的会自己出来了。医生啊，真的不怕你笑话，我现在都用尿垫了。有的时候尿垫都不一定管用，现在根本不敢出门，时间长一点都有味道。弄得我现在朋友越来越少，羞于跟人家说，人家也觉得你这个人怪怪的。哎哟，我心里难受啊。”

“您确实不容易，被疾病折磨了这么长时间。根据您的描述，您可能是尿失禁中的一种，叫作压力性尿失禁。这个在中老年女性当中比较常见，特点是平时情况下还可以，但是当有咳嗽、打喷嚏、大笑、搬运重物等腹压突然增高的情况，会有尿液不自主地从尿道口流出。这种情况的发生往往比较难堪，患者会羞于诉说，害怕出门，减少与人交往，所以又被称为中老年的‘社交癌’。当然您还需要做些检查来明确病因。治疗方面，药物、手术、传统、中医药以及锻炼都会有一定的效果。”

“嘘嘘”漏出真难堪，羞于诉说出门难。

及早就医求帮助，“社交癌”去心生安。

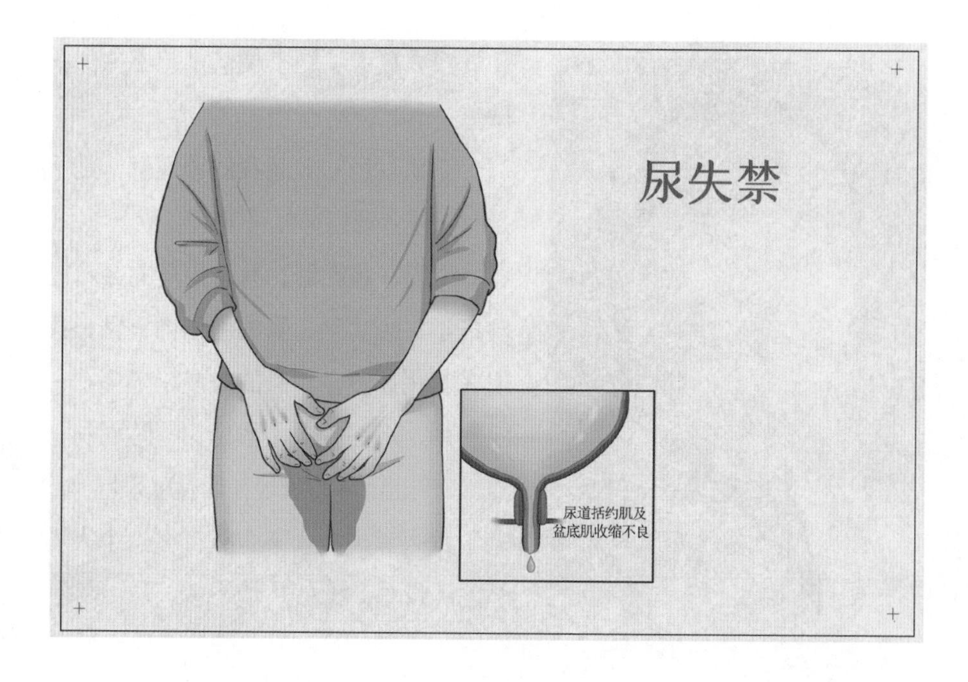

2 尿路感染怎么办

翟 炜 副主任医师（上海交通大学医学院附属仁济医院 泌尿科）

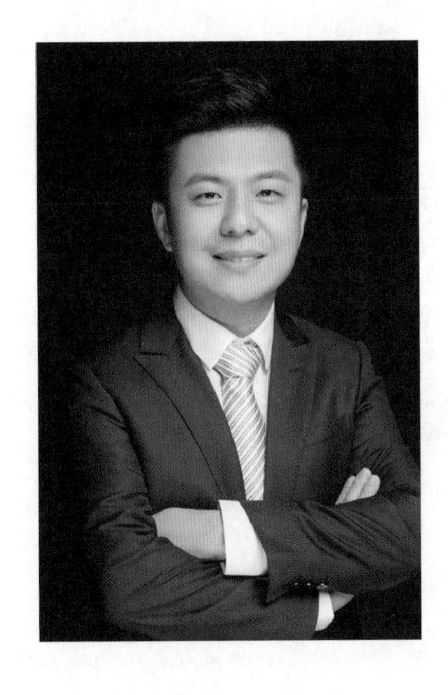

今天想跟大家谈谈关于泌尿科的常见病——尿路感染。

尿路感染是由病原微生物侵入泌尿系统而引起的炎症反应，它在感染性疾病中的发病率仅次于呼吸道感染，也是泌尿外科最常见的疾病之一。尿路感染主要和不良生活习惯、抵抗力下降有关。引起尿路感染的不良习惯主要包括久坐、憋尿、饮水较少、不注意个人卫生、不洁性生活等。如果出现典型的症状，如尿频、尿急、尿痛及排尿困难时，而体温正常或仅低热，就是下尿路感染。而当伴有发热、寒战、腰痛或者小便出血的时候，可能是上尿路感染，也就是我们常说的肾盂肾炎。医生通常会根据尿常规、尿液细菌培养、药敏实验和泌尿系统的B超等诊断是否有尿路感染并明确其性质和致病菌。

在治疗方面，对于单纯性的尿路感染，在抵抗力增强以后，通过多喝水产生尿液冲刷尿道，往往是可以控制或者治愈的；但是对于较为严重的尿路感染，则需要应用抗菌药物治疗。

另外，在生活方面建议不要久坐，也避免憋尿，保持外阴清洁，尽量使用淋浴等。还建议适当地进行体育锻炼，增强抵抗力，预防尿路感染。

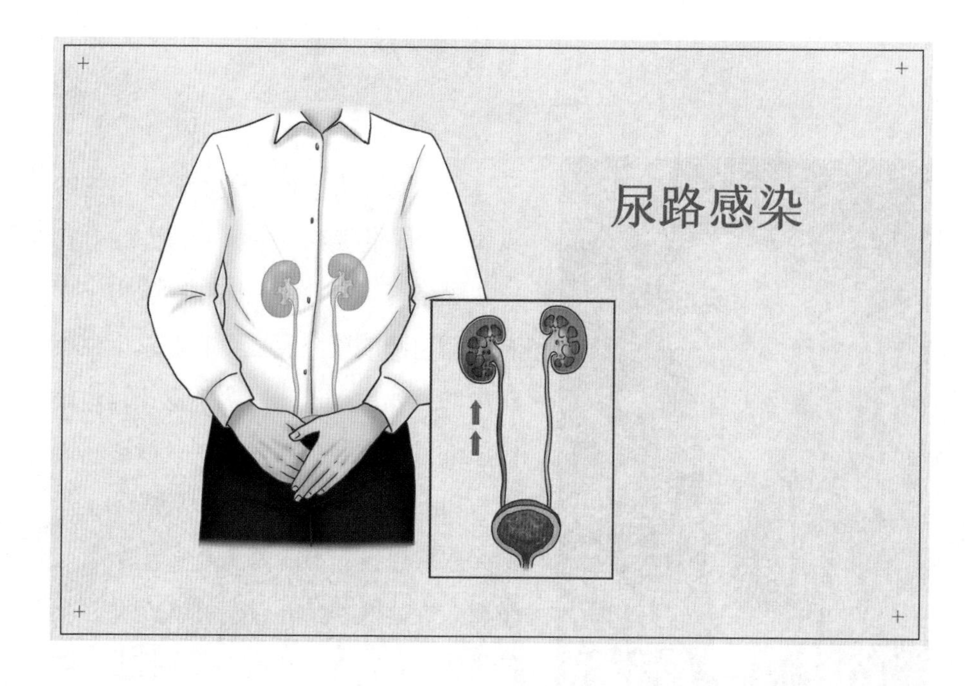

肺部疾病

1 别让肺纤维化夺走呼吸

薛鸿浩 主任医师（上海中医药大学附属龙华医院 肺病科）

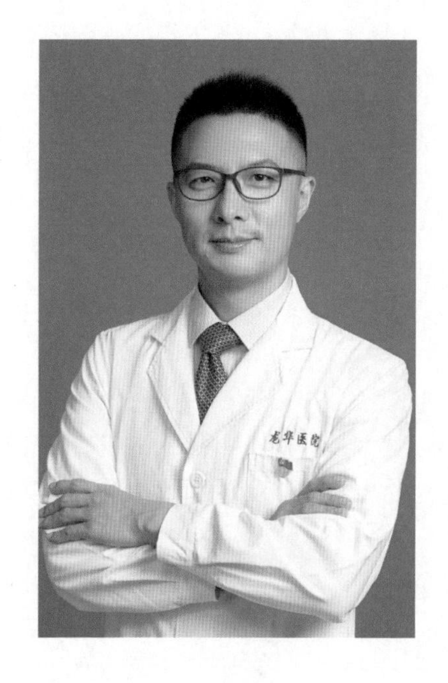

Q1：什么是肺纤维化？

肺纤维化是肺间质的病变，肺周围会出现网格一样的改变。病灶一般分布在肺的周边，靠近肺下部多一些。典型的影像学表现就是网格样改变、蜂窝样改变，可能还伴有其他一些胸膜增厚，或者胸膜下细线等表现。一般来说通过影像学就可以初步诊断肺纤维化。

Q2：哪些原因会发生肺纤维化？

引起肺纤维化的原因有以下几点：第一个是药物因素，如化疗药物、抗心律失常药物胺碘酮等。第二个是风湿免疫性疾病，这个情况应该比较多见。第三个是放射线因素，如长时间接受放射线治疗的患者。第四个是结节病后期，过敏性肺泡炎最终也有部分发生肺纤维化。胃食管反流病也是肺纤维化发生的相关因素之一，当然更多的是一些原因不明的肺间质改变。

Q3：发生肺纤维化需要做哪些检查和治疗？

引起肺纤维化的原因很多，临床需要做诊断和鉴别诊断，查找原因，排查有无接触史、用药史、家族史等。做一系列的相关检查，如判断纤维化的严重程度，需要做肺部 CT；观察肺通气功能受限的程度要做肺功能检查；进行风湿免疫相关检查排除是否为风湿系统疾病导致的肺纤维化；进行炎症指标、纤维化相关指标判断疾病进展风险；肺活检进行病理检查是间质性肺病诊断的金标准，但事实上在临床工作中难以实现，对于部分典型特发性肺纤维化，不需要进行肺活检，通过影像学检查就能明确诊断。

肺纤维化患者要进行及时的干预，尤其是具有纤维化进展表型的患者需要积极启动抗纤维化治疗。肺纤维化是不可逆转的，治疗的目的是延缓肺功能下降、预防急性加重、延长生存周期、改善生活质量。

非药物治疗方法有戒烟、家庭氧疗、机械通气、肺移植等。

Q4：肺纤维化的中医认识及治疗思路是什么？

肺纤维化中医学归属于“肺痿”“肺痹”范畴。

“肺痿”病机为虚寒、虚热。治疗方法以益肺气、养肺阴、润肺燥、清肺热为主。常用的中草药有南北沙参、黄芪、党参、麦冬、地黄、百合、玉竹、补骨脂、菟丝子、熟地黄、覆盆子等。

“肺痹”病机为实邪乘虚，痹阻肺络。治疗方法以泻实为主，祛邪利气，宣肺理气，和中理气。常用的中草药有丹参、赤芍、当归、桃仁、莪术、郁金、夏枯草、昆布、牡蛎、积雪草、山慈菇等。

2 肺府鉴“磨”记

（上海市肺科医院 病理科）

近日，在低剂量螺旋 CT 的严打下，发现了一大批可疑分子，现来一一定夺。

一号不典型腺瘤样增殖。

不典型腺瘤样增殖，出身肺泡上皮，沿肺泡壁生长，虽稍有异型行为，但尚未聚集生长，没有越界，可以好好监管。

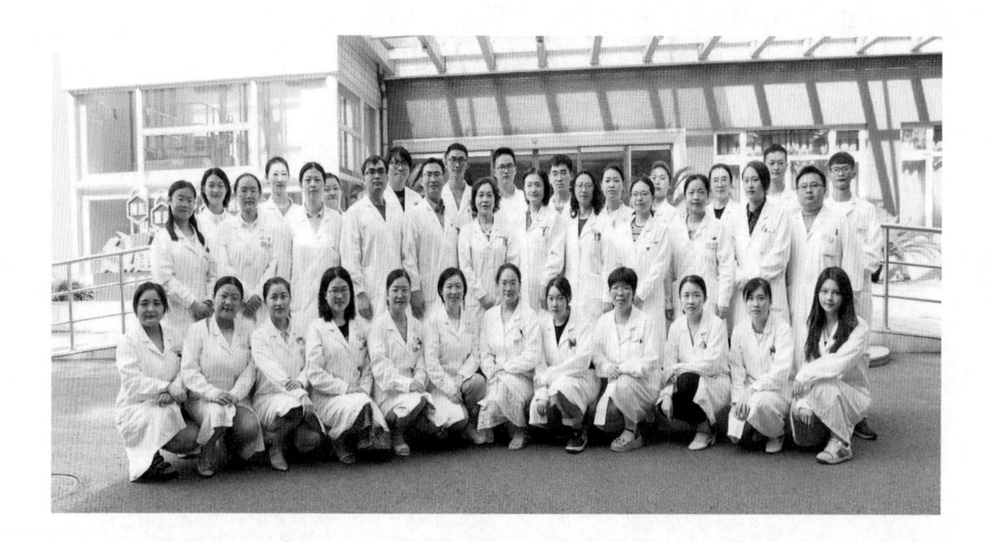

二号原位腺癌。

原位腺癌虽与不典型腺瘤样增殖出身相似，也是沿肺泡壁生长，没有越界，但已有异型行为，且细胞聚集生长，须加强监管。

三号微浸润性腺癌。

微浸润性腺癌，虽然贴壁生长，但已有越界行为，出现浸润现象，念其是初犯，且浸润范围在 5 毫米以内，必须加强监管。

四号浸润性腺癌。

浸润性腺癌虽然个子小，但是已经具备了向淋巴管、血管转移的能力，而且有时候还会侵犯脏层胸膜。浸润性腺癌尽管也有一部分贴壁的结构，但是活动范围已经超过了 5 毫米。它们都具有极强的破坏力，须切除。

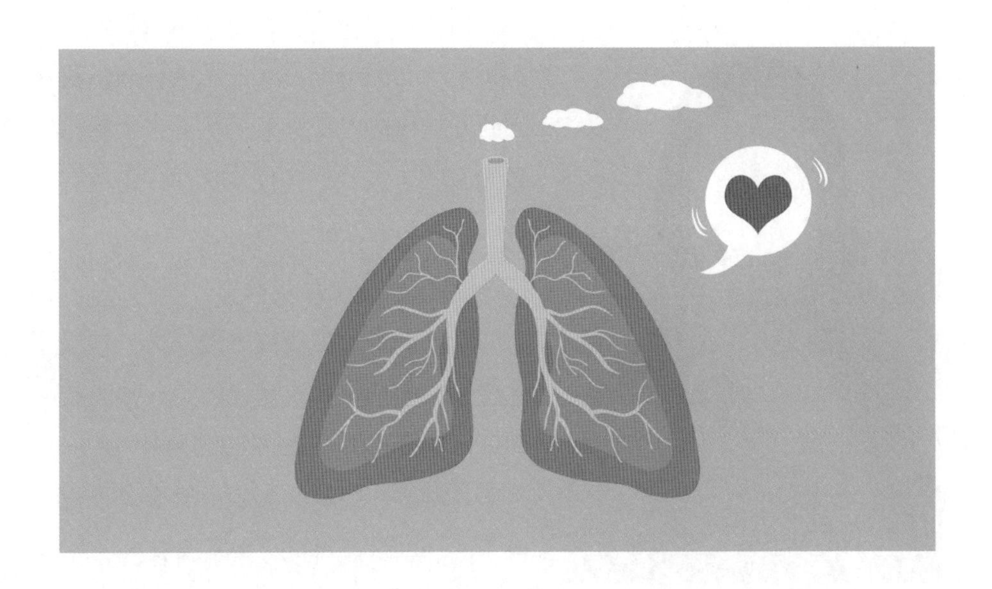

3

关于结核病，你了解多少

扫描二维码
观看科普视频

程丽平 副主任医师（上海市肺科医院 结核科）

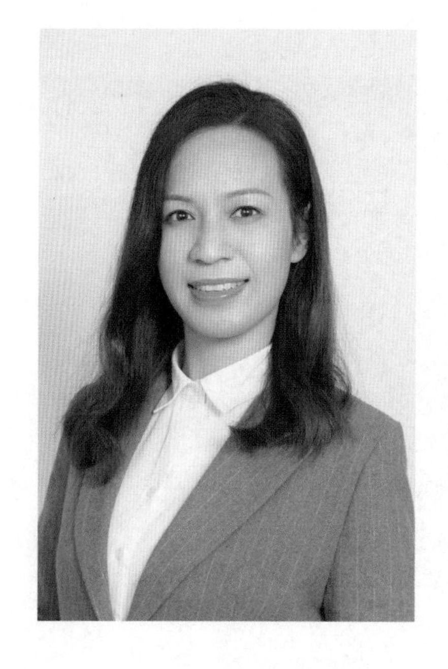

据2021年WHO全球结核病报告，2020年全球约990万人罹患结核病，我国新发结核病患者为84万人，占全球总数的8.5%，仅次于印度。然而，仍然有许多患者并不了解结核病。

Q1：什么是结核病？

结核病俗称痨病或肺痨，是一种慢性传染性疾病，其致病元凶是一种叫结核分枝杆菌的病原体，不受年龄、性别、地区、种族、职业的影响，男女老少皆可患病。结核病可以发生在身体的各个部位，结核病发生在什么器官就叫这个器官的结核病，如肺结核、肠结核、肾结核、骨结核等，其中以肺结核最为多见。

Q2：结核病是如何进行传播的？

结核杆菌主要通过呼吸道进行传播，并非所有的结核病患者都具有传染性，只有排菌的肺结核患者才具有传染性，可以通过咳嗽、打喷嚏或者大喊大叫，将结核杆菌排入空气中，从而传染给周围的人群。结核杆菌也能够通过消化道传播，比如具有传染性的结核病患者吃剩的食物上或者用过的碗筷上就可能沾染了结核杆菌，当其他人吃了这些食物或者用了碗筷就有感染的可能。还有一部分结核杆菌可以通过垂直传播，如患有结核病的妇女在怀孕期间，体内的结核杆菌可以通过脐带血液进入胎儿体内，使胎儿患上先天性结核病。

有人认为接触了结核病患者就会患结核病，这显然是不对的。结核病患者经过正规的治疗，传染性很快就会消失，正常人即使吸入了少量结核杆菌，这些细菌进入人体以后，也会被人体的细胞发现并及时消灭。只有当人体的抵抗力降低，而侵入的结核杆菌菌量和毒性又占了决定性优势时才会患结核病。

Q3：哪些人容易患肺结核？

主要包括老年人，老年人通常免疫力下降，往往合并其他的全身性疾病；还有一部分合并矽肺、糖尿病等疾病的人群以及因为艾滋病自身免疫性疾病需要长期使用激素或者免疫抑制剂的患者和长期营养不良的患者等；还有一部分是肺结核患者的密切接触人群，如患者的亲属、护理人员等。

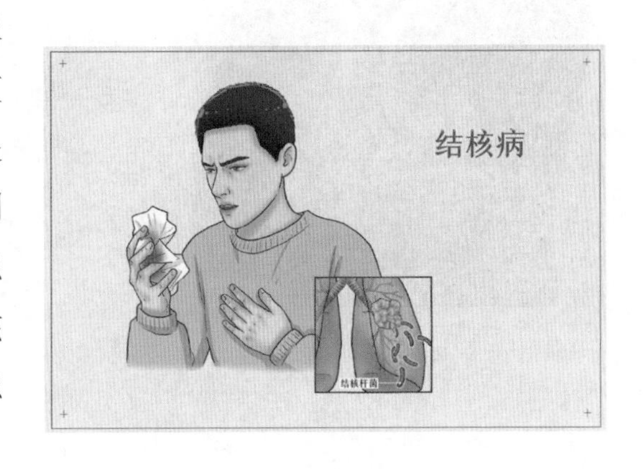

4 慢阻肺患者的自我管理

扫描二维码
观看科普视频

李 冰 主任医师（上海市肺科医院 呼吸与危重症医学科）

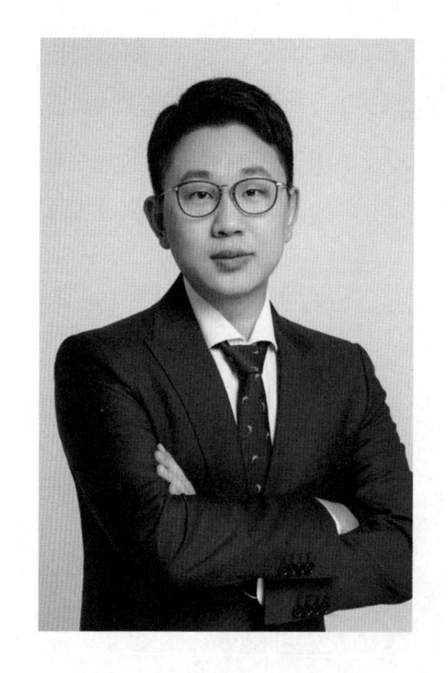

慢性阻塞性肺疾病，简称慢阻肺（COPD），是一种严重危害人民健康的慢性呼吸系统疾病，主要临床表现有呼吸困难（尤其活动后）、胸闷气急、咳嗽咳痰，晚期还可以出现免疫功能受损、体重下降、精神抑郁或焦虑等，严重影响患者的日常生活。除了早防早治，自我管理对疾病愈后和患者的身心健康也至关重要。

Q1：良好的自我管理有哪些？

一、避免接触有害气体或颗粒。必

须戒烟且要避免二手烟。空气污染要多注意，污染指数高的时候尽量减少户外活动。

二、注意保暖，预防感冒。保持室内环境的清洁和通风，坚持锻炼身体，适时接种疫苗。

三、加强营养，健康饮食。适当增加蛋白质、碳水化合物、维生素和锌、铁等营养物质的摄入，以保证身体的需求，提高免疫力。

四、生活规律，劳逸结合。不做力所不能及的劳动。

五、树立信心，缓解压力。莫为小事劳心费神，遇事乐观豁达，切莫情绪激动，注意缓解压力。

Q2：得了慢阻肺还能运动吗?

目前认为运动是慢阻肺康复治疗的重要部分，可以改善活动能力，提高生活质量。改善呼吸功能是慢阻肺治疗的重要措施，但是一定要掌握原则。慢阻肺患者首先应该明确自己的肺功能处于什么样的状态，要根据肺功能的状态使用不同的锻炼方法。通俗来讲，应该以不使自己感到疲劳为宜。剧烈的对抗活动是不推荐的，一些相对慢节奏的运动，如慢跑、广播操、太极拳、自行车等是比较合适的。

尽管自我管理很重要，但要想改善症状，提高生活质量，最重要的还是坚持慢阻肺正规、长期的治疗，即使没有明显的症状，也不可以自己停药或更改方案，应该到医院听取专业医生的建议。

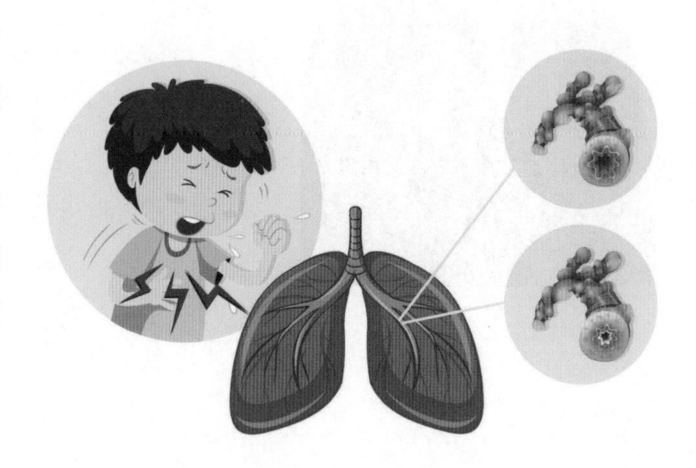

5 解密气管手术

姚 烽 主任医师
（上海市胸科医院 胸外科、气管外科和肺移植外科）

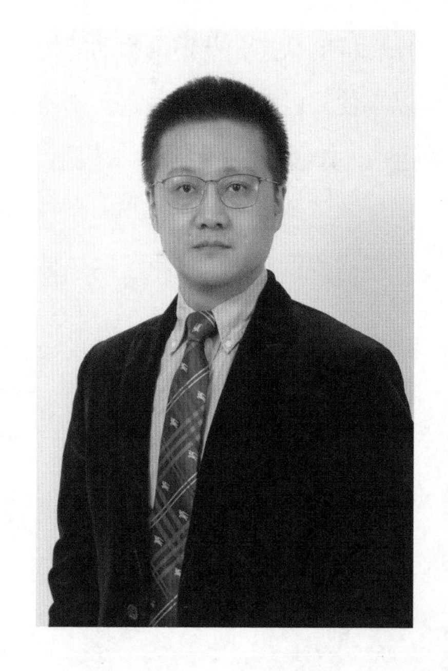

传统气管外科的手术都是大手术，近年来我们已经把这些大手术微创化，现在可以用常规的腔镜或者达芬奇机器人的方式来辅助我们做一些大手术，这样大大地减少了患者的创伤，使患者可以更快地恢复。

气管肿瘤有哪些手术方法？气管肿瘤长在整个气道的主气管的不同部位，要根据不同部位去选择不同的切口，比如说长在颈部，这是非常简单的手术，通过一个类似于甲状腺手术的切口就能解决。如果长在胸腔，是长在胸腔的上段、中段、还是下段？如果长在上段，可能要做一个类似于心脏手术的这种切口来解决。如果位于中段或者下段，要用右侧开胸的手术切口来解决。如果长在两个分叉的地方，就是所谓的隆突，我们甚至要用经左侧开胸的切口来解决，所以会根据不同的部位，选择不同的切口。

气管手术的难点就在于气管是没有成熟的可以替代的组织的，只能切掉部分气管，把剩下的气管重新接起来。比如说中间这一段进行切除，把这一段拿掉，然后把剩下的这两段气管缝合起来。能够做手术，是基于气管有一定的弹性，但是超过了整个气管长度的一半（人体的话超过 6 厘米）就不行了，因为它的弹性已经到了极限。如果切掉太多，剩下的气管的弹性不足以让它能够重新接起来，即便勉强接起来以后也长不住，所以这就是气管手术最难的地方。

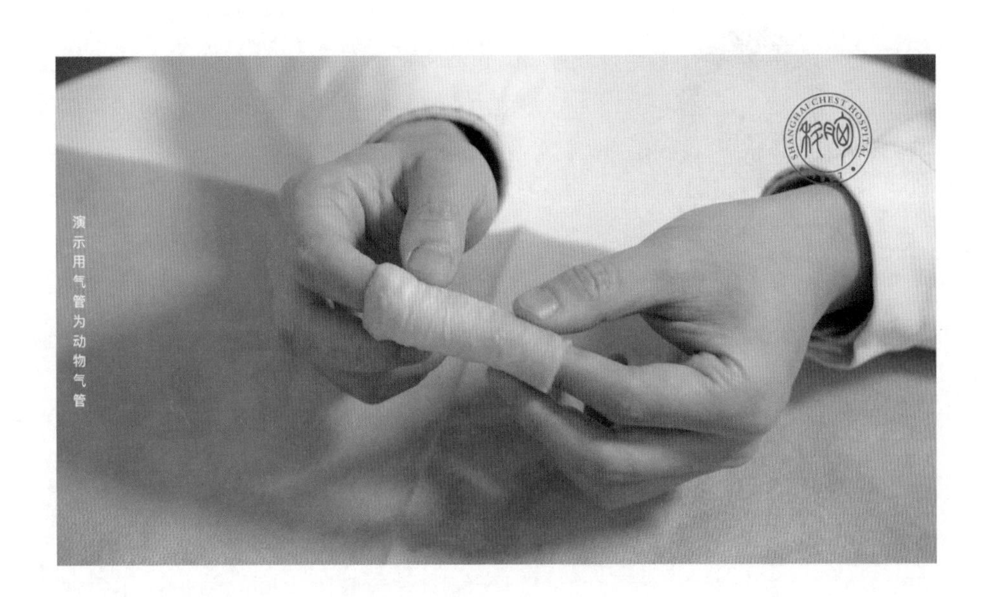

演示用气管为动物气管

6

什么是胸腔积液？出现了胸腔积液怎么办

舒霁欣 住院医师（上海市肺科医院 超声科）

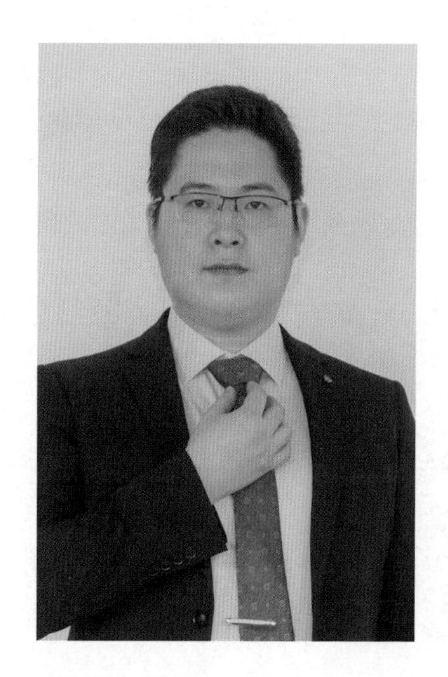

胸腔积液是我们肺部疾病专科医院最常见的临床征象之一，作为患者和家属，了解一些关于胸腔积液的知识，可以更好地在治疗过程中应对胸腔积液。

首先，我们来看什么是胸腔积液，它是指脏层、壁层胸膜间所堆积的液体。我们的胸膜是由两层薄膜组成的，一层直接覆盖在肺上，而另一层覆盖在胸壁上。正常情况下，这两层组织间也会有少量液体在呼吸时起润滑作用，但是一旦身体出现了异常，如炎症、肿瘤等情况，则可能会导致胸膜之间的液体产生过快或吸收过慢，从而产生堆积，形成胸腔积液。这也就是我们常说的胸水。

这时大家就会有疑问，发现胸腔积液后该如何处理？当发现少量胸腔积液时，可以进行保守治疗，让其自行吸收。而在出现大量胸腔积液时，最常用的处理方法是胸腔闭式引流术。这里我来着重为大家介绍超声引导下胸腔闭式引流术。它是通过超声的实时引导，将引流管从胸壁置入胸腔内进行引流。与传统的手术方式相比，超声介入手术除了可以实时监测进针路径和置管情况，有效地避开肝、脾、肺等重要脏器，降低医源性气胸和出血的风险，还可以更精准地引流结核、肿瘤引起的复杂性胸腔积液，明确积液的性质，并且可以通过引流管向胸腔内进行注药治疗。超声引导下胸腔闭式引流术除了可以引流胸腔积液，还在心包积液和腹腔积液的引流中有着不可替代的优势。

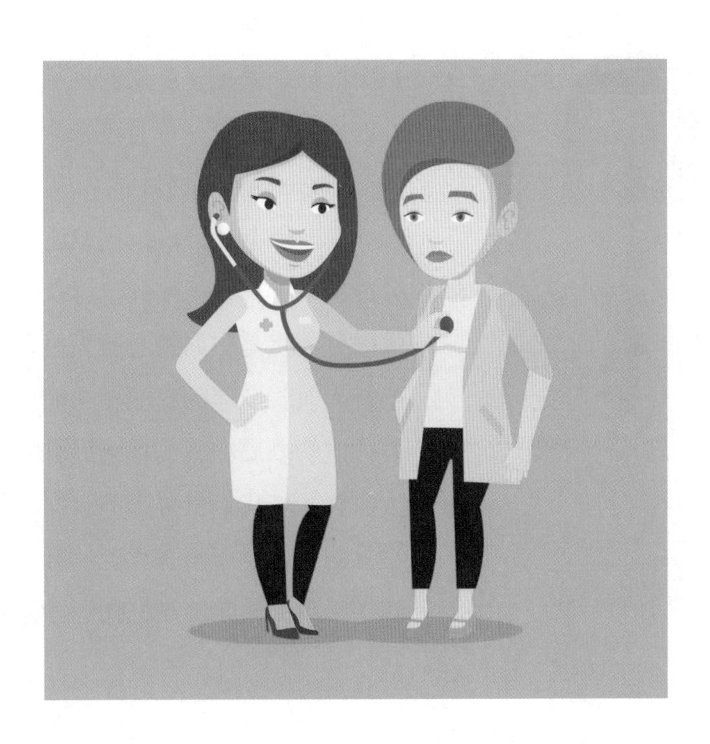

7 关注身体隐秘的角落——纵隔

茅 腾 主任医师（上海市胸科医院 纵隔亚专科）

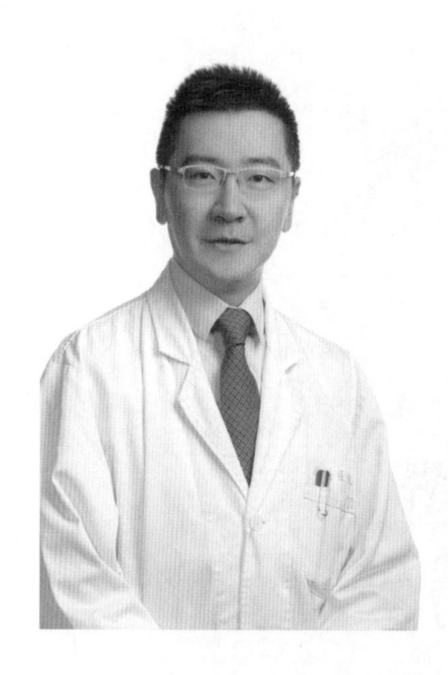

纵隔，不是一个器官的名称，而是一个区域，纵是竖过来的意思，隔是隔开的意思，它是一个竖过来的，隔开了双侧肺的一个空间区域。

按国际上的分法，我们通常把纵隔分成前、中、后三部分，前纵隔和后纵隔的分界点是中间的心脏大血管区域，心脏大血管以前的我们称为前纵隔，心脏大血管以后的我们称为后纵隔，心脏大血管区域我们就称为中纵隔。前纵隔常见的多发肿瘤有三大类，第一类是发病率最高的纵隔肿瘤，我们称为胸腺肿瘤，第二类是生殖源性肿瘤，第三类是淋巴瘤。后纵隔多发的肿瘤，最常见的是神经源性肿瘤。中纵隔结构相对比较复杂，它多发的肿瘤除了淋巴瘤，还有一些良性肿瘤，如巨龄细胞增生症、结节病等疾病。

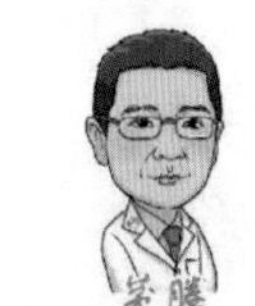

人体隐藏的角落：纵隔

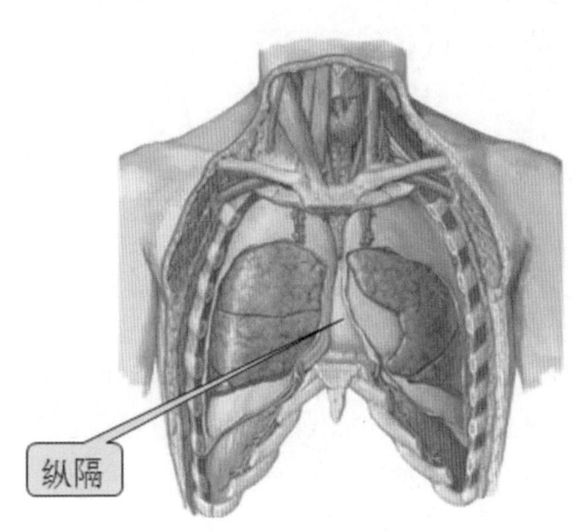

8

纵隔疑难杂症多，多学科联合有妙招

茅 腾 主任医师（上海市胸科医院 纵隔亚专科）

MDT 是多年前在国际上被推广的一种诊疗模式，它是指多学科的一个综合诊疗模式，应用于纵隔肿瘤患者特别适合，因为纵隔肿瘤患者的诊断比较复杂，不同的诊断带来的治疗模式可能是完全不同的。我们举个简单的例子，前纵隔的肿瘤分成胸腺肿瘤、生殖源性肿瘤和淋巴瘤，大部分胸腺肿瘤是可以直接手术的，手术以后根据病理情况来决定是否放化疗。第二类生殖源性肿瘤，首选治疗手段是化疗，只有当化疗以后肿瘤缩小，才考虑做手术。第三类是淋巴瘤，原则上淋巴瘤是不需要手术的，很多淋巴瘤的药物治疗效果非常好，可见不同的诊断带来的诊疗方法是完全不同的。

多学科的诊疗模式，首先通过内科的穿刺明确病理诊断，如果需要化疗，我们把患者交给肿瘤内科、呼吸内科，如果需要放疗，我们把患者交给放疗科，经过放化疗肿瘤有所缩小以后，患者再回到外科做手术。在门诊 MDT 讨论的模式下，我们除了集合胸外科、呼吸内科、放疗科以外，还邀请到了影像科的专家和病理科的专家，对于门诊存在的鉴别诊断困难的患者，影像科的专家能够给临床医生一个很好的建议，病理科的专家可以针对一些疑难复杂的患者、在外院已经做过手术的患者或者有过穿刺的患者给出更精准的判断，这个精准的诊断给患者下一步的治疗提供了一个很好的保障。

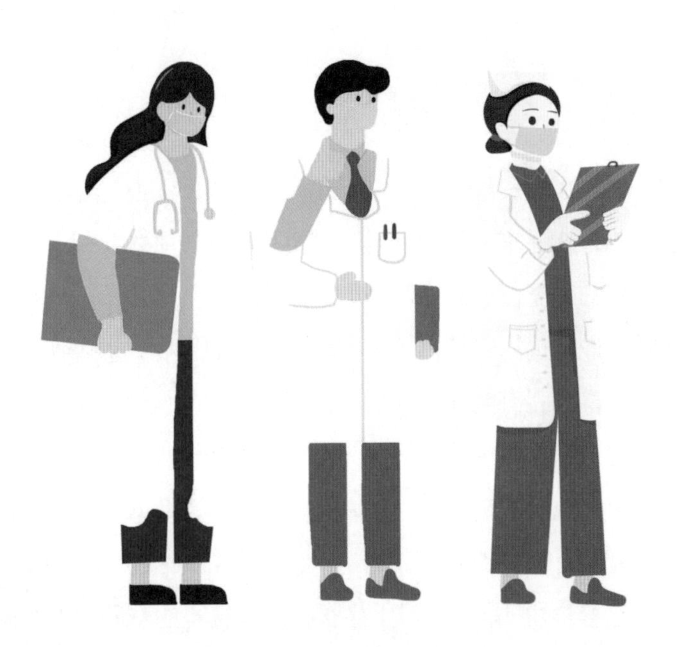

9 机器人纵隔手术的优势

茅 腾 主任医师（上海市胸科医院 纵隔亚专科）

纵隔手术的方式通常分为两大类，一类称为开放手术，另一类称为微创手术。针对不同的肿瘤位置及病理类型，开放手术会选用不同的切口。对于前纵隔的肿瘤，最常选用的切口是正中胸骨劈开的切口，这类切口主要用于肿瘤体积比较大，或者有明显的外侵，侵犯了周围的血管、脂肪、胸膜、心包等一些临近的组织。微创手术又分为常规的胸腔镜手术和达芬奇机器人微创手术。相比于常规的微创手术而言，达芬奇机器人手术具有更大的放大倍数，外科医生可以看得更加清晰；此外，它有非常灵活的像人的手腕那样可以 360° 活动的一个手腕系统，对于生长在比较狭小的空间内的纵隔肿瘤来说，这个要比我们用一把器械直来直去的常规的腔镜，更加具有优势。纵隔肿瘤的手术难度一般而言会比较大，原因主要是纵隔内的器官大多是比较重要的器官，其中包括心脏、主动脉，还有大的静脉、大血管、气管及一些重要的神经，如喉返神经、迷走神经、膈神经。那么和肺的手术、食管的手术、胃癌手术不同，前纵隔的空间比较小，当肿瘤生长到一定大小的时候，很有可能就会侵犯到周围的邻近组织，这也是导致纵隔肿瘤手术相对难度比较大，同时风险也略高的一个主要原因。

10 如何做好肺通气显像

杨 梓 技师（上海市肺科医院 核医学科）

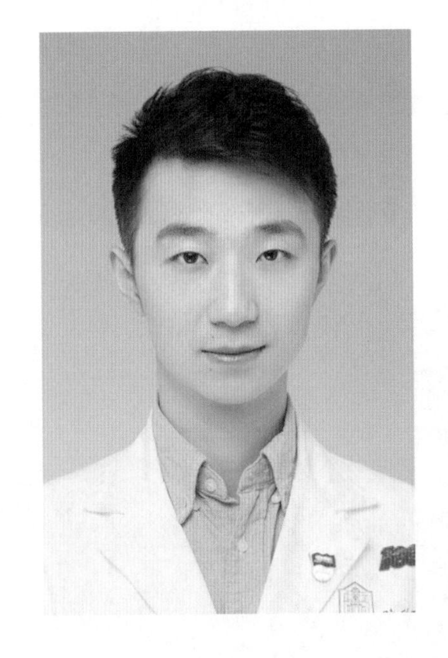

谈到肺部疾病，大家往往会想到两种检查技术，胸部 CT 和肺功能检查。常规的胸部 CT 可以提供影像学和解剖学的重要信息，但是往往无法将气体交换的功能信息反馈给大家。肺功能检查可以提供许多肺功能指标，但无法将病灶的定位信息提供给临床。在我们核医学领域存在的一种非常成熟的检查技术叫作肺通气显像，可以将肺功能信息及定位信息有效地反馈给临床专家，从而解决以上两种方案的问题及不足。

进行肺通气显像大概分为两个环节，

第一个环节是肺通气吸药操作，第二个环节是肺通气的扫描。

哪些人可以进行肺通气显像？根据2019年欧洲核医学协会指南的相关共识，进行肺通气显像是没有明显的禁忌证的，只要患者符合临床的指征均可进行。

哪些疾病比较适合进行肺通气显像？肺栓塞，需要结合肺灌注显像；慢性阻塞性肺疾病（COPD）；左心衰竭；肺部肿瘤，它主要是通过术前评估肺通气功能来指导手术方案；支气管狭窄或阻塞；肺部炎症。

进行肺通气显像之前需要准备哪些物品？主要有口鼻给药器、鼻夹和一杯温水。进行肺通气的第一个环节就是要先祛痰，以免痰液阻塞气溶胶的前进方向，从而导致两肺显影较差。第二个环节是肺通气吸药前需要放置鼻夹，如果不进行鼻夹操作的话，会导致进行口腔吸药的时候存在一部分气溶胶通过鼻腔溢出，气管进入的气溶胶的量会比较少，影响肺部显影。第三个环节需要患者进行平静地、均匀地吹气与吸气操作。第四个环节是不要做吞咽动作。第五个环节是在吸药后需要用温水进行漱口操作，以免影响最终的图像展示。

以上五点是进行肺通气显像的五大要素，如果患者能够牢记这五大要素，理解它，并且能够按照要求执行的话，进行肺通气显像就基本上不会有问题了。只有做好这个准备工作，肺通气显像的效果才理想，肺通气的图像才清晰，最终进行诊断的结果才可靠。

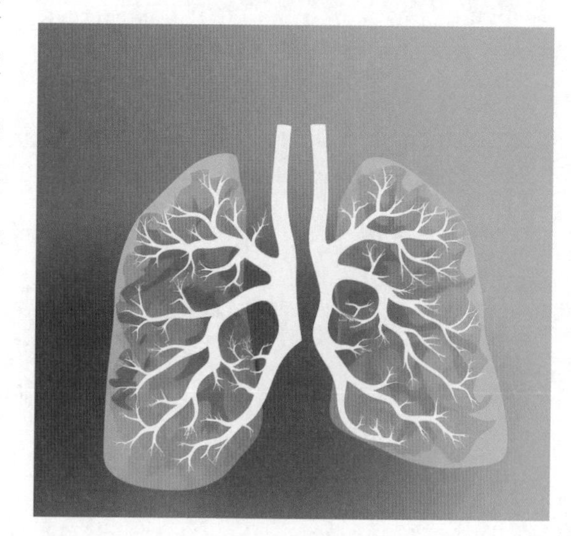

内分泌疾病

1 空腹血糖和餐后血糖哪个更重要

宋利格 主任医师（上海市同济医院 内分泌代谢科）

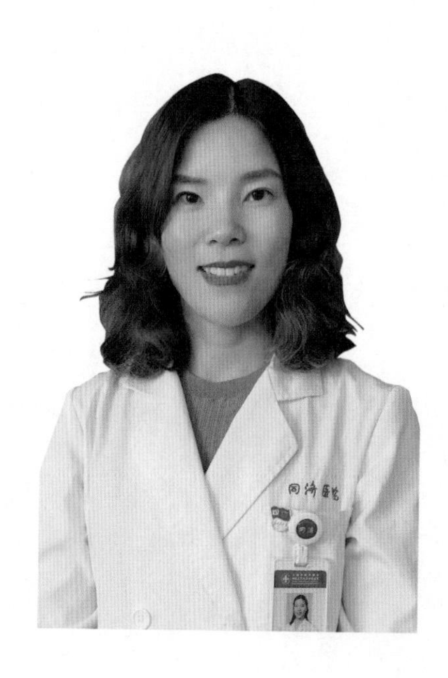

空腹血糖和餐后血糖一样重要。在糖尿病的诊断标准里边，无论是空腹血糖达到标准还是餐后血糖达到标准，都是要诊断为糖尿病的。同样在控制标准里，如果一个糖尿病患者已经在用药了，那不仅要空腹血糖达标，餐后血糖也要达标。因此，空腹血糖和餐后血糖在糖尿病的诊断以及控制中是一样重要的。如果大家在吃降糖药物，不仅要关注空腹血糖还要关注餐后血糖。

2 糖尿病患者的健康管理与就医指南

林 毅 主治医师（上海市第一人民医院 内分泌代谢科）

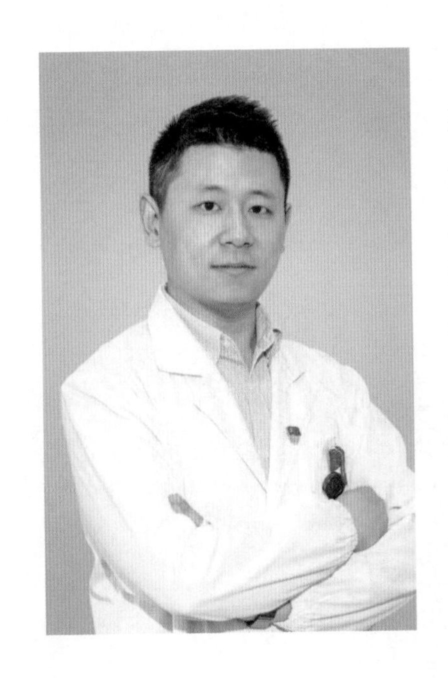

糖尿病是一个慢性疾病，所以要定期到内分泌专科进行检查。很重要的事情是要带两个本子，第一本叫血糖记录本，不管是在家里测的还是在医院里面测的，把每次血糖结果都记录下来。有很多患者的血糖记录本特别详细，除了记录血糖之外，还包括血压、抽血查的肝肾功能、糖化血红蛋白等结果。当医生看到这个本子的时候，就会非常全面和清晰地了解患者总体的血糖控制情况。第二本叫饮食记录本，糖尿病最主要的治疗方式就是饮食控制。医生会要求患者把来就诊前 24 小时的所有饮食都记录在本上，医生一看记录本就知道他一天的饮食情况，再结合血糖记录本当中的内容，就能很清晰、很直观、很全面地了解这个患者的血糖控制情况。

患者预约下次就诊时间时还要询问一下医生是否需要空腹，因为有的时候，医生会让患者做一些糖尿病相关检查，医生太忙可能也没有跟患者说清楚，结果患者吃好早饭过来抽血，那这个检查就没有意义了。还有一点非常重要，就是抽血前一天晚上八点以后不能吃任何东西，不能喝牛奶饮料，或者一些含糖的饮料，但是可以喝少量白开水，最主要的目的就是避免对第二天早上的空腹抽血产生影响。

还有些患者为了第二天抽血，前一天晚上的晚饭刻意吃得特别少，因为他觉得万一吃得多了会影响第二天的抽血结果。那么怎么去界定吃多吃少的标准呢，就是如果第二天要抽血，前一天的晚饭应该按照正常的食量吃，不要刻意去多吃，也不要刻意去减少，这样能够保证检测结果达到最大的准确度。

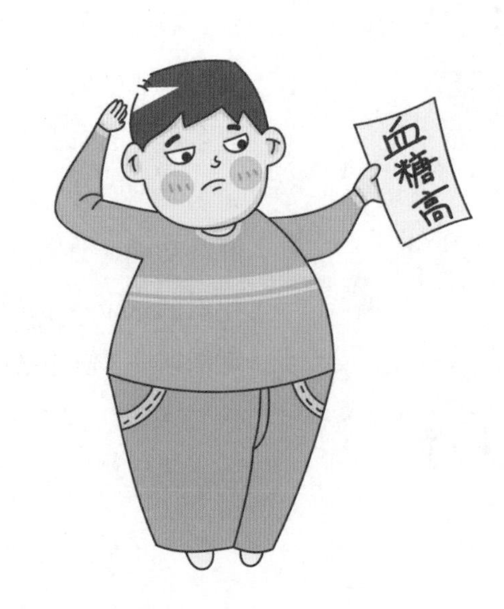

3 糖尿病患者容易出现的饮食误区

宋利格 主任医师（上海市同济医院 内分泌代谢科）

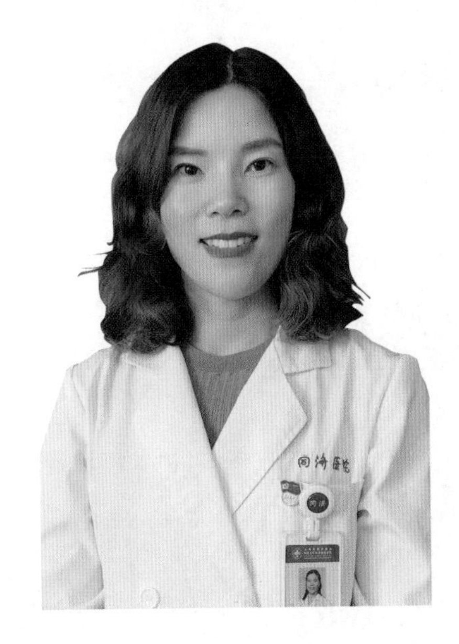

Q1：饮食疗法是不是饥饿疗法？

不是。我们要求吃够足量的热量，经常饥饿会导致营养不良。

Q2：糖尿病饮食是不是就是指不吃主食呢？

也不是。完全不吃主食就是生酮疗法，也不适合糖尿病患者，除非是特别肥胖的糖尿病患者。

Q3：如果不吃主食是不是就可以吃点零食？

也不是。因为不吃主食只吃副食，副食里边的热量可能还更高。有的糖尿病患者不敢吃水果，其实在血糖控制比较平稳的时候，很多水果都是可以吃的，只不过要控制量。一些糖尿病患者说，不能吃动物油就可以多吃一些植物油，后来检查发现血脂也会增高。其实植物油也是油，只不过比动物油稍微健康一点，植物油也不能吃太多。

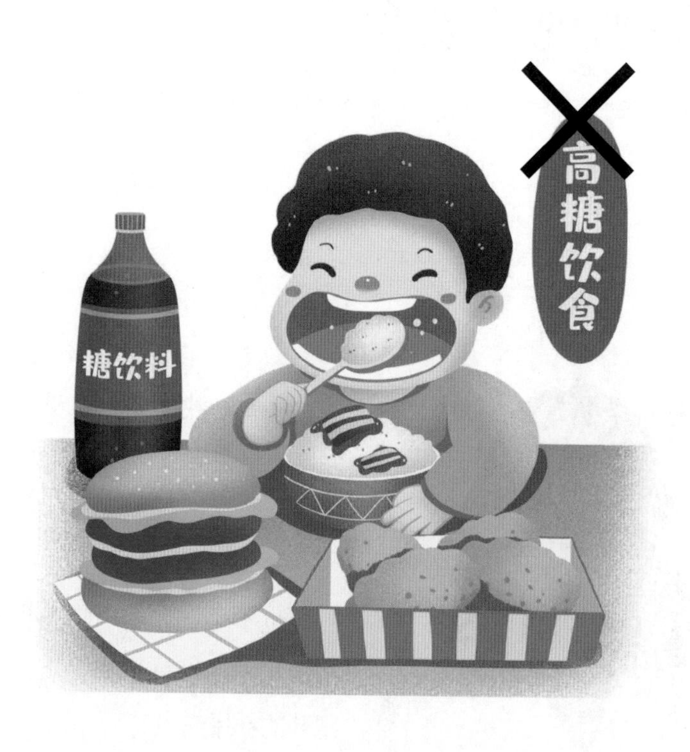

4 糖尿病为什么会致盲

童晓维 主任医师（上海市眼病防治中心 眼科）

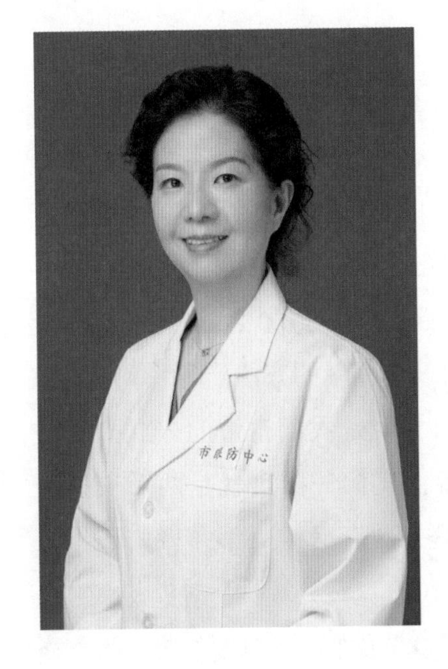

糖尿病视网膜病变是糖尿病的严重并发症之一，它的发生发展是由于高血糖引起的一系列氧化应激反应，造成视网膜上微血管瘤的形成、出血、渗出，以及进一步新生血管和增殖膜的形成，从而严重影响视力甚至于致盲。现在的治疗情况下，如果糖尿病及糖尿病视网膜病变得到了有效的治疗，就可以有效地预防其进一步的发展和低视力或盲的发生。因此，对于糖尿病眼盲的预防，最重要的是定期做好眼科筛查，做到早发现、早诊断、早期规范化治疗。

5

糖友饮食管理，记住手掌原则

李 瑾 副主任医师（上海市第十人民医院 全科医学科）

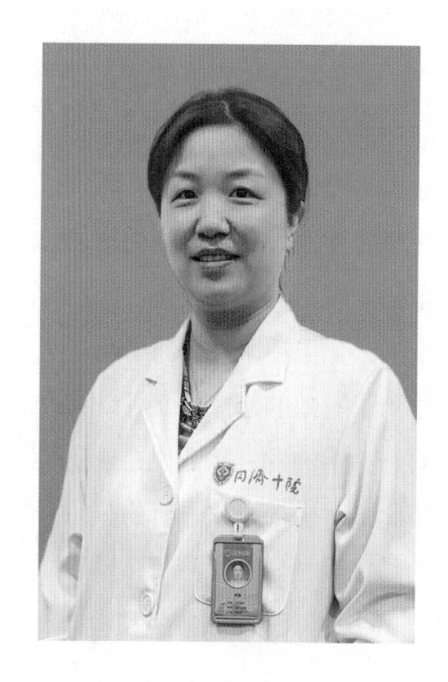

糖尿病是一种非常常见的疾病，糖尿病患者的饮食是治疗的驾辕之马，是治疗的基础。饮食控制得好对于血糖的控制是非常重要的，但是，糖尿病患者往往觉得饮食控制非常复杂，哪些该吃？哪些不该吃？该吃多少？

有一个简单的方法，即手掌原则。我们的手就是我们自带的一杆秤，一般来说，我们一捧也就是两手一抓，大约是500克蔬菜，我们每天需要500～1000克蔬菜。一个拳头大小的水果差不多是我们一天需要的量。两个拳头相当于我们一天需要的碳水量。一个掌心大小的蛋白质大约是 50 克，我们一天需要 50 ~ 100 克。两个手指（食指和中指）是我们一天需要的瘦肉量。拇指尖（第一节）是我们每天需要的油脂的量。

每天的主食，我们建议 2/3 是精白面、白米等，1/3 选择杂粮，如玉米、南瓜等。有一些蔬菜含有淀粉类特别多，如土豆，属于主食，不可以归到蔬菜类。希望大家都能够学会手掌原则并应用到生活当中去。

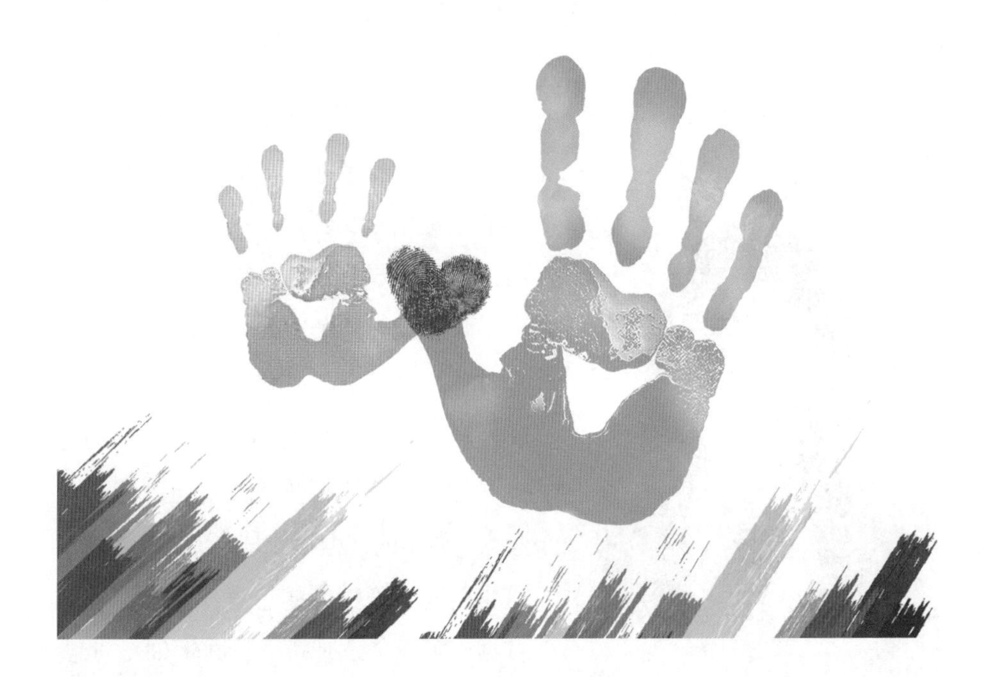

6 糖友可以吃西瓜吗

扫描二维码
观看科普视频

陈茹芸 护士（上海市第十人民医院 神经内科）

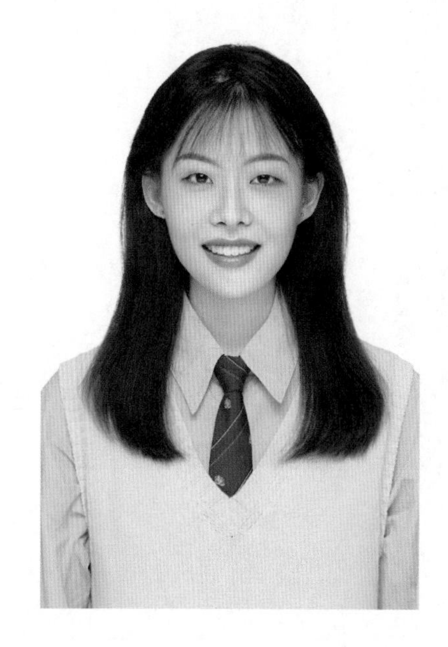

糖尿病患者能不能吃西瓜？首先要搞清楚三个指标：第一个是含糖量，水果的含糖量是指每100克水果中糖的含量，西瓜90%是水分，含糖量仅为5.8%，非常低。第二个是血糖生成指数GI，反映某种食物和葡萄糖相比升高血糖的速度和能力，数值越高代表对血糖的影响越大，西瓜的升糖指数是72%，非常高，这也是有人说糖尿病患者不能吃西瓜的依据。第三个是血糖生成负荷GL，是食物中含有的碳水化合物和升糖指数的乘积，也是影响血糖的关键指标。大于20表示对血糖的影响比较大，小于10表示影响比较小，西瓜的血糖生成负荷是 4.18，并不会引起血糖大幅度持久变化。因此，当糖尿病患者血糖稳定控制在餐后 2 小时小于 10mmol/L 时是可以吃西瓜的。但是要尽量在两餐之间吃，其次是要控制好量，每次切成一小块，尝一尝就可以了，千万不能榨成西瓜汁，一不小心就喝过量了。

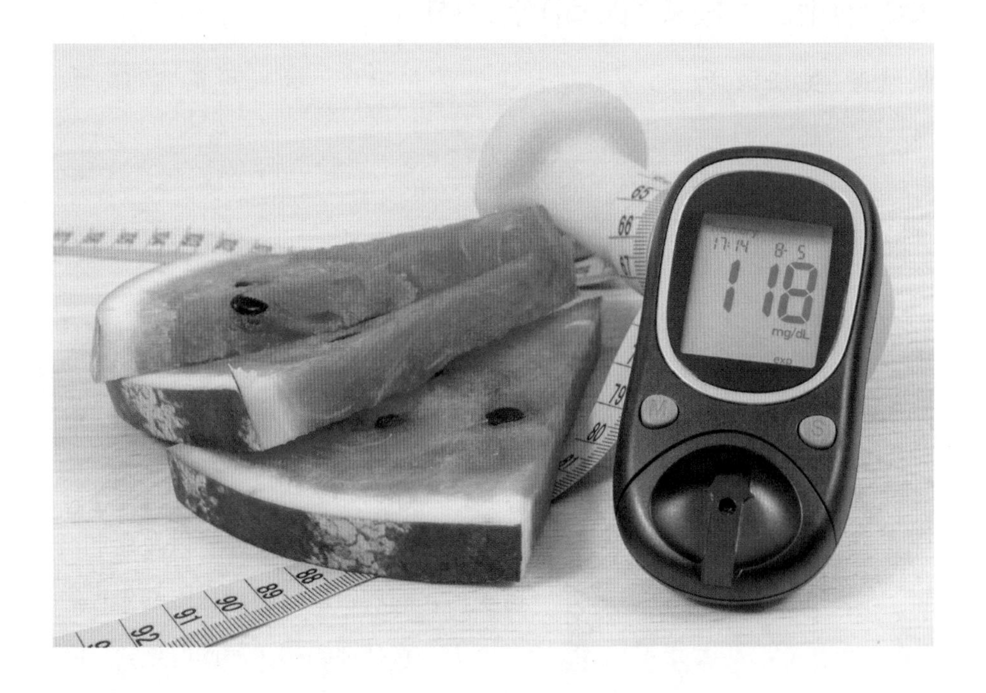

7

甲状腺出问题，还可能引发眼部疾病

周慧芳 主任医师（上海交通大学医学院附属第九人民医院 眼科）

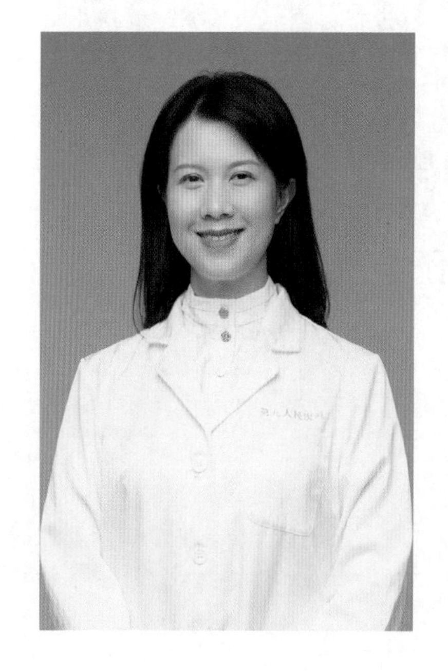

甲状腺相关性眼病会有哪些典型的临床表现？

首先可能出现单眼或者双眼的眼球突出，为什么会产生眼球突出？得了这个病以后，眼球后的眼外肌以及脂肪会增多，它们增殖以后眼球在眼眶里面待不下了，就往前突出了。同时，还会表现出来的是眼皮的一些改变，如水肿、充血、发红，还有可能出现眼皮的退缩，那是因为眼皮里面的提上睑肌发生了水肿、纤维化，于是会把眼皮往上、往下牵拉，眼睛就瞪大了。正常情况下，上眼皮会遮盖黑眼珠 1~2 毫米，但是在眼睑退缩的情况下，上眼皮就会跑到黑眼珠的上面，露出眼白来，这就是很典型的眼睑退缩的表现，也是甲状腺相关眼病最常见和特殊性的临床表现。

其次，会出现眼球运动障碍，当眼球往上下左右运动的时候，双眼不协调了，一只眼睛在运动的时候，另外一只眼睛无法同步运动，并且导致眼睛看东西出现重影，无法达成双眼单视。

此外，最严重的临床表现是视力下降，看东西不清楚，甚至失明，通常是由于视神经受压迫或者角膜病变造成的，这是最严重的临床表现。

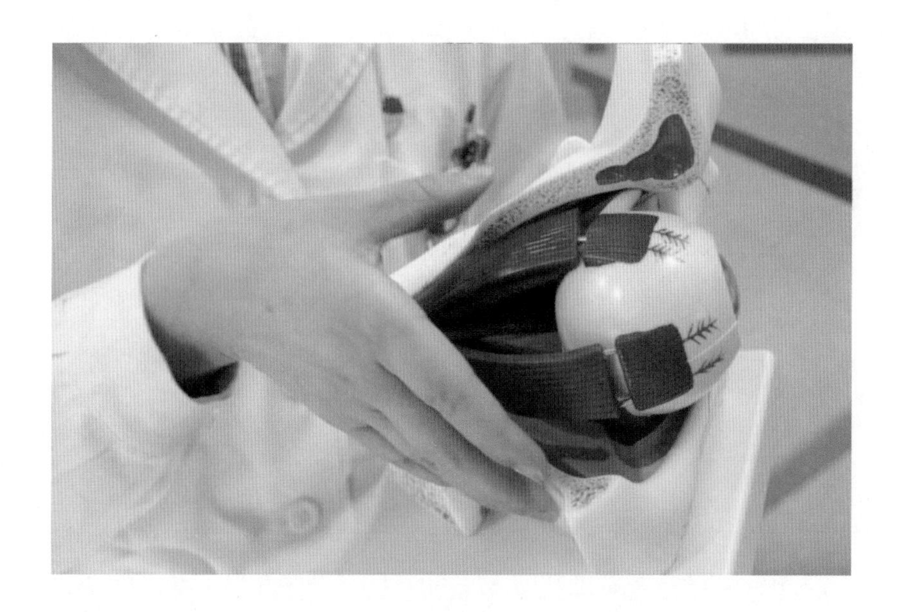

五官科疾病

1
远离近视小妙招

周行涛 主任医师（复旦大学附属眼耳鼻喉科医院 院长）
王 惕 主任医师（复旦大学附属眼耳鼻喉科医院 眼科）
姚佩君 主任医师（复旦大学附属眼耳鼻喉科医院 眼科）

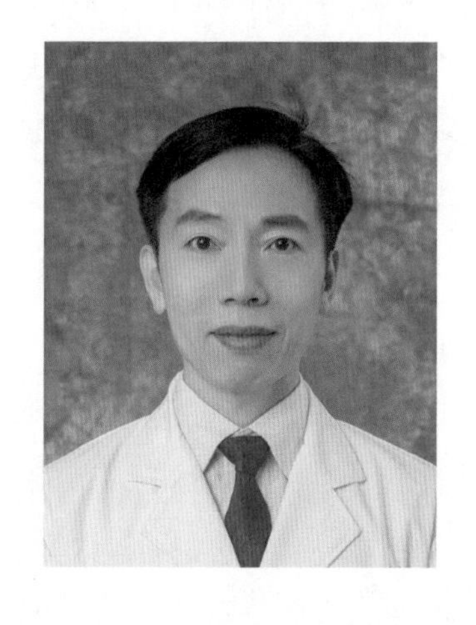

周行涛院长：

家长们需要经常提醒孩子要端正读写姿势，我们常说读写要记住“一寸一拳一尺”，握笔姿势不应太低，不应倾斜着身体写字。我们在十多年前就做过研究，孩子们在读写时，特别是写字过程中，头部倾斜角度大，甚至遮挡视线，这种情况会加快近视的进展。同时，我们要求读写时也要保持一定的距离，持续近距离地学习、写字，也会导致近视的发生。另外，家长可以划分孩子做作业的时间，如间隔 20 分钟让孩子眺望远处 20 秒，建议眺望 5 米以外的景物，距离太近无法很好地放松眼睛；若无法找到合适的空间距离，可以间隔 20 分钟抬头 20 秒看看远处。

另外，孩子在读写时应选择符合国家标准，亮度、色温合适的灯具，建议在顶部以及左 / 右前侧（根据孩子惯用手，“左撇子”选择右侧灯光；“右

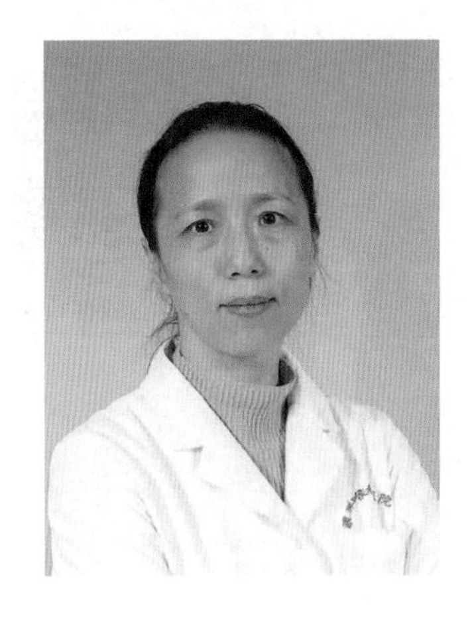

撇子”选择左侧灯光）放置合适的台灯；照明的灯光不应出现阴影或遮挡，给孩子一个合适的学习环境。

王惕医生：

一般情况下，孩子不必佩戴防蓝光眼镜。这是因为电子设备放射的蓝光量较小，对眼睛晶状体、视网膜等结构几乎没有什么影响；此外，蓝光对调节情绪也有一定的积极作用。而对于患有视网膜疾病、白化病等孩子而言，建议到医院检查后由专业医师判断。

另外，我们也不建议孩子长时间伏案学习，应抓住课间 10 分钟的休息时间，接触阳光、眺望远方、进行户外运动，让眼睛和身体得到放松。家长也应注意孩子使用电子设备时与眼睛的距离、周围环境灯光、记笔记时的姿势等，如孩子学习时使用投屏，整体环境偏暗，建议给予柔和光线的台灯，增加亮度。

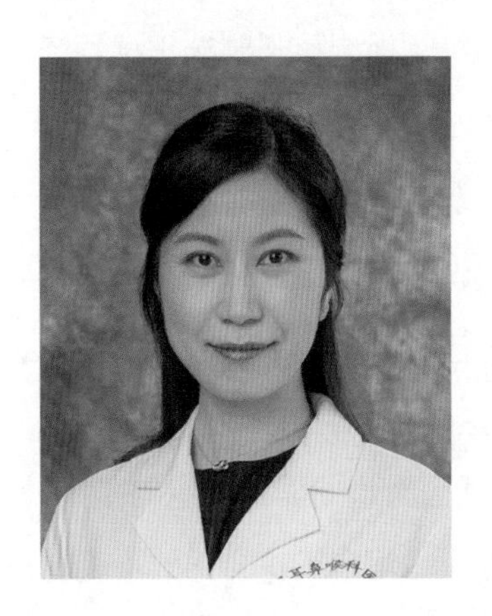

姚佩君医生：

当眼球处于放松状态时，如果眼球成像能够落在视网膜上呈现清晰的图像，就是正视眼。大部分 14 岁以下的孩子，他们眼球的调节能力比较强，这种调节能力是单向的，通过改变有弹性的晶状体形态来调节眼球屈光度。当眼球处于高位的调节状态，常出现类似近视的检查结果，因此想要通过验光检查来确定孩子是否近视，必要前提是眼球处于放松的状态，一般情况下，我们会通过药物扩瞳，再进行验光。

2 近视矫正方法知多少

郑 克 副主任医师（复旦大学附属眼耳鼻喉科医院 眼科）

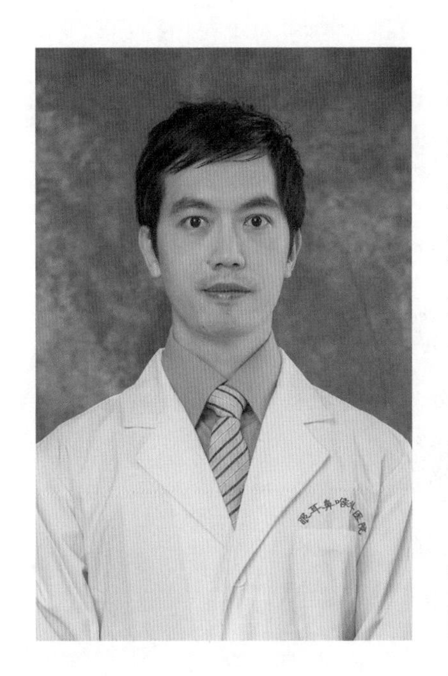

我们可以把近视矫正分为三大类。第一类是大家比较常见的框架眼镜，这是我们光学矫正的一种方法，这种方法对于成人及儿童、青少年都很适合。当然，对于儿童、青少年来说，除了有普通的光学镜片，经过科学的论据指出，周边离焦镜也取得了比较好的近视防控效果，它看起来就像我们平常佩戴的框架眼镜，但其实它的镜片是经过特殊设计的。

第二类就是隐形眼镜。隐形眼镜的学名叫作角膜接触镜，需要经过专业医院、专业医生去验配。隐形眼镜需要区分成人佩戴的类型和儿童佩戴的类型，在小朋友适用的隐形眼镜中，有一类叫角膜塑形镜，俗称 OK 镜，具备非常有效的近视防控的效果。成人大多会选择偏软的隐形眼镜或者戴美瞳，如果近视度数较高并伴散光，则会选择 RGP 隐形眼镜。

第三类则是近视手术。经过几十年的发展，近视手术已经成为一种非常成熟的矫正近视的方法，而且比较安全。目前，临床近视手术主要分为两大类，一类是角膜激光手术，另外一类是晶状体植入手术。这两类手术给很多近视患者带来了福音，帮助患者摆脱了框架眼镜的烦恼，以及隐形眼镜可能造成的炎症反应。但是手术是有条件的，并不是每个人都能做近视手术，需要前往专业的医院做全面检查后决定是否适合。

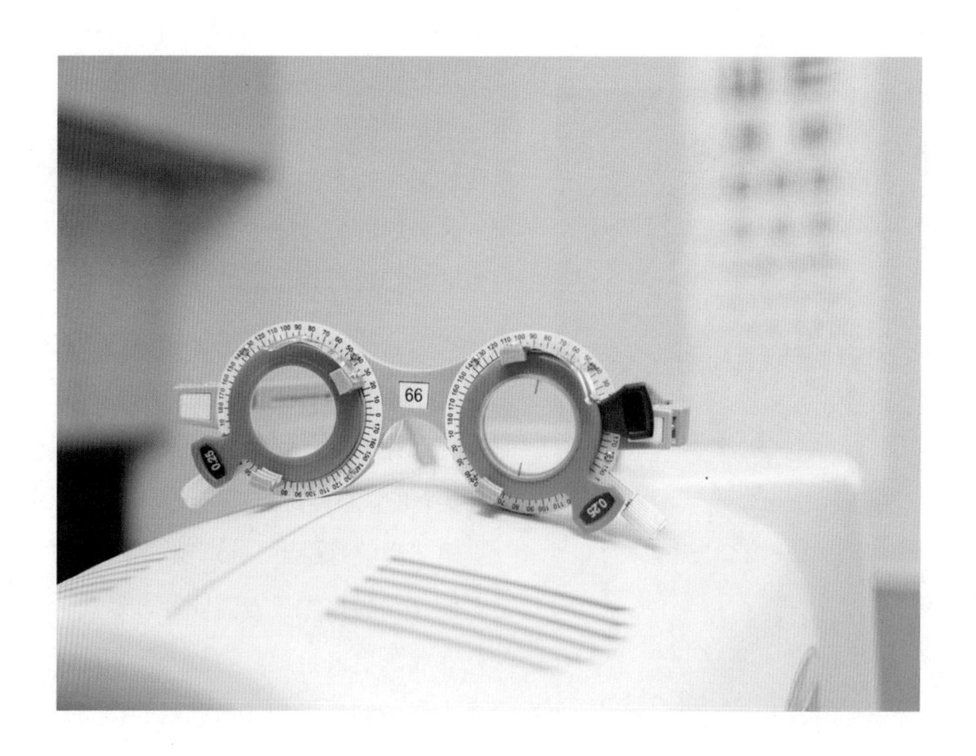

3 近视手术是不是越贵越好

李珊珊 副主任医师（上海市眼病防治中心 视光中心）

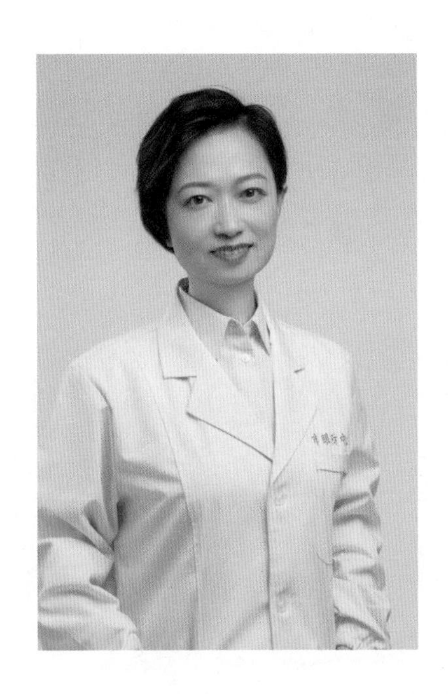

眼睛的屈光手术有很多的方式，有眼表的方式、眼内的方式，包括激光、晶状体植入。哪种方式最适合自己呢？很多人说可能越贵的越好，实际上不尽然。每个人眼睛的条件包括全身的条件是不一样的。那么，最适合自己的才是最好的，并不是说最贵的才适合自己。所以说不选最贵的，只选最适合自己的。

4

一旦确诊近视，还可以恢复吗

朱剑锋 主任医师（上海市眼病防治中心 视光中心）

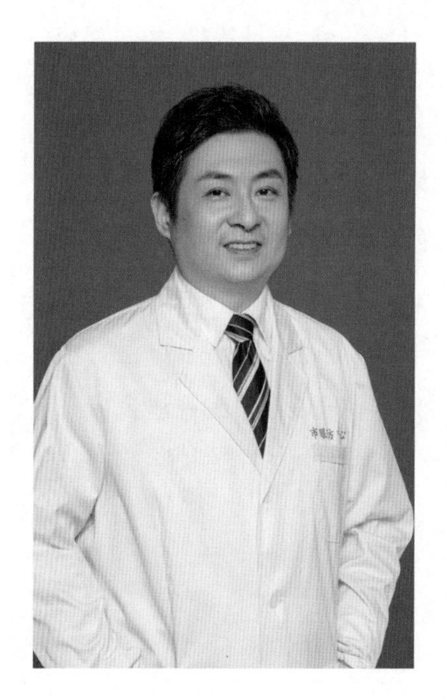

从医学上来说，近视其实是在睫状肌麻痹的状态下，也就是散瞳验光的状态下，如果得到的度数超过50度，那么就可以认为近视了。从这个意义上来说，一旦近视了就不可能再回到没有近视的状态。

5 重视高度近视

扫描二维码
观看科普视频

何鲜桂 主任医师（上海市眼病防治中心 临床研究中心）

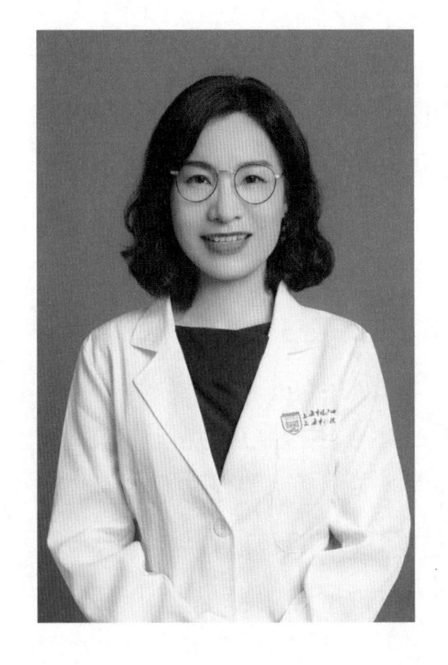

近视眼睛的前后径即眼轴会变长，随着度数逐渐加深，眼轴会越来越长，就像吹大的气球，我们的眼底会越来越薄，严重时就会破掉。如不及时修复，会导致不可逆的视力损伤，甚至是失明。因此，近视后建议让专业医生帮助订制适合自己的有效近视控制方案，避免发展成为高度近视。一旦发展成为高度近视，建议定期做眼底监测，做到早发现、早干预。

6 OK 镜知多少

邹蕾蕾 主治医师
（上海交通大学医学院附属上海儿童医学中心 眼科）

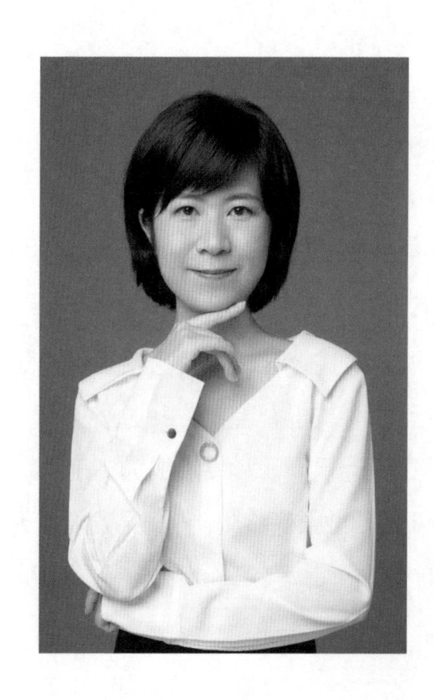

OK 镜又叫角膜塑形镜，是一种特殊设计的隐形眼镜，与常规的隐形眼镜有两个方面的不同：首先，它是硬性的材质；其次，它的直径比一般的软镜要稍微偏小一点。

OK 镜的原理有点像记忆海绵，我们的手压在记忆海绵上的时候，海绵就会被塑形。OK 镜对眼睛进行塑形的位置在我们的角膜上，也就是眼球最前方的位置。通过逆几何的设计，对眼球进行压迫，从而使眼睛被塑形。眼睛塑形以后，主要产生两个方面的效果，首先可以使得近视被暂时矫正。孩子白天在不戴镜的状态下视力可以保持 1.0 甚至会更好。除此之外，长期佩戴可以控制近视的进展。

OK 镜的验配相对比较复杂，对孩子、家长包括医生都提出了很高的要求。对孩子来说，近视一般要求在 500 度之内，散光在 150 度之内，而且对于角膜以及整个眼球的状况都有一定的要求。对于家长来说主要是护理，家长的正确护理是 OK 镜验配安全并且有效的前提。最重要的是对医生提出了要求，镜片适应证的把握需要医生把关。医生要有非常专业扎实的知识及丰富的验配经验，使得我们对镜片的参数进行科学的选择，以及对后期的参数进行合理的调整。只有在孩子、家长和医生这三方面共同的努力下，OK 镜的验配才会变得非常安全并且有效。

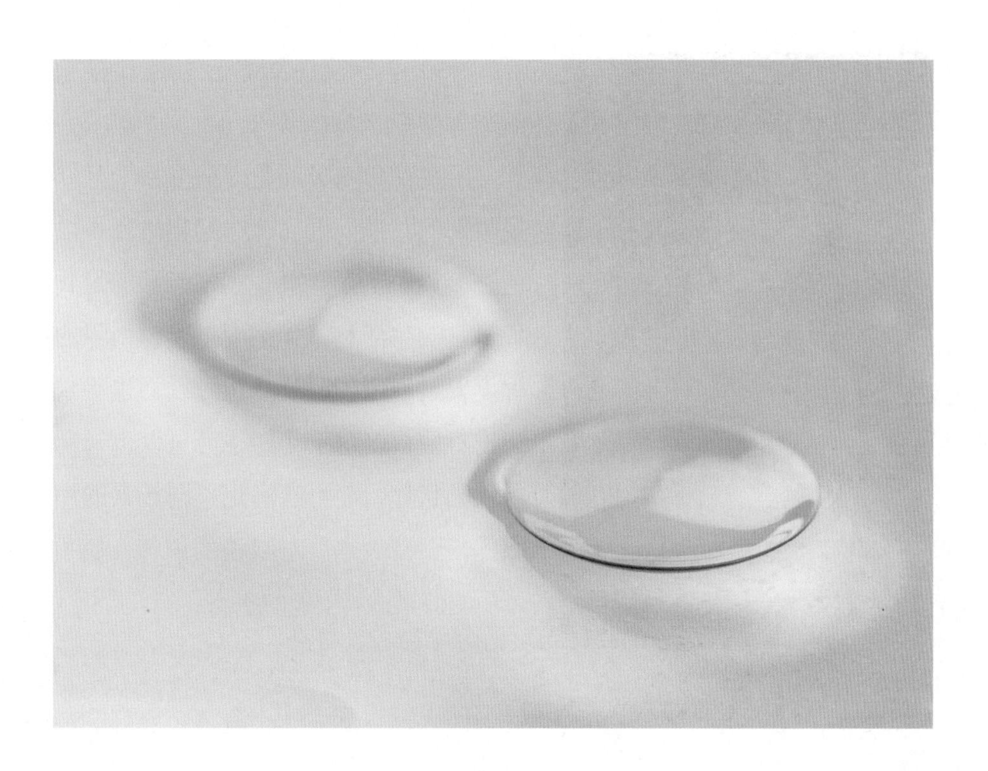

7 如何应对“年轻化”的白内障

王于蓝 主任医师（上海市眼病防治中心 眼科）

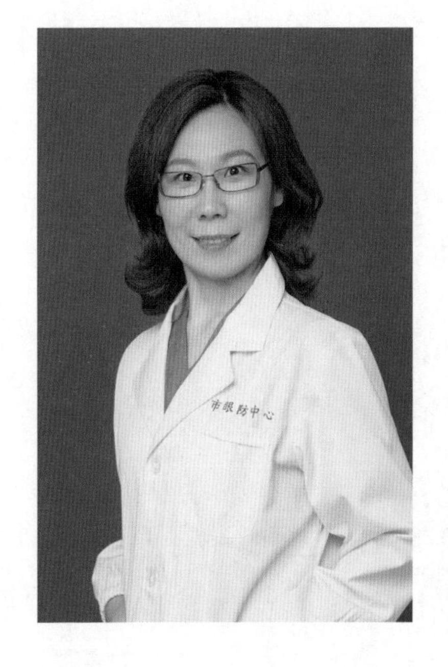

“我还年轻，但是医生说我得了白内障，怎么办？”

发现了白内障问题，在排除全身以及眼部的其他问题后，在起初阶段可以通过戴镜矫正来提高视力，能够满足我们日常的生活和工作需要。当白内障的程度发展严重的时候，也可以通过手术来进行治疗。对于年轻患者可以选择功能性晶状体，尽可能满足不同场景的用眼需求，减少术后对眼镜的依赖，使手术后的效果达到更佳的状态。

8

人工晶状体，白内障患者的救星

杨 帆 主治医师（上海市眼病防治中心 眼科）

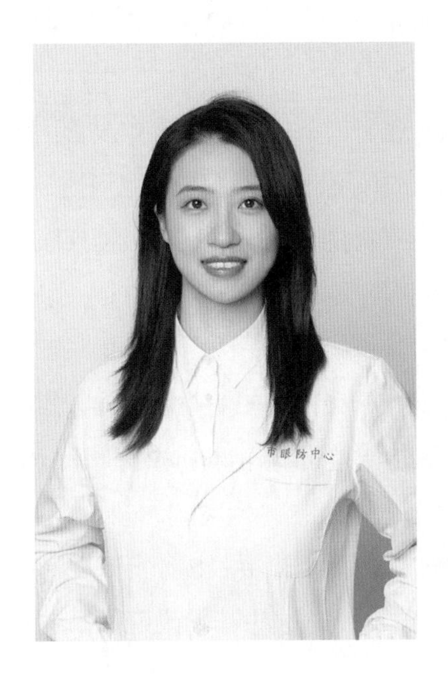

人工晶状体，这枚小小的透明镜片可以说是白内障患者的救星，能够替换老化病变的晶状体，虽然和人体原装的晶状体多少有些差距，但针对不同的用眼需求，也有着不同种类的晶状体可供选择，单焦点的物美价廉，多焦点、散光矫正的功能全面，白内障患者可根据自身情况找到适合自己的。

9 别让眼睛“干”等着

赵立全 副主任医师（上海市眼病防治中心视光中心）

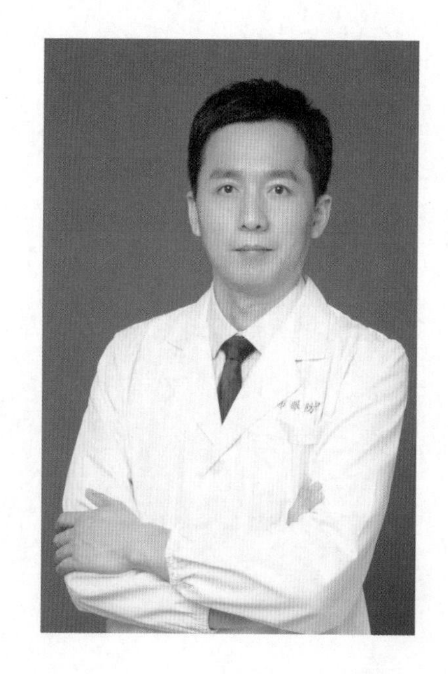

干眼是一个多因素的疾病，综合治疗必不可少。

第一是针对病因的治疗，如改善生活和工作的环境，养成良好的用眼习惯，减少电子产品的使用时间，积极治疗眼部原发疾病。

第二是药物治疗，医生会根据眼部干眼的症状选择不同的滴眼液，如人工泪液、促进修复的滴眼液和抗炎滴眼液。

第三是非药物治疗，也就是物理治疗，如睑缘清洁、睑板腺按摩、优化脉冲光 OPT 治疗，这些都能改善干眼的症状。

10 长在眼睛里的肿瘤

万雅芳 护师（复旦大学附属眼耳鼻喉科医院 护理部）

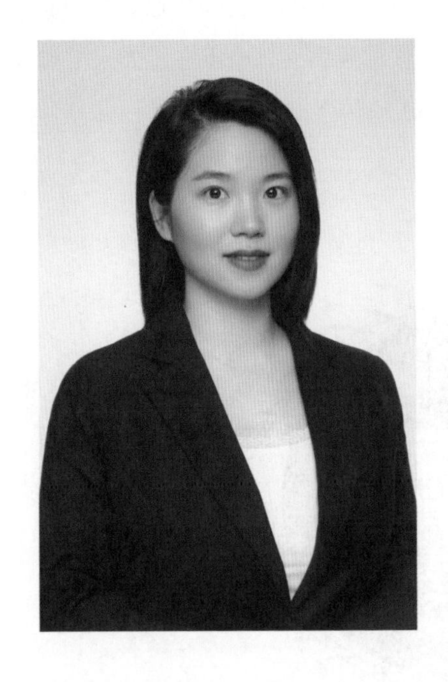

有一种多发于五岁以下婴幼儿眼部的恶性肿瘤，叫视网膜母细胞瘤，这是一种罕见的遗传性疾病，发病率约为两万分之一。

我们的眼球最表面叫角膜，也是大家很熟悉的飞秒近视手术操作的部位。里面叫晶状体，假如把眼睛比喻成一台相机，那么晶状体就是照相机的镜片了。再里面叫作玻璃体，它是无色透明的胶状物质。眼球内部这个后壁上面即视网膜，这就是视网膜母细胞瘤生长的位置。从眼睛的解剖位置来看，如肿瘤刚出现时，由于生长在眼球内部，很难被发现。等到肿瘤越长越大时也就错过了最佳的治疗时期。发生视网膜母细胞瘤的原因分为两种，一种是遗传性因素，发病较早，多为双侧眼；另一种是非遗传性因素，发病较晚，多为单侧眼。视网膜母细胞瘤的发展分为四个阶段。第一期——眼内期，此期一个非常典型的特征叫白瞳症，在瞳孔中会出现一个黄白色的反光，很多家长看到这种情况是在照片上，但又很粗心地以为是拍照时出现的反光，没有太在意，进而会发展到第二期——青光眼期。青光眼会导致眼压升高，出现疼痛，有的时候会有恶心、呕吐的表现，这个时候才会引起家长的注意。第三期——眼外期，肿瘤会持续生长，使眼球变得突出以及眼球运动障碍。最后，到了第四期——转移期，该期是最为严重的，最终将导致死亡。孩子是每个家庭的希望与未来，如果因为对这种疾病陌生，没能及早发现而延误了最佳的治疗时期，这将是多么令人心痛的一件事情。因此，对于视网膜母细胞瘤，早发现、早诊断、早治疗极为重要。当然，因为这种疾病具有遗传性，如果父母双方都有这样的疾病，建议孕前一定要做一次遗传咨询，优生优育。

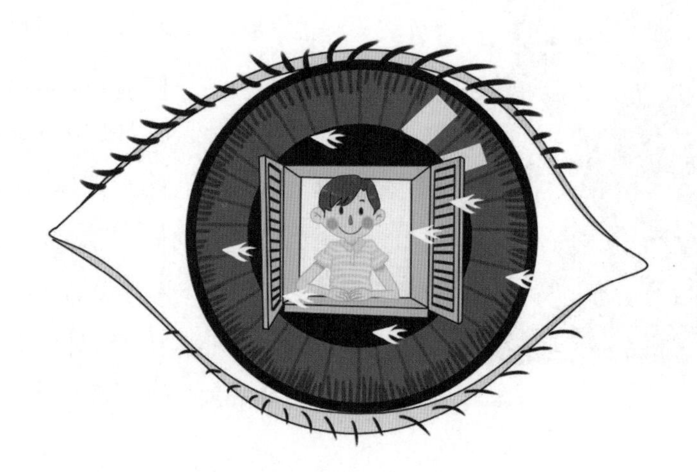

11 当“糖友”遇到牙周病，防治从“齿”开始

王　艳 主任医师（上海市口腔医院 院办室）
陈美华 副主任医师（上海市口腔医院 牙周病科）

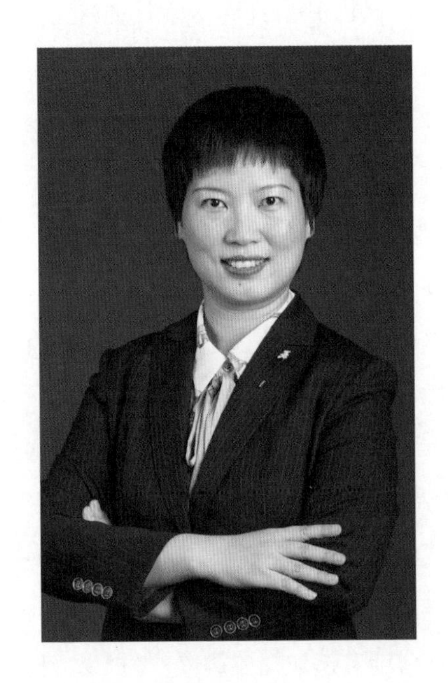

Q1：口腔疾患主要有哪些原因和哪些类型？

王艳医生：口腔中最常见的和危害最严重的一些疾病有龋病、牙周病。牙周病会造成牙齿的早期脱落，是牙齿缺失的最主要原因之一，所以希望引起大家足够的重视和关注。而且现在牙周病已经越来越年轻化，很多中青年人也会有牙周病或有牙周病的倾向，所以大家一定要多关注这个疾病，防患于未然，或者是能够早期发现和早期治疗。

Q2：中老年朋友一般多久检查一次牙齿比较合适？

王艳医生：我们一般建议大家在没有任何不适的情况下，6个月，也就是半年到一年左右，常规做一次口腔检查。如果有疼痛、不适或者异常症状，要随时就医。对于没有任何不适症状的，通过常规检查，牙医会帮助大家发现一些潜在的危险因素或疾病的早期的状态，然后在萌芽状态把疾病控制住，这样是最有利于保护口腔健康的。

Q3：牙周病是如何引起的？跟生活习惯或是机体的健康程度有关系吗？

王艳医生：牙周病虽然表现在口腔里，主要是看到牙龈红肿、牙齿疼痛，或牙齿松动和早期脱落，但其实是和全身的健康都密切相关的，它是一种多因素的疾病，一些遗传的因素和不良的口腔卫生习惯可能会引发牙周病；咬合不平衡、创伤也会对牙周造成损伤；一些全身性的疾病患者，包括糖尿病、免疫方面的疾病，发生牙周病的概率和风险也会更高。

Q4：不同类型的牙周病临床的表现有哪些不同？

王艳医生：怎样知道自己的牙周是否健康？首先，观察在刷牙的时候是否有牙龈出血，或者在啃苹果的时候是否有血丝，甚至有些人在早上醒来之后发现枕头边有血渍，这就说明牙龈或者牙周已经不健康了。其次，关注牙齿周围是不是有牙结石，有牙结石肯定会影响牙周健康。再有就是如果有牙齿的松动甚至脱落，那就是很不健康了。出现这些症状的话，大家一定要注意，自己的牙周已经不健康了，要尽早就医。

Q5：牙周病对于全身的健康以及生活质量都有哪方面的影响？

王艳医生：牙周健康对全身的健康其实是有很大的影响。尤其是对于有糖尿病的患者来说，最担心的就是出现全身的感染，如糖尿病足等。如果这时候同时伴有牙周病，非常严重的牙周炎症可能会造成糖尿病血糖的难以控制。所以有些人在不管是吃药还是用胰岛素的情况下，血糖一直都控制得不好，反反复复，这个时候就要考虑身体上是不是有其他的炎症，包括牙周炎症。

如果是怀孕期的妇女，牙周状况不好，有严重的牙周炎的话，可能会引起早产或者是低出生体重儿，对宝宝的健康也是非常不利的。甚至现在也有一些研究表明，牙周的疾病，还包括牙齿的早失可能会影响或者是说加重患阿尔茨海默病的风险。

Q1：牙周病如果导致牙齿缺失的话，应该怎么办？

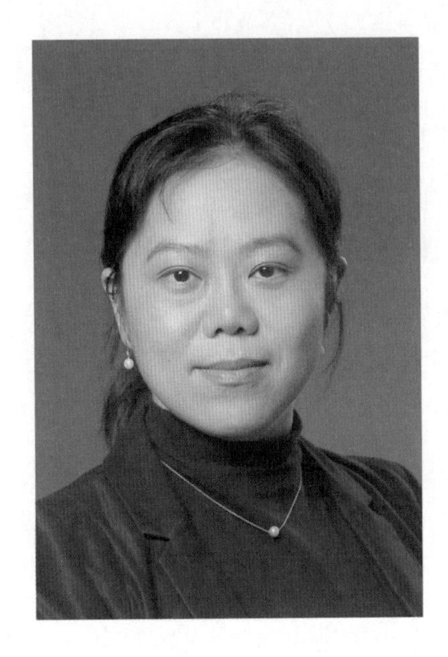

陈美华医生：牙周炎是导致牙齿松动、脱落以及后期咀嚼困难的最主要的一个原因。首先是要预防它，不要让它到达松动甚至于脱落的严重阶段。如果已经到达了这个阶段，应该引起重视，避免导致其他牙齿松动和脱落。治疗的目标，不是要把已经脱落的牙齿重新装上去，而是要预防没有脱落的牙齿进一步的松动脱落。所以首先要挽救其他的牙齿，规范地治疗牙周疾病，对于已经脱落的牙齿后期可以选用义齿修复。如果牙周疾病没有得到规范的治疗，有可能导致其他牙齿的陆续脱落。

Q2：糖尿病会不会导致牙齿问题？糖尿病的患者容易出现哪些口腔问题呢？

陈美华医生：不能说糖尿病能直接导致牙周病，因为导致牙周病最直接的因素还是口腔卫生不良等原因。糖尿病只是牙周病的一个促进因素，就是说在同样条件下，有糖尿病的患者的牙周病的程度可能比没有糖尿病的患者要更严重一些。

患了糖尿病或者血糖不能很好控制的人，容易导致牙齿周围组织的丧失，最严重的就是牙齿松动、脱落，这个就是高血糖或糖尿病对于牙周病的一个影响。但这两个疾病也是双向调控的，如果积极地治疗牙周病的话，会对血糖的控制有一个正向的作用，当您口腔里的炎症被控制住了，对血糖的控制也会有一定的帮助作用。

Q3：口腔健康检查要检查哪几个方面？不同的人群，不同的疾病所做的检查是否有不同？如果牙齿有问题，我们应该多久配合医生做一次诊疗呢？

陈美华医生：一般来说，我们建议患者每半年去做一个常规的牙齿检查，牙齿检查的很大一个部分就是洁牙，所以我们建议患者每半年要做一次洁牙。在洁牙的过程中，我们会对患者的牙齿情况做全面的检查，包括有没有蛀牙、智齿的问题，有没有长歪的，有没有需要处理掉的，等等。

对于牙周病来说，患者也有可以自查的一部分，其实自查最简单的就是要问一下自己有没有做过定期的洁牙，洁牙其实是预防牙周病最有效的、也是最经济实惠的一种方式。

牙周病有很多不可逆的并发症或结局在等着大家，根本原因在于牙齿周围的牙槽骨在流失，这种流失是不可逆的，是不能再生的，如牙缝变大了，牙龈退缩了，牙根伸长了，这些都是病理性的变化，是没有办法通过后期简单治疗来解决的，所以牙周病是以预防为主的一类疾病。当开始发觉有一些症状的时候，如牙龈出血，就要早期干预，养成定期去医院检查的习惯。

Q4：好好刷牙的真正概念是什么？

陈美华医生：首先大家要知道刷牙的频率，就是什么时候刷牙和一天刷几次牙的问题。我们建议大家饭后刷牙，因为刷牙的目的是让你吃进去的食物不要黏附在牙齿的周围。所以大家吃完早饭后应该刷牙，吃完午饭，有条件的话最好也要刷牙，也就是三顿饭以后都要刷牙。

但有的人一天多次刷牙，还会得牙周病。这就是刷了和刷干净的问题，如果刷的频率高，但还是刷不干净，就要自我思考一下刷牙的方式是不是有问题？或者刷牙的工具会不会有问题？

刷牙我们要求的是360度的清洁，什么叫360度的清洁？第一是牙齿的外面一圈要刷，第二是里面这一圈要刷，第三是咬合面这一圈要刷，还有就是邻面的清洁，俗称牙缝的清洁。除了使用牙刷外，牙线、牙间隙刷都能起到很好的清洁作用。以上才是正确的刷牙方式。

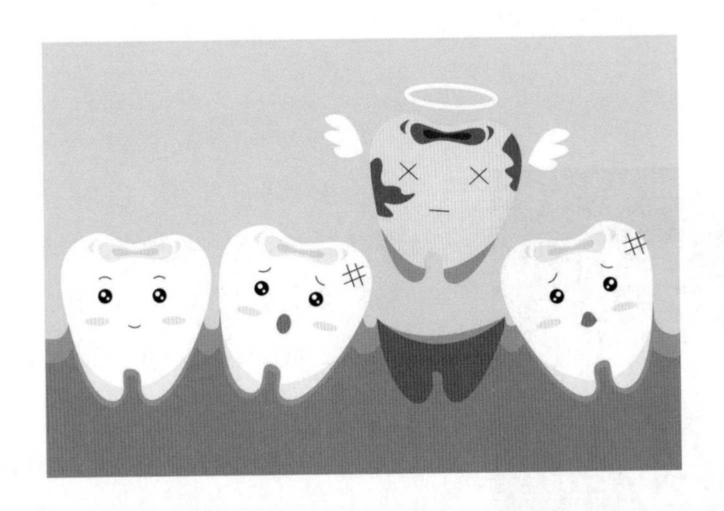

12 正颌治疗与颞颌关节治疗

杨志诚 主任医师（上海市口腔医院 口腔颌面外科）
刘 慧 副主任医师（上海市口腔医院 口腔颌面外科）

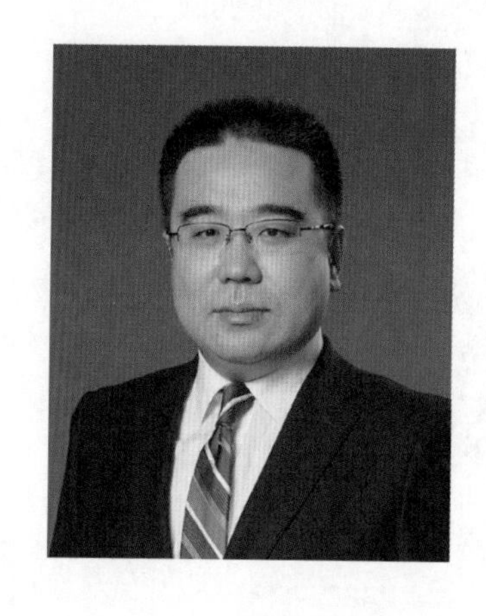

Q1：如果出现嘴突、脸偏、下巴小、脸歪等颌面部畸形，我们应该怎么办？

杨志诚医生：不论是上颌前凸、下颌前凸还是脸歪或者小下巴，都是先天性畸形或后天外伤导致的畸形。像这样的畸形一般来说是在18岁以后等到畸形发育结束后，建议正畸和正颌联合治疗，可以达到功能和美观的有机结合。

Q2：做正畸治疗，要不要拔牙？拔哪颗牙？拔了之后会有什么样的变化？

杨志诚医生：现代人的颌骨发育比远古时代发育得较小，颌骨变小了，很容易造成牙齿拥挤。临床上有40% ~ 60%的儿童需要来拔牙，而拔牙分两种，一种是拔前磨牙，还有一种是拔出智齿，目的是腾出有效的空间来让剩下的牙齿在口腔内排列整齐。

Q3：拔不拔牙齿究竟是谁来决定的？我们根据什么样的因素来决定呢？

杨志诚医生：可拔可不拔的临界点就是说不拔的话它还是有牙齿拥挤的现象，但是量不是很大，可以采取片切的办法，就是把牙齿的邻面切除一小部分，如果能满足做排列牙齿的要求，医生也是尽量给患者选择保守治疗，并不是一律建议患者拔牙。

Q4：装一颗种植牙的疗程是多久？

杨志诚医生：装一颗种植牙一般来说至少需要六七个月的时间。种植一般分为三期，第一期是用手术切开缺失牙牙槽体的一个部位，植入牙根，植入中轴体；4 ~ 6 个月后，等到种植体牙根、人造牙根和骨头致密地结合后选择二期手术使牙龈成型，使烤瓷牙更加美观逼真。二期手术一般是两周以后开始取模，所以说时间周期比较长，但为了良好的修复效果，还是值得的。

Q5：种植牙种上去之后能用多久，是不是可以用一辈子？

杨志诚医生：种植牙到底能使用多久？就是这个种植牙的寿命，但这个问题真的非常难回答。当然并不是每一个人的种植牙都可以永久使用，种植牙不一定用一辈子。因为种植牙种上后要定期到医生那里随访维护，保护牙周组织的健康，防止牙菌斑或者牙结石在种植牙周围产生沉淀积累。而且种植牙毕竟是假牙，不能咬很硬的东西，不然会导致种植牙的寿命缩短。一般来说，正常使用如果定期随访的话，至少使用 10 年是问题不大的。

Q6：种植牙术后和随访有哪些注意事项？

杨志诚医生：种植牙术后的注意事项分为短期的和长期的。短期的是术后 24 小时内不要刷牙、漱口；抗生素一般吃 3 ~ 5 天；24 小时后也不要猛烈地漱口，要含漱，每次至少 3 分钟，每天 3 次；可用冰敷缓解术后的水肿或疼痛；术后一周复查拆线；如果 24 小时后要刷牙，避开伤口，保持口腔卫生，防止感染。

远期的就是要术后一个月或者半年去医生那里随访观察，有问题可以早发现早治疗，让种植牙使用寿命更长一些。

Q7：正颌手术的风险大不大？

杨志诚医生：正颌手术简而言之就是矫正颌骨畸形的手术，简称正颌手术。这个术式是一个比较新的技术，在我们国家是限制类手术，是四级手术，相对风险比较大，对医生的手术素质要求特别高，需要正畸和正颌联合治疗，不是一个正颌手术能独立完成或者矫治颌骨畸形的。一般在术前要做一年到一年半的正畸治疗，目的是首先把牙齿排齐，甚至把有的烂牙、智齿要拔除，还要把上下牙弓的宽度协调好，然后才开始进行手术治疗，术后一个月还要做一次正畸治疗，防止复发，保持效果的稳定性。

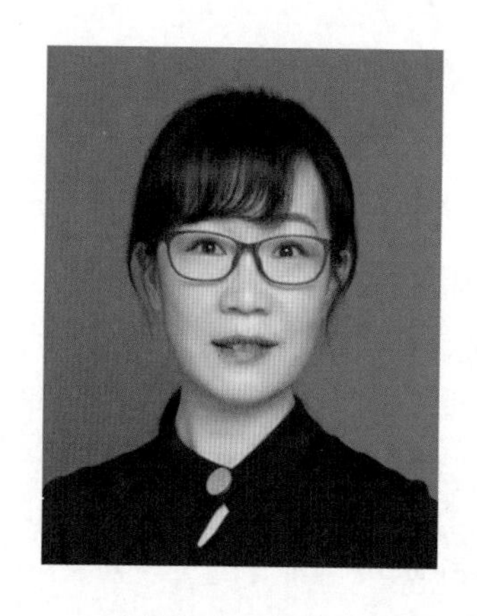

Q1：智齿对于人类来说意味着什么？是不是一定需要拔除？建议什么时候拔除？

刘慧医生：智齿的发病率，或是智齿引起的局部疼痛，蛀牙发病时间段是在 18 ~ 35 岁，如果是在最后一刻长出来的恒牙，由于各种原因经常会出现智齿的冠周炎或智齿的龋坏，那建议大家把这些长得不齐全或者是位置不正的智齿拔除掉。

随着现在治疗技术的不断改进，在正畸治疗过程中，或是在纠正牙列不齐的过程中，正畸医生可能建议把治疗年龄提前到十几岁。如果孩子的智齿不能正常萌出，或是萌出的位置不正确，我们可以提前到十二三岁，在正畸医生配合的情况下拔除智齿的牙胚。

如果是智齿前方的恒牙坏了，但智齿的位置相对正常，那智齿不一定要拔掉，可以利用这些智齿增强咀嚼力。如果智齿位置太低，肉眼看不到，也没有疼痛等症状，可以临床随访观察。

Q2：所有的智齿都一定会长出来吗？所有长不出来的智齿都一定要拔掉吗？

刘慧医生：每个人基本上可能有 1 ~ 4 颗智齿，智齿的位置不全相同，有的智齿是正位萌出，对合的时候能有正常的咀嚼功能，像这样的智齿是可以保留的。但有一部分智齿是不能够完全萌出或者是完全萌不出来的，完全萌不出来的智齿如果没有引起临床症状，可以做门诊的随访和观察。如果不能够完全萌出、自身坏了或者是发炎了，影响到前牙或者影响到生活的时候，那是要拔掉的。

Q3：颞下颌关节究竟是哪一个部位？承担着哪一部分的重任？

刘慧医生：颞下颌关节就在我们耳朵前方，面的侧方，俗称挂钩。颞下颌关节很灵活，功能也非常强大。参与了吞咽功能、咀嚼功能，还有部分表情功能。

Q4：如果颞下颌关节出现了问题，会体现在哪几个方面？

刘慧医生：颞下颌关节如果发生问题，我们称为颞下颌关节病，分为颞下颌关节紊乱病、颞下颌关节外伤、颞下颌关节肿瘤和一些全身系统性疾病。在颞下颌关节病当中，最受大家关注的就是颞下颌关节紊乱病，分为 4 个亚型，分别是咀嚼肌功能紊乱；结构紊乱；颞下颌关节的炎症；骨性改变。其中，炎症又分为滑膜炎和关节囊炎，骨性病变又叫骨关节病。

颞下颌关节紊乱病的几大症状包括疼痛、下颌运动异常、张口偏斜或是绞索、关节弹响，除此之外还有一些小的或不常见的症状，如耳鸣、耳痛、眼痛或肩背痛等。

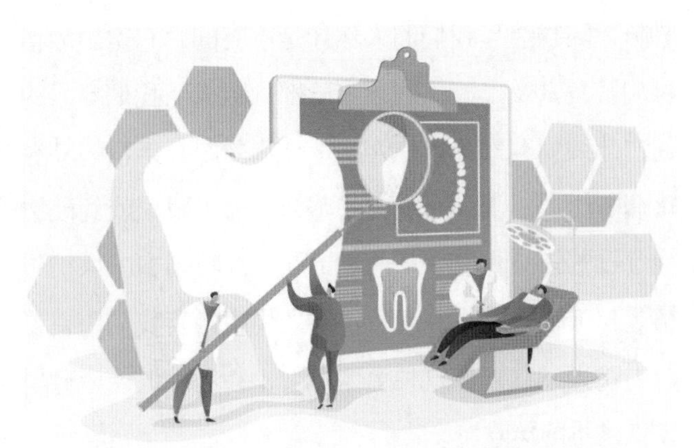

13 种植牙治疗及日常维护

（同济大学附属口腔医院）

大话西游——种植牙的养生之道

“怎么了？怎么了？大师兄，有妖怪吗？”

“想当年，俺老孙掉了一颗牙，观世音命天庭的御医给俺老孙安装了一颗种植牙，可如今这种植牙这么容易就给咬裂了。”

“悟空，休得无礼！你要从自己身上寻找原因，为师也有一颗种植牙，就用得好好的。出家人不打诳语，来，听为师和你说说。首先你要先明白，种植牙的构造与我们的天然牙是不同的，它是由牙槽骨内的种植体、穿过牙龈的基台以及口腔内的牙冠三部分组成。我们自己的天然牙与牙槽骨之间是通过牙周膜有一个弹性连接，牙周膜中有丰富的神经及末梢感受器，从而对疼痛、压力、震动有敏锐的感知力。当我们咬到硬物时，它可以灵敏地感受到食物的软硬程度，从而调节和缓冲咀嚼力，保护牙槽骨。然而，我们的种植牙与牙槽骨之间并没有这层牙周膜，当我们用它咬硬物时，极容易由于咬合力过大，直接导致种植体折裂，甚至种植牙牙冠断裂。你明白吗？像甘蔗是肯定不能再吃了。”

“原来是这样呀，师父。”

“除此之外，保持良好的口腔卫生也很重要。要采用改良 Bass 刷牙法，同时合理使用牙线、牙间隙刷、冲牙器等，这样能更加有效地清洁种植义齿间或是义齿龈缘下的食物残渣以维持口腔卫生，减少种植牙受感染的概率。为师还没有说完，最后定期复查也是很重要的。”

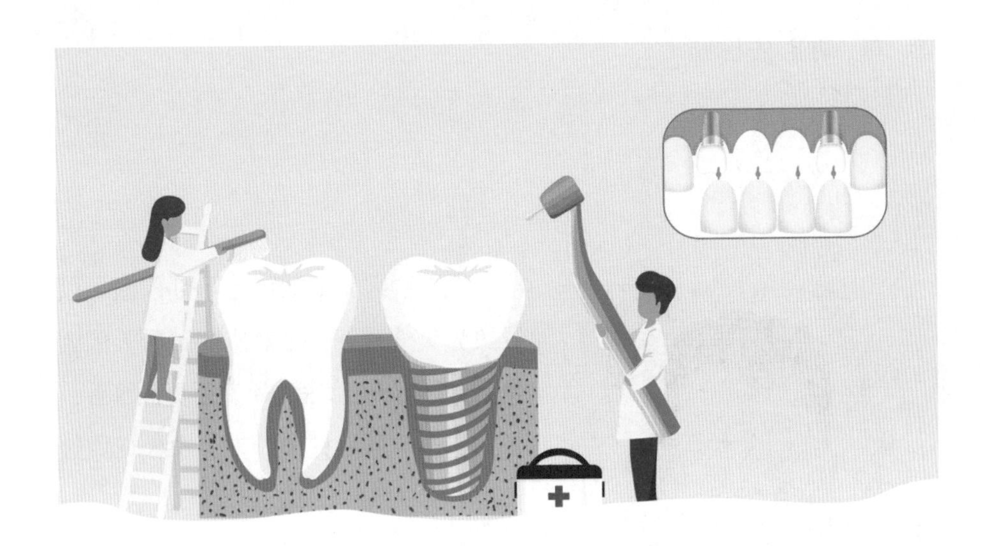

扫描二维码
观看科普视频

14 如何规避后天因素导致的听力障碍

李 蕴 副主任医师
（上海交通大学医学院附属第九人民医院 听力中心）

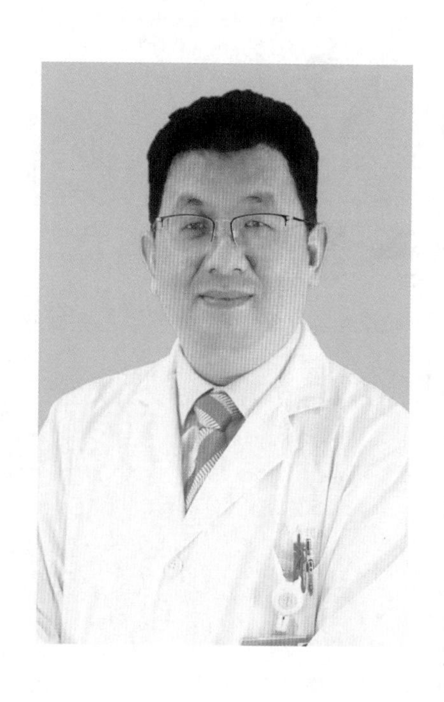

先天性因素如遗传或孕期因素可以导致先天性耳聋，相对应的，后天因素也会导致后天性耳聋。所谓后天性耳聋，是指在出生以后任何时期、由任何原因作用于听觉系统而引起的耳聋。

引起后天性耳聋的原因有很多，如炎症性疾病、细菌或病毒感染性炎症、非化脓性炎性疾病、传染性疾病等所导致的各种急慢性炎症，损伤中耳或（和）内耳，从而导致的耳聋；再有服用耳毒性药物引起的药物性耳聋；还有由于颅脑外伤及颞骨骨折造成的外伤性耳聋、长时间在强噪声环境下引起的噪声性耳聋、突然巨大的声响引致的爆震性耳聋等。

分泌性中耳炎就是一种以传导性聋及鼓室内积液为主要特征的中耳非化脓性炎性疾病。儿童分泌性中耳炎，是在日常生活中儿童发生听力损失最常见的一种原因。通常情况下该疾病是一种可逆的、暂时性的听力损失，一般来说通过积极的预防和治疗，能够减少该病的发生或是恢复到正常的听力。所以在日常生活中，我们要特别注意避免儿童感冒，如果有上呼吸道感染，比如说鼻炎或者咽喉炎要及时治疗，这样可以预防儿童分泌性中耳炎的发生。还有一小部分长期不能够自我痊愈的儿童分泌性中耳炎患儿，需要通过药物甚至手术进行治疗。

在日常生活中需要注意的另外一种导致后天性耳聋的情况，就是有药物性耳聋家族史的儿童。我们都知道有一些药物会对耳朵造成不良影响，大家听到过“一针致聋”的现象，生病的孩子打了一针链霉素，或者使用了新霉素，造成孩子严重的药物性耳聋。药物性耳聋虽然是一种后天性聋，但其往往和遗传有关，我们可以通过耳聋基因的检测来对这个家庭做耳聋预警，如果发现有药物性耳聋基因阳性的家庭，他的家庭成员应该在以后临床用药中避免使用有耳毒性的药物。

还要提醒家长的是，噪声也可以引起耳聋。在日常生活中，家长们要注意尽量避免强噪声的刺激，避免带孩子进入一些具有强噪声的场所，从而更好地保护孩子的听力。其他如注意避免儿童的意外伤害、防止感染、避免爆震性声音对听力的伤害等，都需要在日常生活中加以注意。

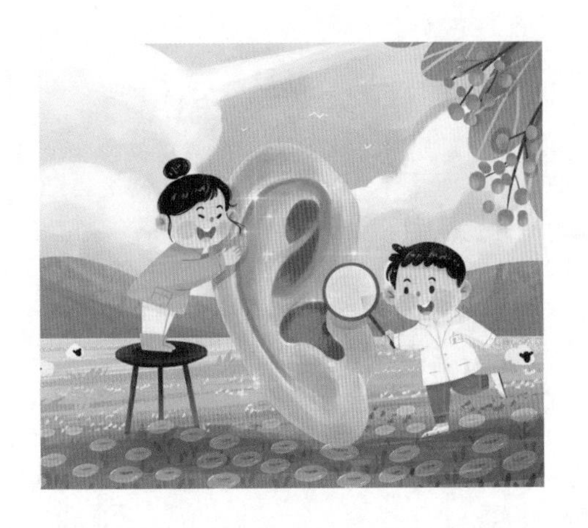

肿瘤类疾病

1 体检查出胰腺囊肿怎么办？区分类型，对症治疗是关键

龙 江 主任医师（上海市第一人民医院 胰腺外科）

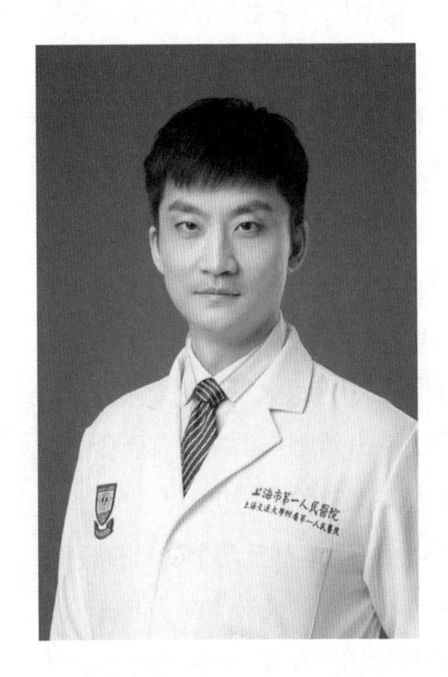

Q1：什么是胰腺囊肿，它出现的原因都有哪些？

我们说胰腺上面长囊肿，应该是通过超声、CT或核磁共振检查给出的诊断结论叫胰腺囊肿。临床分为两大类，第一大类是真性肿瘤，囊性肿瘤大部分是良性的，包括浆液性囊腺瘤（SCN）、部分黏液性囊腺瘤(MCN)和胰腺导管内乳头状黏液性肿瘤（IPMN）；而黏液性囊腺癌和胰腺导管内乳头状黏液癌属于恶性。第二大类是假性囊肿，占胰腺囊肿的80%以上，假性囊肿的原因多是继发于胰腺炎症，也就是局部坏死和渗出的包裹积液。囊性肿瘤的发病原因和胰腺导管或者腺泡细胞的基因异常有关系，还有一小部分胰腺囊肿和遗传综合征有关，但具体是哪种高危因素还是未知，依然是医学研究的一个方向。

Q2：胰腺囊肿都有哪些症状？

大部分胰腺囊肿是在体检时发现的，一般没有明显症状，如果出现症状也是囊肿的压迫症状。尤其是腹部压迫症状，如吃东西胃不舒服，或者隐隐的疼痛。还有一些胰腺囊肿症状类似于胰腺炎，出现腹痛、发热，有些胰头部位的囊肿，还会出现不典型的黄疸。来门诊就诊的，大部分胰腺囊肿患者是无症状的，是体检中无意发现的。

Q3：胰腺囊肿都有哪些类型？

胰腺囊肿分为真性囊肿和假性囊肿。包括胰腺囊性肿瘤和单纯性囊肿，囊性肿瘤主要包括浆液性囊腺瘤（SCN）、黏液性囊腺瘤（MCN）、胰腺导管内乳头状黏液性肿瘤（IPMN）三类。假性囊肿多继发于胰腺炎症。

Q4：胰腺肿瘤，是良性还是恶性？

胰腺囊性肿瘤中，浆液性囊腺瘤（SCN）几乎不会癌变，而黏液性囊腺瘤有癌变的可能，转变为黏液性囊腺癌。胰腺导管内乳头状黏液瘤又分为分支胰管型、主胰管型和混合型，主胰管型属于癌前病变。

Q5：如果体检发现胰腺囊肿，到底该怎么办？

体检发现胰腺囊肿，如果是超声检查发现的，建议大家一定要做进一步的检查，如胰腺增强 CT、胰腺增强磁共振，来分辨哪一类囊肿有癌变的高危因素，如果延迟就医，一旦出现癌变则会错失最佳治疗时机。

目前消化科超声胃镜技术可以捕捉到小于 1 厘米，甚至几个毫米的病变，如果伴有高危的特征和征象，就需要做进一步检查，如细针穿刺获得病理。

当然体检发现胰腺囊肿，推荐找专业的胰腺团队和专业的胰腺中心，让医生给出诊疗计划和策略。

Q6：胰腺炎是不是胰腺癌的危险因素？

胰腺癌的发病病因目前最明确的是抽烟。但是肿块性胰腺炎，尤其是伴有慢性胰腺炎的人群，基于炎症的基础上再演变为胰腺癌的概率要比其他的对照人群高。所以我们把慢性胰腺炎，尤其是肿块型胰腺炎也作为胰腺癌的一个高危因素，它确实有癌变的概率，但并不是说得了胰腺炎就一定得胰腺癌，这种概率是很小的。需要去鉴别它的病变的高危因素。

Q7：哪些影像学诊断方法比较适合用来判断慢性胰腺炎的进展和癌变可能？

诊断胰腺炎和胰腺癌我们说有个金标准，那就是病理检查。临床上通过CT或核磁共振发现病灶部位，就需要做细针穿刺获得病理诊断，这是能够捕捉到高危因素的金标准。

再就是血液检查肿瘤标志物，与胰腺癌最密切相关的肿瘤指标一般有三个，CA19-9、CA125和CEA。每年或每三个月复查CA19-9时，如果指标在缓慢升高，那就是提示有可能癌变。

Q8：如何能够查清胰腺囊肿是真性囊肿、假性囊肿还是肿瘤性囊肿？

主要靠影像学检查，如CT、核磁共振，典型的浆液性囊腺瘤的影像表现是成蜂窝状的微小囊肿组成体，并不是真正的“大水泡”，里面是实性的肿瘤组织。

黏液性囊腺瘤在生长变化的过程中，癌变率是逐步攀升的，受年龄和致癌因素的影响，黏液性囊腺瘤癌变率可从10%增加到50%以上。黏液性囊腺瘤在CT或核磁共振上的表现和特征是单个囊或者多个囊性病灶融合，囊壁比较厚，伴有血供，穿刺抽出来浓稠的黏液，也是诊断、鉴别诊断的主要征象。

胰腺导管内乳头状黏液性肿瘤又分为主胰管型、分支型和混合型的，典型的表现就是胰管扩张。所以它的影像学特征是比浆液、黏液瘤更具特点，鉴别胰腺导管内乳头状黏液性肿瘤更加容易。

假性囊肿的判断更多的是要关注患者以前有没有急性胰腺炎病史。

Q9：对于这样的疾病从认识到发现，您还有什么想要补充的吗？

从认识疾病到发现这个疾病，我最想补充的是胰腺上的囊性疾病绝大多数是可控的。对于囊性疾病大家最主要的是科学地认识、理智地面对，避免过度紧张，不是说每一个胰腺囊肿都要手术治疗。但也不能过于心大，因为囊肿背后藏着的是胰腺癌，虽然在影像检查上看到的是胰腺囊肿，但有可能囊肿遮盖最严重的原发疾病——胰腺癌，有可能会错过治疗的最佳窗口期。所以对于那些变化非常明显的囊肿，伴有明显症状的囊肿，或者是证据无法将它和恶性肿瘤区分的时候，就需要专业的医疗团队来进行诊断。所以说要保持一个合适的度，就是不能过于紧张，也不要过于放松。

Q10：胰腺囊肿的治疗方法有哪些？

假性囊肿不手术的话，可以做胃镜下穿刺引流减压。真性囊肿主要治疗方法是手术治疗。浆液性囊腺瘤基本不癌变，临床上定期观察即可，如果肿瘤膨胀性生长，超过 5 ~ 6 厘米，且伴有症状者可以手术治疗。

黏液性囊腺瘤，治疗原则是手术切除，在保证安全的前提下，将囊肿根治性完整地切掉，手术方式有机器人手术、腹腔镜手术和传统的开放手术。

胰腺导管内乳头状黏液性肿瘤分为低危和高危，如果囊肿很小，可以随访观察。如存在高危癌变因素或是伴有胰腺炎，则提示需要手术干预。

Q11：手术具体的方式有哪些？

手术方式分为传统的开放手术和微创手术。微创手术又分两大类，一类是腹腔镜，另一类是机器人手术。具体的手术方案，要在安全的前提下，选择适合患者的，不仅能够切除干净肿瘤，还能够保留患者的器官功能。胰腺肿瘤的手术方式通常有胰十二指肠切除术、胰体尾切除术、胰体尾加脾脏切除术、胰腺中段切除术、胰腺肿瘤剜出术等，另外还有一些特殊的手术，如全胰腺切除术、保留脾脏的胰腺部分切除术、保留十二指肠的胰头部分切除术等。

Q12：实性或者是囊实性的肿瘤应该如何治疗？

对于实性肿瘤，甚至小到一个手指甲盖的一个结节，整体的治疗原则要比囊性疾病更积极。实性或囊实性的胰腺肿瘤一般在无法明确或无法鉴别是否有癌变，如胰腺导管上皮内的不典型增殖或是黏液性囊腺瘤的情况下，建议手术干预。

Q13：胰腺囊肿严不严重？不治疗会不会自己消失？肝囊肿是否需要治疗？

胰腺囊肿通过穿刺确诊是良性的，而且不增大，可以不手术。因为胰腺囊肿里的假性囊肿有一部分是可以通过机体自身慢慢吸收的，但有一些不能自己吸收，需要手术干预。

一般肝囊肿也是体检查出来的，可能是先天性多囊性体质引起的，基本上不会转化为肝癌。肝囊肿超过 10 厘米，有明确的压迫症状，或是伴有肝囊肿感染，就需要手术干预了，可以做微创的开窗引流术。

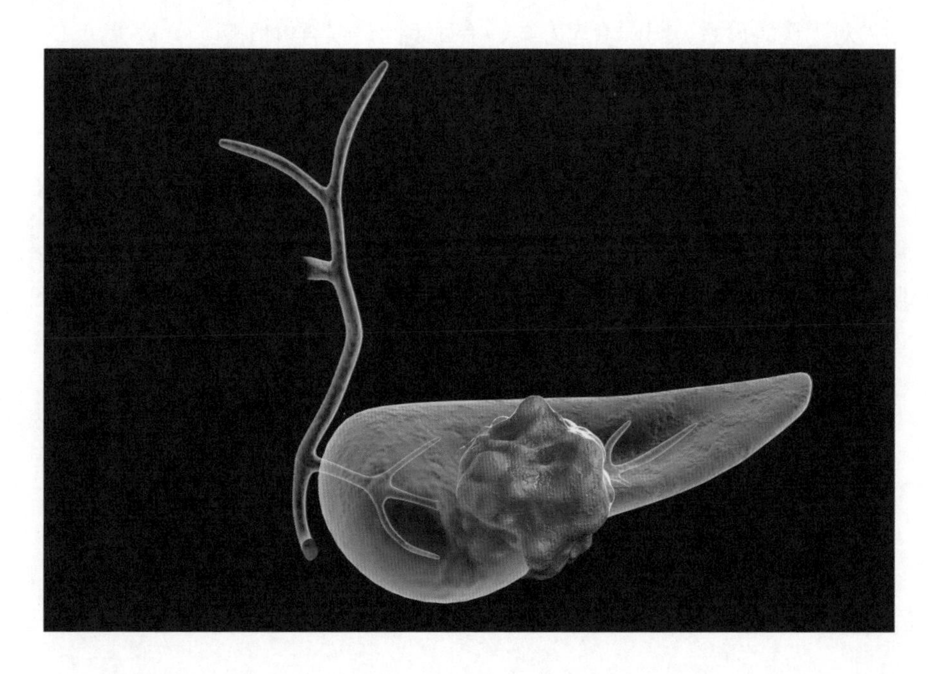

Q14：目前新辅助化疗在胰腺癌治疗上有哪些优势？

新辅助化疗就是希望能够在手术之前给胰腺癌患者提前进行干预化疗，其意义和目的是希望能够通过新辅助化疗让肿瘤降期，或是让它从一个大肿瘤变成稍微缩小一点的，以保证手术时可以把肿瘤切除干净，避免有残留或是延缓术后复发转移的时间，保证手术切除的彻底性。

新辅助治疗还可以预测治疗效果。如果在新辅助化疗期间，肿瘤不但没有缩小，反而出现了进展，那后期就没有手术的必要了，以减少无意义的手术创伤。

Q15：在治疗方面还有什么需要补充的吗？

胰腺囊肿的治疗，我需要补充的是关于检查方面，常规是做 CT、核磁共振，因为是无创的，一般大家都可以接受。但另外一项检查就是超声胃镜，在胃镜下面做超声检查，这个检查有点小创伤，可能是有点小痛苦，有的患者比较抵触，但超声胃镜在诊断胰腺囊肿上有独到的优势，它可以分辨很小的肿瘤，甚至可以在某一些维度捕捉到高危信息。所以建议大家不要太抵触，因为对于疾病诊断，明确治疗方案、治疗走向是很有价值的。

Q16：平时生活当中应该如何预防胰腺囊肿？

胰腺囊肿没有确切的病因，日常如要预防，那就是健康生活。因为我们预防不了一个病因尚未明确的疾病，但是我们可以通过大家都认知的健康的生活方式，来避免这种囊性疾病的病变和进一步的加重。如吸烟本身就是胰腺囊肿发生的高危因素，日常就可以戒烟限酒。

所以我们能劝诫大家的是第一要定期体检，及时发现。第二是明确囊肿后的定期随访，观察囊肿的变化。第三是继续保持健康的生活方式。

2 脖子上摸到肿块，是病了吗

黄新生 主任医师（复旦大学附属中山医院 耳鼻咽喉头颈外科）

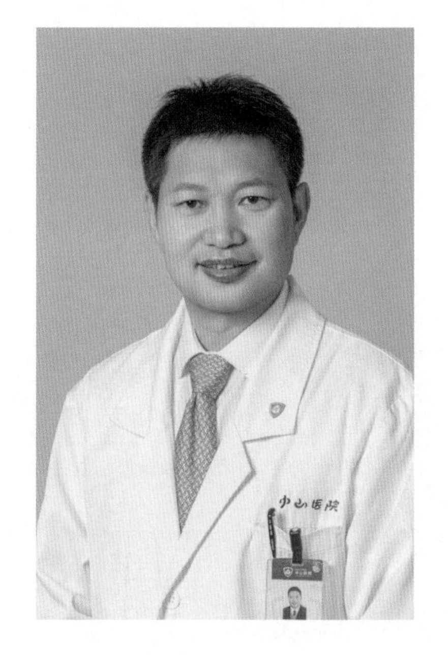

颈部的上界在下颌骨下缘、下颌角和乳突尖水平，下界到锁骨、胸锁关节和肩峰平面。

颈部的解剖结构复杂，不仅有咽、喉、扁桃体、腮腺和甲状腺等诸多器官，而且血管、神经和淋巴结丰富；当这些器官和组织发生病变时，往往以颈部肿块的形式出现。

颈部肿块的类型众多，依据肿块的部位，可初步判断肿块的来源，比如，耳垂边上肿块，多来源于腮腺；颌下肿块，可能来源于颌下腺，也可能是淋巴结；颈前正中上方的肿块考虑甲状舌骨囊肿；颈部正中下方肿块，考虑为甲状腺来源；颈侧下颌角后下、质地偏硬的肿块，应注意是咽、喉或扁桃体等恶性肿瘤的淋巴结转移可能；如果锁骨上出现质硬、活动差的肿块，也要警惕是转移淋巴结，转移来源往往是锁骨以下的器官，如肺、胃，甚至卵巢肿瘤等。

颈部肿块按照性质可分为三大类，第一类是炎症性的，特点是有红、肿、热、痛；第二类是先天性的，与胚胎发育不良有关，有些是出生就有，有些是在生长发育过程中表现出来；第三类是肿瘤性的，肿瘤性的肿块又分为良性和恶性两类，如甲状腺腺瘤、神经鞘瘤、血管瘤和脂肪瘤等都是良性肿瘤，恶性肿瘤中，有些是原发于颈部组织器官的，如腮腺癌、颌下腺癌和甲状腺癌等；有些是头颈部或胸腹部器官的恶性肿瘤转移到颈部，导致的淋巴结肿大。常见的如鼻咽癌、口腔癌、扁桃体癌和喉癌等颈部淋巴结转移，这些转移灶多位于颈上部；肺、胃肠道或卵巢恶性肿瘤转移至颈部的淋巴结，多位于锁骨上方。

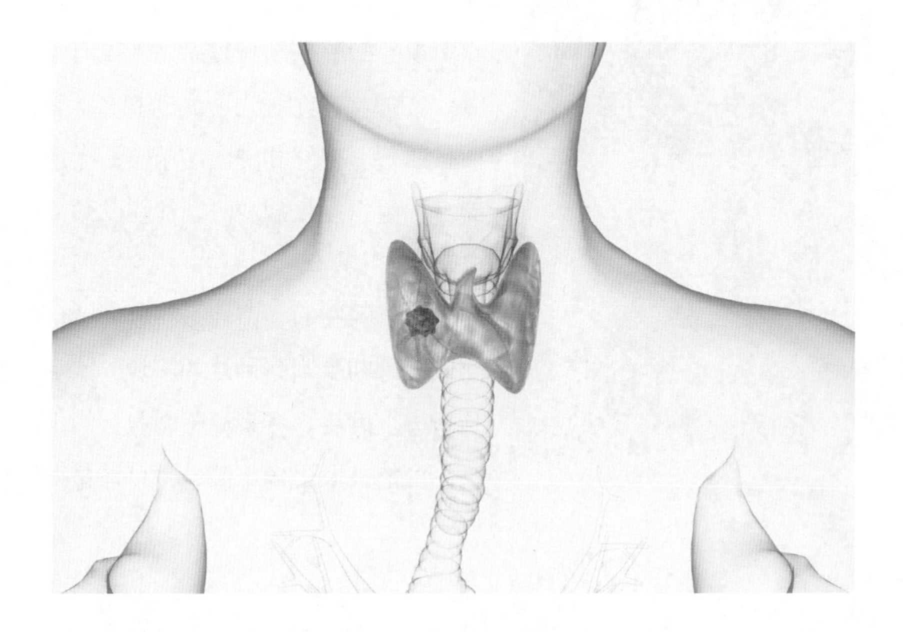

颈部肿块种类繁多，与许多科室相关，那发现颈部肿块，应该就诊什么科室？应该做什么检查呢？这还是取决于肿块的部位和性质，如甲状腺肿瘤，可就诊普外科或耳鼻咽喉头颈外科；不明原因的颈部肿块，尤其考虑是转移性肿瘤时，80% 以上是头颈部肿瘤转移来的，需要寻找原发灶，借助耳鼻咽喉头颈外科的鼻镜和咽喉镜检查，有利于提高诊断率；超声、磁共振、CT 和 PET-CT 等可观察肿块的位置、形态，初步判断性质及查找转移性肿瘤的原发病灶；穿刺活检大多能明确病理类型，对规范化诊治颈部肿块有帮助。

不同性质的肿块，处理的方式也不一样。

炎症性肿块抗炎处理即可，如有脓肿形成，则须切开排脓；如果抗炎治疗好后肿块仍反复发作，要警惕是肿瘤性的肿块引起的感染。

先天性的肿块，一般来讲需要手术切除，但先天性的多见于儿童，手术切除的时机要看儿童的情况。如果囊肿较小，可先随访观察。如果肿块生长较快，则及时切除。如果肿块出现感染，也需要及时进行抗炎处理，一段时间后再手术。

良性肿瘤，以切除为主，如肿块较小，不影响美观和颈部功能，也没有压迫症状，可以暂不处理，定期随访。颈部恶性的原发肿瘤要根据情况选择手术、放疗和（或）化疗等综合治疗。如果是颈部继发性的恶性肿瘤，处理的原则是把原发灶和颈部转移灶同时处理。

3 体检发现肺结节，要紧吗

申长兴 主治医师（上海市第十人民医院 中西医整合肺结节中心）

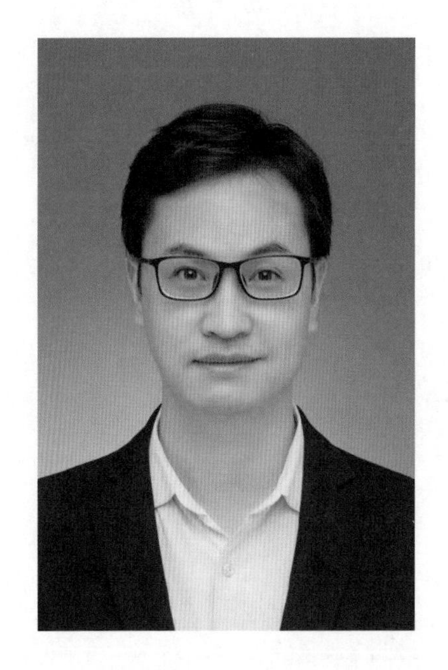

Q1：什么是肺结节？

肺结节就是我们体检的时候，做肺CT发现肺上直径小于30毫米的软组织影，但诊断肺结节前一般要排除三种情况，第一是伴有肺不张，第二是伴有胸腔积液，第三是伴有肺门淋巴结肿大。临床上还会根据肺结节的大小进行不同的命名。如肺CT报告上写的粟粒灶、微小结节、结节等名词。我们按照肺结节的直径从小到大来讲，首先是粟粒灶，它的直径只有2～3毫米，在除外转移性病灶情况下，肺原发的粟粒灶几乎没有癌症的可能性。如果肺结节的直径超过了3毫米，但没有超过5毫米，这种大小的结节叫微小结节。肺结节直径超过5毫米，但小于等于10毫米的叫小结节。肺结节直径超过 30 毫米的就叫肿块或团块影。

Q2：什么是磨玻璃结节？

生活中我们看到的玻璃本来是透明的，但经过打磨或贴纸处理后，完全透明的玻璃就变得不透明、不清楚，但仍有光可以透过，这种玻璃看起来白蒙蒙的，犹如雾气附着在玻璃表面，这种玻璃我们就叫磨砂玻璃；一些肺结节由于密度不够高，实性成分少，吸收的 X 线比较少，在 CT 图像上看起来不像骨头或者实性结节那么发白发亮，肉眼感官只是一层淡淡的薄雾状阴影，这种密度的结节就叫磨玻璃结节。值得提出的是，肺磨玻璃结节并不是肺癌的代名词，肺结节的恶性概率从 CT 图像判断还需要参考磨玻璃结节的形态是否规则、边缘是否整齐、密度是否均匀、是否伴有血管集束征等因素。恶性结节往往密度不均匀、形态不规则、边缘不齐、伴有血管集束征。

Q3：发现肺部结节到底如何随访就诊呢？

直径 8 毫米以上的需要尽早来医院诊治，直径 5 ~ 8 毫米的结节应该由医生看结节的具体大小、形态之后来决定随访方案，3 ~ 5 毫米的肺结节恶性概率极低，不必紧张，但仍需定期随访观察以防结节在不知不觉中增大癌变。

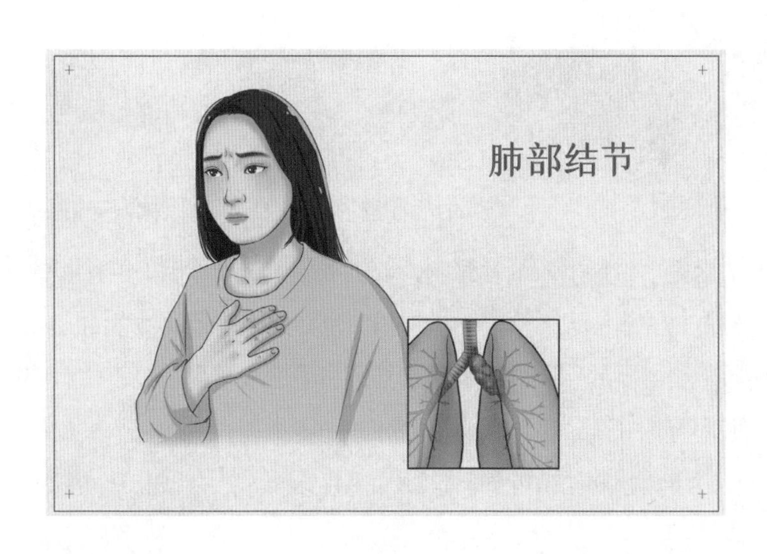

4

甲状腺疾病的超声检查和手术治疗

马 方 主任医师（上海市第六人民医院 超声医学科）
陈 斌 主任医师（上海市第六人民医院 耳鼻咽喉头颈外科）

马方医生：

甲状腺位于颈前部皮下组织下面，非常表浅，功能是分泌甲状腺激素。由于诊断仪器的进步和人们体检意识的提高，越来越多的甲状腺结节、甲状腺癌被早期发现。

那怎么知道自己有没有甲状腺结节？目前最有效、最常用的方法就是超声检查。超声检查可以初步判断结节的恶性风险，如果需要明确结节到底是恶性还是良性，常用的确诊方法是超声引导下的细针穿刺，取出细胞做病理诊断。当然相关的一些实验室检查、肿瘤标记物检查、核素扫描也都是一些辅助检查的方法。

而超声引导下的穿刺活检是鉴别结节良恶性最可靠、最有价值的诊断方法，准确率可达 95%，也可以明确癌肿的细胞类型，有助于下一步治疗方案的制订。对于甲状腺结节的内科诊断、鉴别诊断、治疗很有帮助，对于需要手术的患者，对其术前评估、手术方式选择也很有意义。

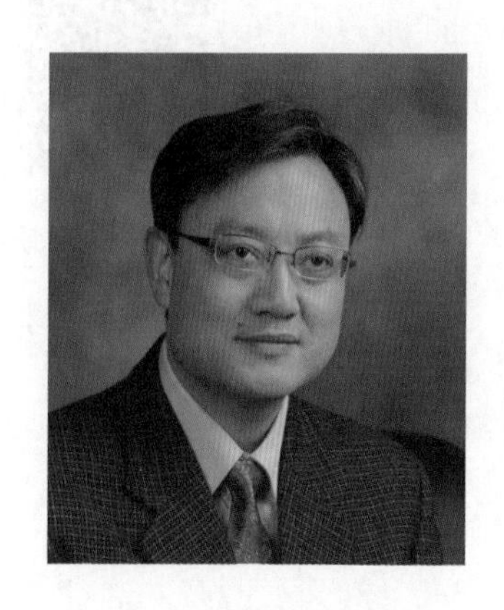

陈斌医生：

甲状腺癌仅占甲状腺结节的5% ~ 15%，其中超过85% ~ 90%是甲状腺乳头状癌，近年来，甲状腺癌发病率迅速上升，主要原因之一是甲状腺乳头状微癌（直径 < 1厘米）的确诊率显著增高。甲状腺乳头状微癌术后五年生存率可以达到98%，提示其良好的预后。有学者提出对于甲状腺微癌，可以采取积极观察而不是立刻手术的治疗策略。实际上，积极观察的策略：①仅适合小部分经严格选择的甲状腺乳头状微癌，直径 < 0.5厘米；②超声等影像学检查提示其不具备侵袭性特征；③需要具备团结协作丰富经验的多学科MDT团队；④需要极大提升社会医疗环境及医患和谐程度；⑤需要提高医患双方对甲状腺乳头状癌的认知程度；⑥需要严格遵循医学伦理、遵循知情同意原则；⑦需要严格定期密切随访。

手术治疗是适用于大部分甲状腺乳头状癌，包括乳头状微癌的主流治疗方案。必须采取规范的手术方案，降低甲状腺癌的残癌率和复发率。甲状腺癌手术主要分为甲状腺全切除术、甲状腺腺叶+峡部切除术、甲状腺腺叶切除术，以及相应区域的颈淋巴结清扫术。术后还应施行药物抑制治疗，即根据复发风险分层管理，通过服用一定剂量的甲状腺素，将患者血促甲状腺素降低到一定范围，并且严格定期随访，从而降低复发率。

5 肺结节不等于肺癌，如何处理须谨慎

叶 挺 副主任医师（复旦大学附属肿瘤医院 胸外科）

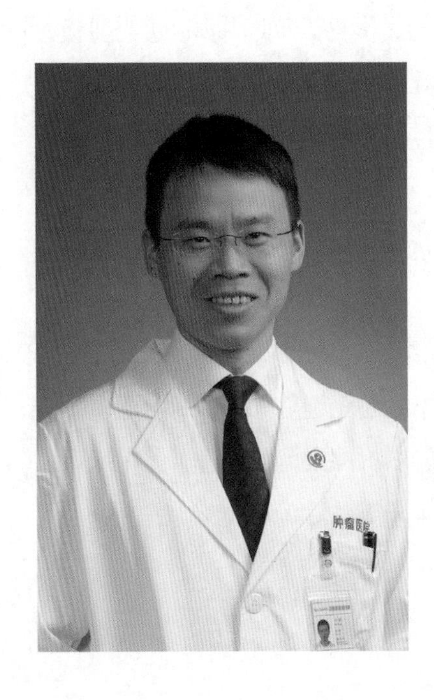

要判断一个肺部结节是恶性的还是良性的，我们要综合地从CT影像学上的特征，包括大小、形状、位置，甚至发现结节的一个自然的病程，有时候要建议观察一段时间，通过一定的随访，动态地看结节的变化情况，有助于我们判断结节良恶性。

恶性的结节通常是早期的肺癌，如果是一个实性结节的话，从CT影像上看主要是有一些毛刺、分叶、胸膜凹陷征等。现在CT筛查做得很多，发现越来越多的磨玻璃结节。磨玻璃结节有时候是早期肺癌的表现，但是我们一直在提倡，如果你是第一次发现磨玻璃结节，一定要随访一段时间，因为有一些磨玻璃结节可能是肺炎的表现。通过随访，这些炎性的磨玻璃结节会自然消退或者缩小。如果通过正规的随访一段时间后，磨玻璃结节还是持续存在的话，或许提示是早期原位癌、微浸润癌的可能。

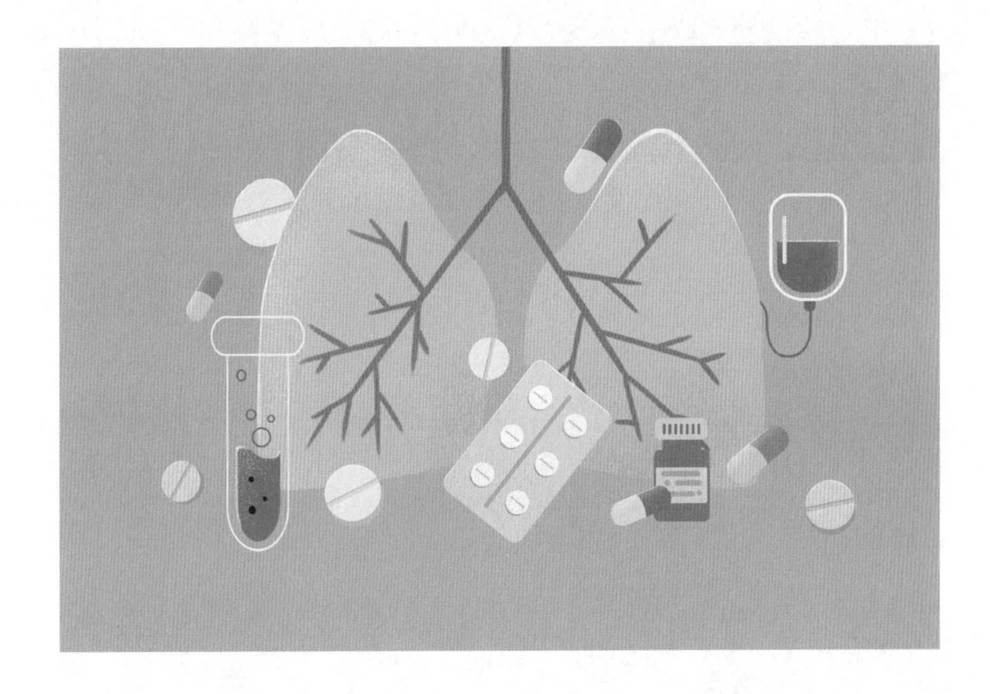

6 肺部小结节，切还是不切

张 扬 副主任医师（复旦大学附属肿瘤医院 胸外科）

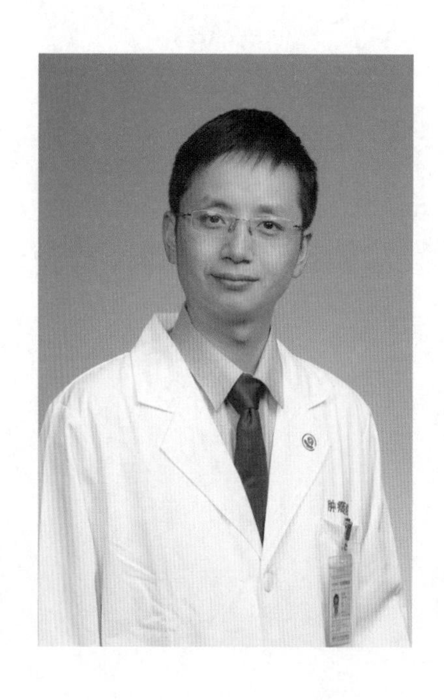

肺部小结节手术控制良性比例很重要。目前来说，胸部 CT 的筛查在国内越来越普及，胸部 CT 筛查有一个容易为人所诟病的地方，有的时候筛查会发现一些小结节，当时怀疑是恶性的，然后接受了手术，最后病理开出来是良性的，那么就增加了不必要的良性结节的手术比例。根据美国筛查试验的数据，筛查发现的肺部小结节接受手术可能会有 24% 的良性手术的比例。目前国内外的诊疗水平还达不到能够 100% 判断肺部结节良恶性。因此，美国肺癌研究协会提出了一个目标，就是将肺部小结节手术良性的比例控制在 15%

以内。对于肺部磨玻璃结节，患者绝对不能一发现就开刀，必须要经过一段时间的随访，只有对于持续存在的磨玻璃结节，我们才进行手术，这样能够有效地控制良性比例。那么，目前对于肺部实性结节来说，还缺乏一个判断良恶性的很好的办法，相对来说，实性结节比较难以判断良恶性。所以，具体的手术治疗的时机和指征还需要进一步研究。

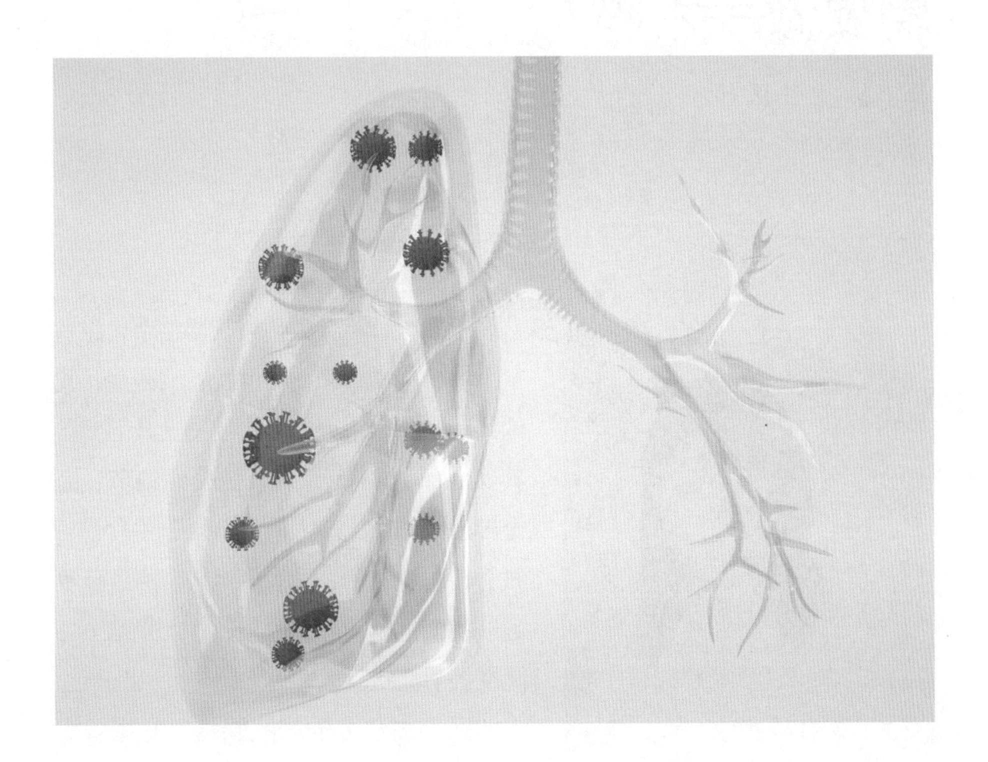

7

发现甲状腺结节需要做手术吗

杜 晶 主任医师
（上海交通大学医学院附属仁济医院 超声医学科）

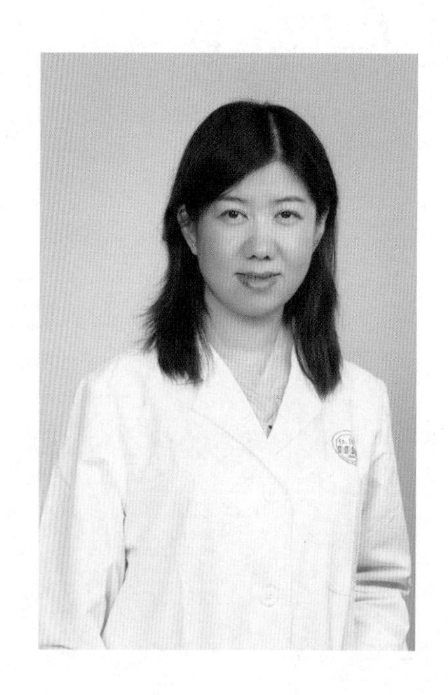

很多人体检会发现甲状腺结节，患者很恐慌，经常会来门诊问我：“医生，我的结节是不是不好，要不要马上开刀？”其实90%的甲状腺结节是良性结节，完全可以随访。比较大的结节压迫了食管、气管，引起吞咽、呼吸困难或者声音嘶哑者，我们可以请外科医生做手术将结节切除以缓解症状。

只有少部分的甲状腺结节是甲状腺癌，超声是首选的检查手段。如果影像学怀疑是甲状腺癌，可以通过微创的方法，用一根很细的穿刺针获得结节里的细胞，结合基因检测，术前作出精准的诊断。

1 厘米以上的甲状腺癌，建议手术切除。如果确诊为直径 1 厘米以下的甲状腺微小癌，大家也不要恐慌，我们可以用一些微创的方法，如射频、激光或者是微波做消融治疗，把病灶原位灭活在甲状腺的腺体内，既不影响功能，又不影响美观。所以，建议大家进行规范的超声随访和诊疗。

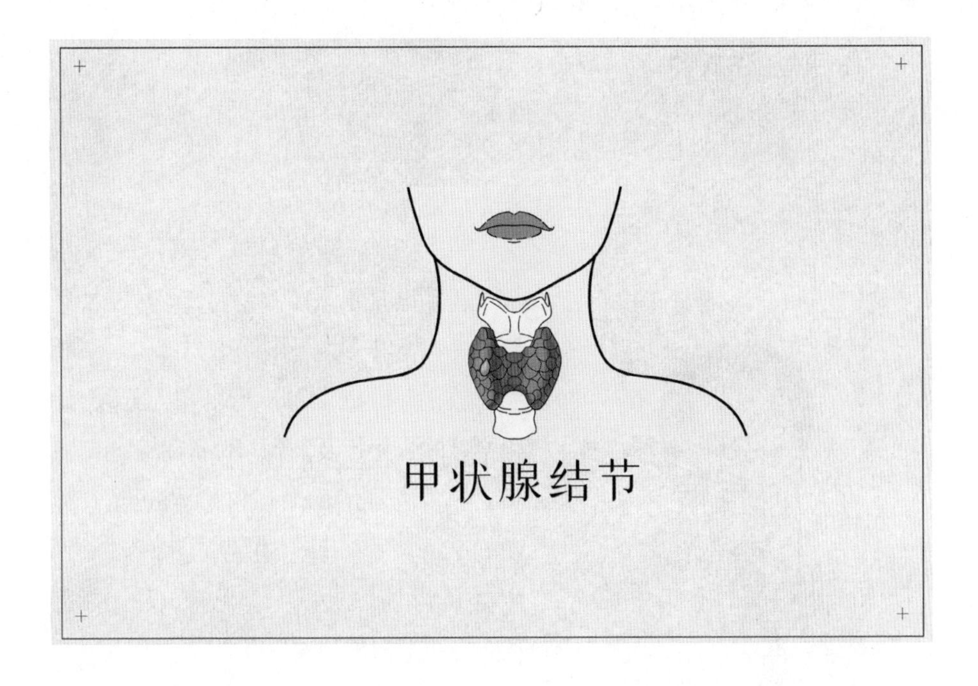

8 重离子治疗复发鼻咽癌的“中国方案”

胡集祎 副主任医师
（上海市质子重离子医院 头颈及中枢神经肿瘤科）

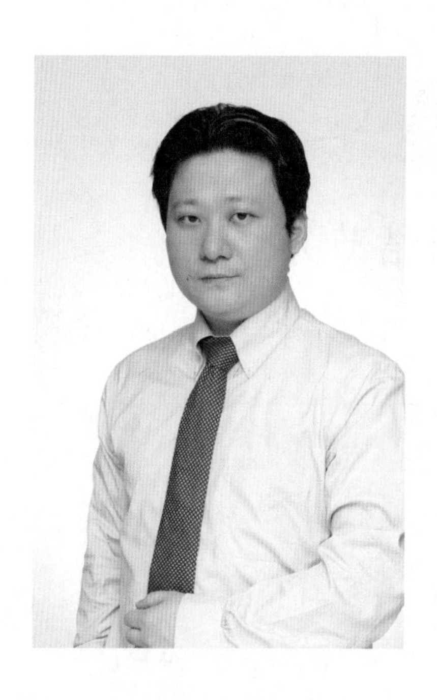

鼻咽癌是中国最常见的头颈部恶性肿瘤之一，尤其多发于国内南方省份。鼻咽癌对放化疗敏感，临床上采用以放射治疗为主、联合化疗及药物治疗的综合治疗方案。随着调强放射治疗技术及综合治疗策略的广泛应用，患者的疾病控制率和长期生存率有了很大提高，但仍有 10% ~ 15% 的患者可能出现局部复发。

复发鼻咽癌与初治鼻咽癌有所不同，临床治疗颇具挑战。首先，调强放疗后复发的鼻咽癌多由对放射线不敏感的肿瘤细胞引起，对此类患者再次进行光子放疗，效果往往不理想。其次，鼻咽部位解剖结构复杂，周围毗邻诸多重要组织和器官，既往接受过根治性放疗的患者再次进行光子放疗，鼻咽黏膜坏死等严重不良反应的发生率较高。鉴于重离子放疗照射精准、肿瘤控制率高、不良反应轻微等特点，其为局部复发鼻咽癌提供了一种颇具前景的治疗手段，目前我国已开展多项前瞻性临床研究，总结确认了重离子治疗局部复发鼻咽癌的推荐剂量，在国际上率先建立了局部复发鼻咽癌的重离子治疗模式。目前，重离子联合抗 PD-1 免疫治疗的临床研究也正在进行中，以期进一步提高局部复发鼻咽癌患者的疗效。

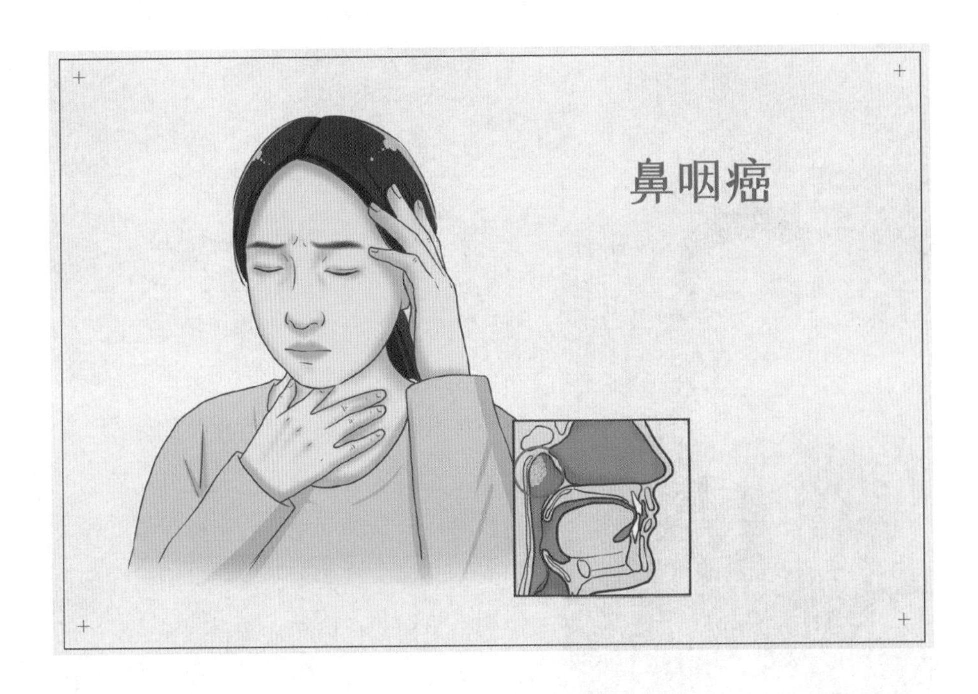

9

回望肝癌防治来时路，启航肝癌诊疗新征程

李 俊 主任医师（上海市第十人民医院 肝胆胰外科）

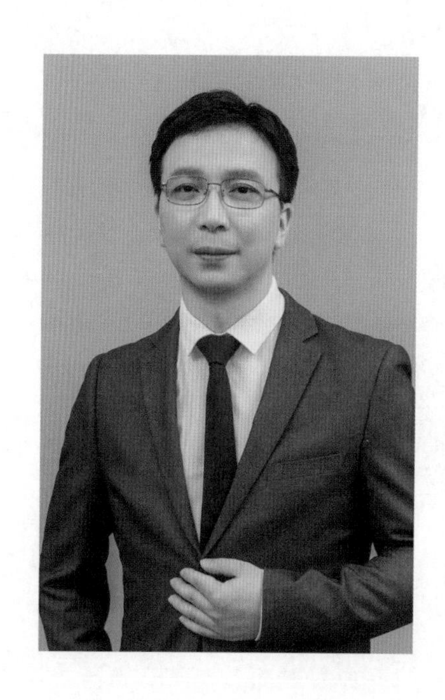

Q1：为什么很多肝癌患者一旦发现就已经处于晚期阶段了？

大约70%的肝癌患者在确诊时已经处于中晚期的状态，为什么会出现这一情况？主要有两方面的原因。第一，有导致肝癌的病因，但没有进行规范的体检。如感染了乙肝病毒的患者只关注肝功能的情况，往往会认为肝功能的指标正常就代表没有患肝癌。其实不然，肝炎病毒大多数时候只是潜伏在体内，并不会导致肝脏的炎症表现，但有可能促成肝细胞发生基因的变化，使其进入癌变的过程。第二，早期肝癌没有明显的症状和体征。早期肝癌一般指的就是小肝癌，肝脏是人体最大的实体性脏器，其中有一个 2 ~ 3 厘米的小肿瘤，就好比西瓜中间的西瓜籽，容易被忽视。等肿瘤长大了，变多了，多就处于中晚期阶段。

Q2：我们可以预防肝癌发生吗？

第一，感染了乙型或者丙型肝炎病毒的高危人群须规范和规律地进行体检。第二，要避免长期大量饮酒。大家知道，肝脏是一个解毒器官，当酒精到达体内后会转化为乙醛，乙醛在肝脏内积存会损伤肝细胞，产生脂肪堆积或者纤维化，导致肝硬化的发生，并逐渐走向肝癌。第三，注意合理饮食，尤其是对中老年患者而言，不能食用发霉的食物，少吃烧烤，避免这些食物中的致癌物质损伤肝脏；多吃水果蔬菜，适量摄入维生素 C 及抗氧化物质。第四，合理安排生活作息，肝糖原合成和累积往往会在夜晚 11 ~ 12 点产生，因此要尽可能避免熬夜。第五，要避免动怒，保持相对平和的心态。

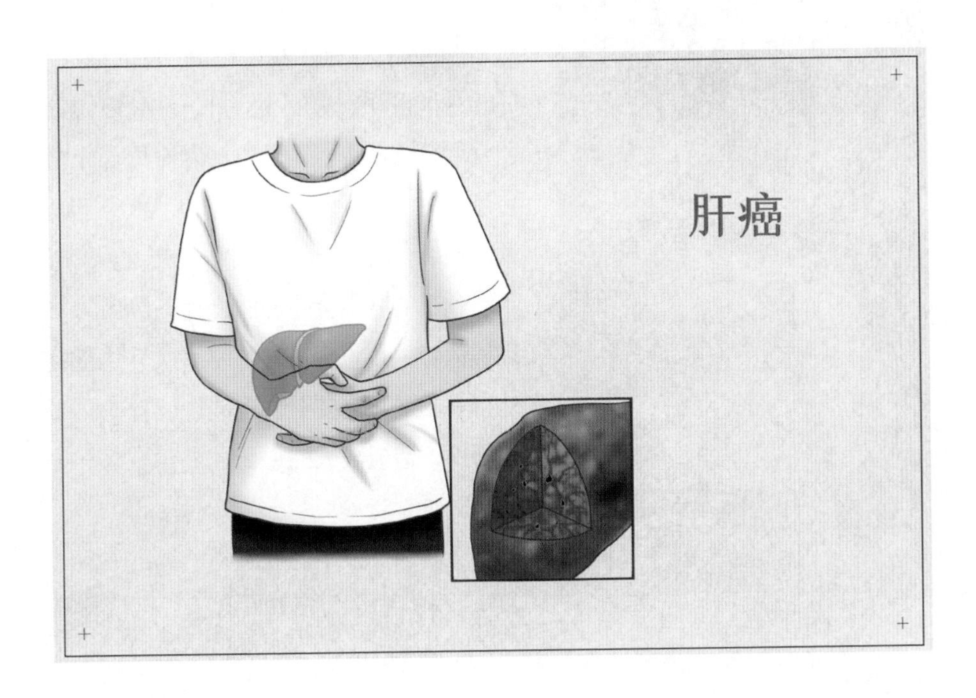

10

扫描二维码
观看科普视频

你知道目前哪些头颈部肿瘤手术可以做到“面颈部无痕”吗

吴春萍 副主任医师（复旦大学附属眼耳鼻喉科医院 耳鼻喉科）

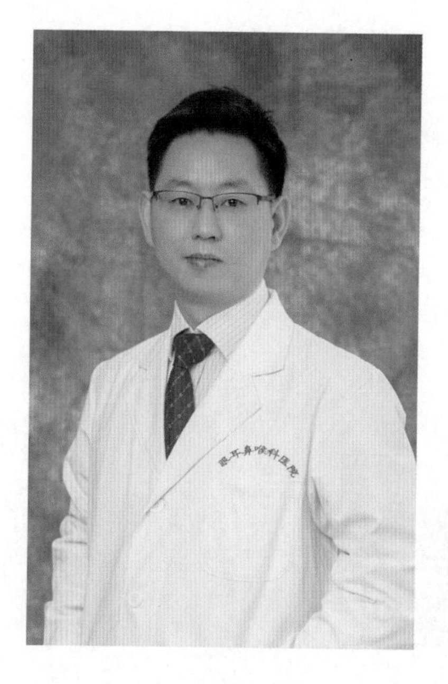

常规的头颈部肿瘤包括甲状腺肿瘤、颌下腺肿瘤、腮腺肿瘤等，此外还有一些先天性的肿块，如鳃裂囊肿、鳃裂瘘管、甲状舌管囊肿等。由于这些肿瘤位置分布在颈部的不同区域，容易因为手术留下面颈部疤痕，对患者的外观造成一定的影响。除了颈部的腺体会生肿瘤以外，口咽部如扁桃体等位置也会出现肿瘤。这类肿瘤的外科手术通常需要劈开下颌骨或者在面部做切口，造成较大的创伤，更容易留下面颈部疤痕。

随着医疗技术的发展和进步，头颈部肿瘤手术也进入了微创时代。以甲状腺手术为例，微创腔镜手术能够把原本颈前区域切口移至胸乳、腋窝、口腔前庭等位置，通过建立这样的“切口隧道”来切除甲状腺肿瘤。另外，对于腮腺肿瘤、颌下腺肿瘤，临床上可通过在耳后发际线切口，并建立腔道，通过内镜等手术器械切除肿瘤。大家所熟知的达芬奇机器人手术也在口咽癌，如扁桃体癌等头颈部肿瘤手术上得以应用，在 3D 超高清视野下，即便是一根细如发丝的血管也能清晰可见，借助机器人灵巧的手臂在极小的创口下，将肿瘤切除干净，避免留下难看的面颈部疤痕。

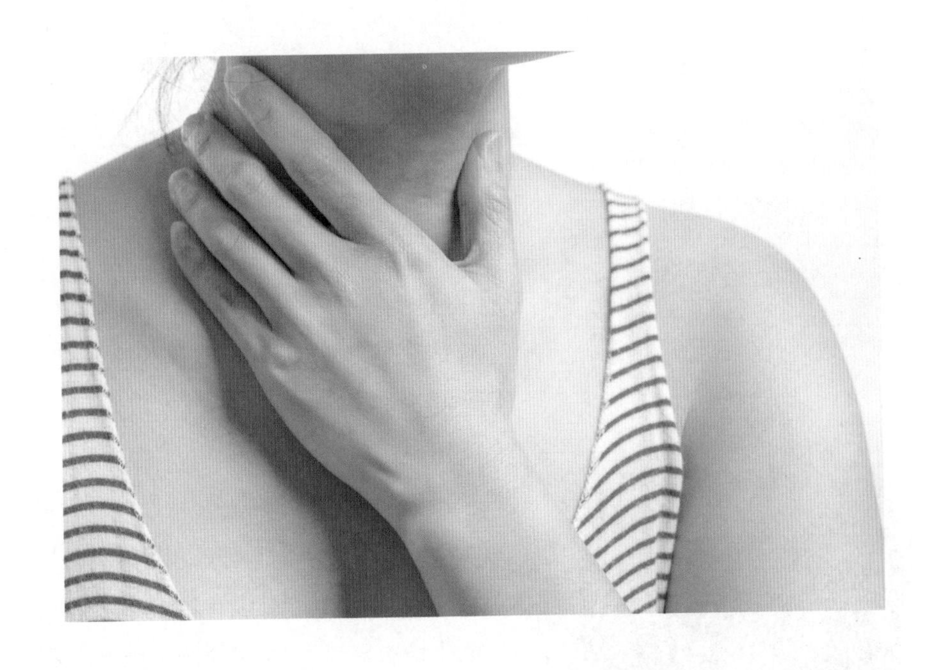

11

放疗在治疗小细胞肺癌中的运用

蔡旭伟 主任医师（上海市胸科医院 放疗科）

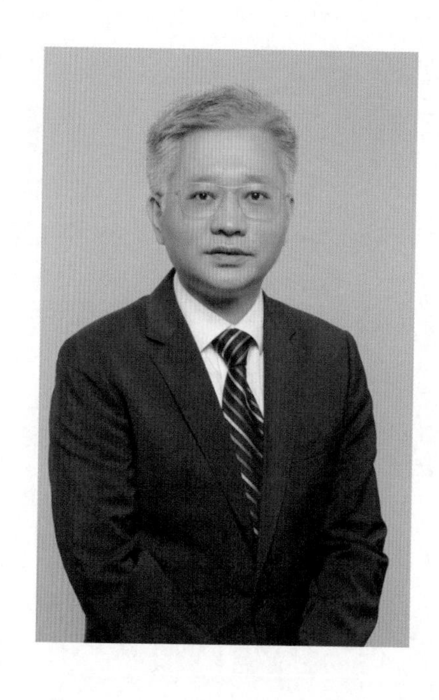

肺癌里面有15%左右属于小细胞肺癌，其恶性程度高，需要一开始就做同步放化疗。

什么是小细胞肺癌？是因为癌细胞特别小吗？小的癌细胞会不会比其他类型的危害更小？

小细胞肺癌是一种恶性程度较高的病理类型，大多数小细胞肺癌和吸烟有密切关系。它和非小细胞肺癌有着显著的区别，它的小指的是用显微镜观察到的癌细胞很小，可呈圆形或燕麦形，弥漫分布或条索状排列。癌细胞内可见神经内分泌颗粒，这也是小细胞肺癌会产生独特症状的根源所在。小细胞肺癌在肺癌中素以凶恶著称，对人体有着很大的伤害，如果不进行治疗，其中位生存期仅为 2 ~ 4 个月。医生对每种类型的肺癌都有针对性的治疗方法，结合小细胞肺癌生长速度快、易转移、对放化疗敏感的特征，放疗在治疗过程中有着重要的地位。

小细胞肺癌的局限期通常指病变局限于单侧胸腔，可以被一个放疗靶区所覆盖，同步放化疗是局限期小细胞肺癌的标准治疗方法，同步治疗更加优于序贯治疗。广泛期则是指肿瘤局部负荷过高，无法被一个放疗靶区安全覆盖或者已经发生了远处转移，广泛期小细胞肺癌主要采取以药物为主的治疗方案，对于全身治疗起效的患者，针对胸部残留病灶进行放疗，可以提高肿瘤的控制率。由于小细胞肺癌有着较高的脑转移发生率，对于放化疗起效的患者推荐进行预防性脑放疗，清除脑部潜在的癌细胞，从而降低脑转移的风险。

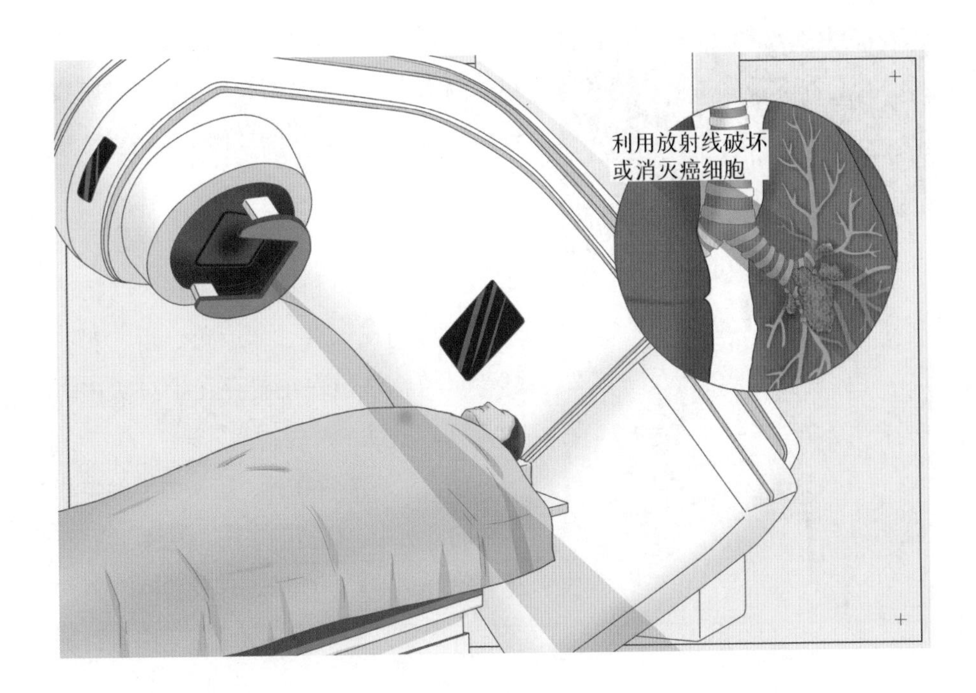

12 肺移植患者如何做好饮食管理

（上海市肺科医院 营养科）

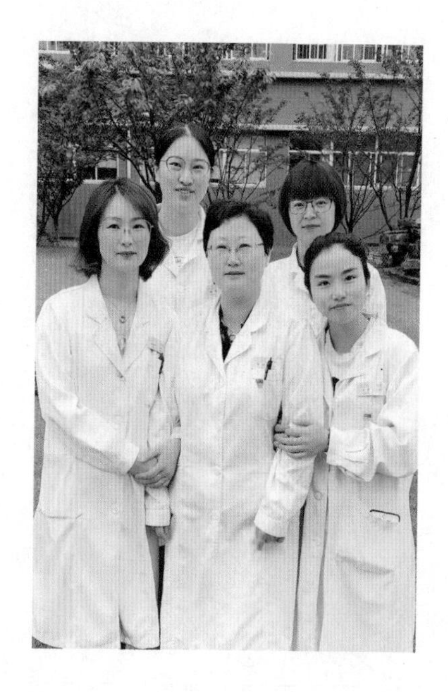

肺移植的营养支持要以高蛋白、高热量、高维生素、丰富的矿物质、富含膳食纤维为原则，那么哪些食物中富含这些营养素呢？

蛋白质含量高的食物：主要分为两类，动物性蛋白和植物性蛋白。动物性蛋白主要有鸡、鸭、牛、鱼、蛋、奶、虾等。植物性蛋白主要存在于豆类中，如黄豆、黑豆、大豆、青豆等。

铁含量高的食物：一般来源于肉类和动物的肝脏中，如瘦的牛肉、羊肉、猪肉，还有猪肝、羊肝、鸭肝，以及动物的血。

钾含量高的食物：蔬菜水果中含钾是

非常丰富的，如新鲜的蚕豆、土豆、菠菜、海带，还有香蕉、青豆、黄豆等。

钙含量丰富的食物：钙主要存在于牛奶、酸奶等奶制品中，海产品、绿色蔬菜也含有丰富的钙，如菠菜、芥蓝、毛豆、苋菜，吸收效果略低于牛奶和酸奶。

维生素C含量高的食物：一般维生素C来源于新鲜的蔬菜和水果，蔬菜有芹菜、菠菜、花菜、胡萝卜，记得要选深绿色蔬菜；水果中猕猴桃、柠檬、橙子的维生素C含量都是非常丰富的。

B族维生素含量高的食物：常见于动物内脏、豆类、蛋奶类、畜禽鱼肉类、全谷类，还有绿叶蔬菜类等。动物内脏如猪肝、鸡肝等，绿叶蔬菜如菠菜、蚕豆、甜菜等。

维生素A含量高的食物：来源于动物内脏和深色蔬菜、水果，如鸡肝、羊肝、猪肝、鸡蛋的蛋黄、鱼肝油、胡萝卜等。

钠含量高的食物：提到钠含量，我们往往想到的是调味料，如酱油、盐，但实际上在加工类、腌制类食物中，钠的含量也是非常高的，如海苔、肉干、鱿鱼丝、话梅等。

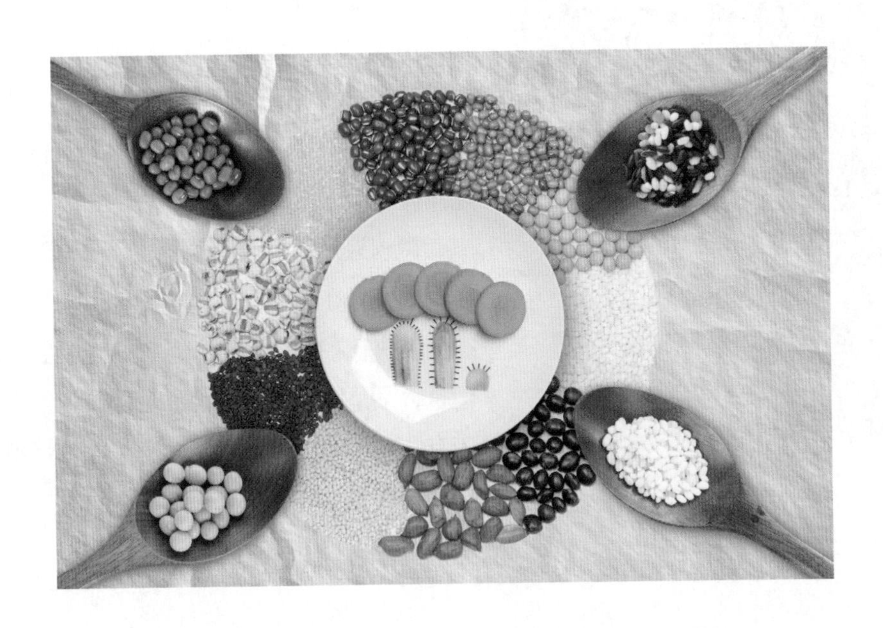

13 微创还是开放？胰腺肿瘤患者该如何选择手术方式

扫描二维码
观看科普视频

刘 辰 主任医师（复旦大学附属肿瘤医院 胰腺外科）

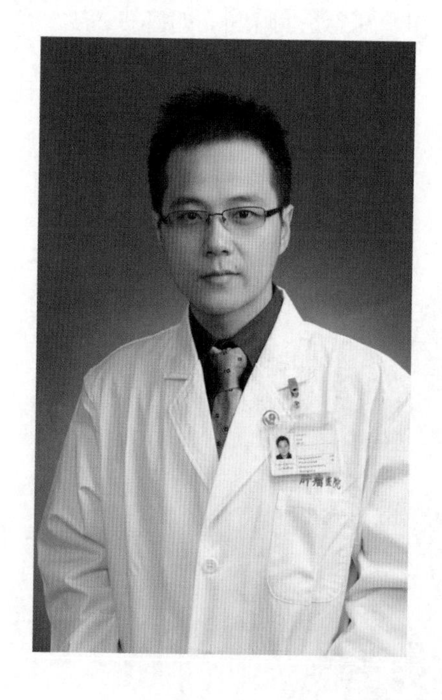

同是胰腺肿瘤，为什么有些需要做传统开放手术，而有些可以做微创手术？胰腺肿瘤分为良性胰腺肿瘤、恶性胰腺肿瘤以及一些交界性的或者说是低度恶性的肿瘤。绝大多数的良性肿瘤和低度恶性肿瘤可以用微创治疗手术方式来进行，有一些比较早期的恶性肿瘤也就是胰腺癌，也可以用微创的手段。

微创只是一个治疗手段，而不是目的，微创的好处在于手术做完之后，患者恢复得比较快，卧床时间短，没有很大的切口。但是，不是所有的患者都适合做微创，因为有一些相对比较大的肿瘤、有血管侵犯的肿瘤在微创下进行是有一定的困难的，而且有一定的安全隐患。

微创是一个从下至上的独特视角，如果肿瘤对一些比较重要的、需要保留的器官和血管有遮挡的话，这样的患者就不适合做微创，所以微创并不是适合每一个胰腺肿瘤患者。当然，如果得了胰腺肿瘤，在有条件做微创的情况下，我们还是建议患者尽量做微创。

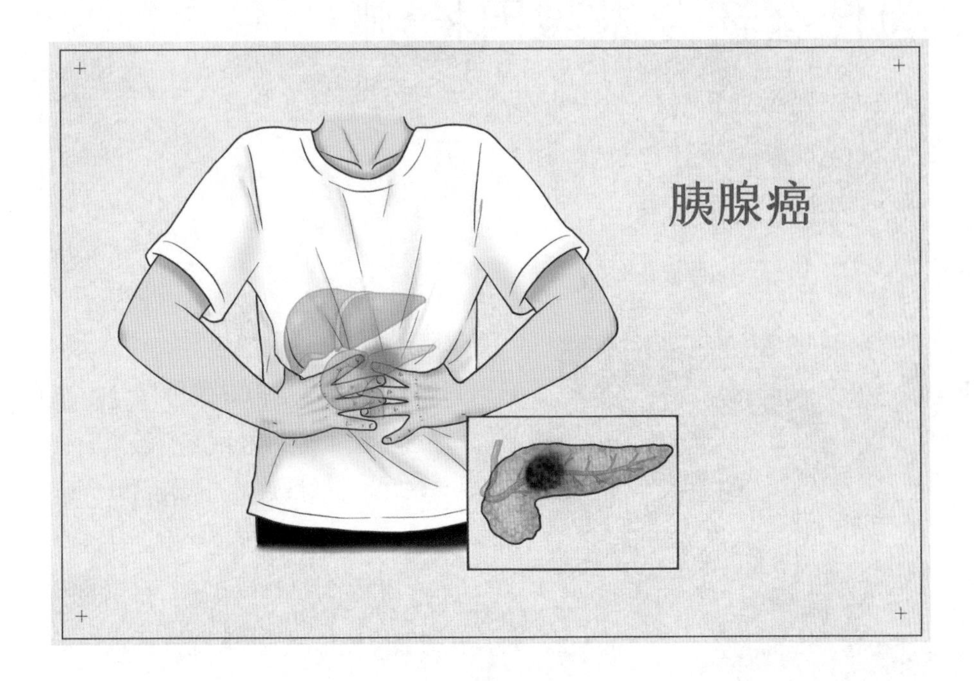

14 已经确诊为肺癌，为什么还要做基因检测

熊安稳 副主任医师（上海市肺科医院 肿瘤科）

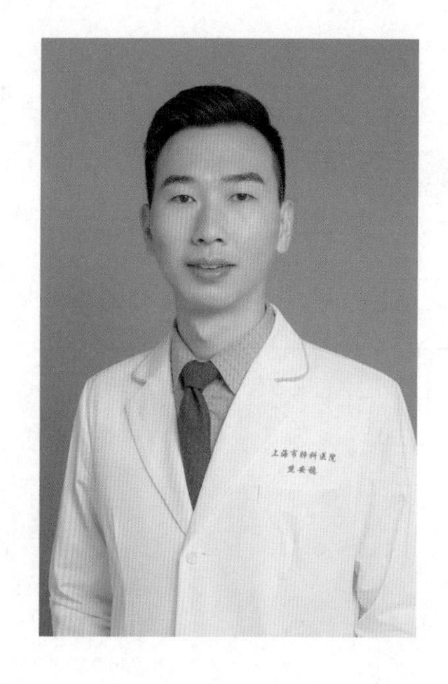

Q1：什么是肺癌的驱动基因？

肺癌驱动基因是指导致肺癌分子水平的一个原因。目前非小细胞肺癌里面有50% ~ 70% 的人群是知道因为哪些基因驱动导致的。如果我们发现这些驱动基因的一个位点，并且对这个位点进行相应的阻断，就能够比较精准地控制肺癌的进一步发展。

Q2：肺癌驱动基因跟肺癌的诊疗包括疗效有什么关系？

第一，就是 EGFR 突变的患者，如果没有发现驱动基因，仅通过化疗的话，生存期只有一年到一年半，随着 EGFR 突

变的一代药物、二代药物、三代药物的开发以及未来四代药物研发，这类患者生存期是逐步延长的。目前来讲，已经达到三年多的水平，活过五年的也大有人在。第二，称为ALK融合的突变患者，在以前没有靶向药的情况下，化疗的疗效包括生存期是差于普通患者的，但是，随着科学的发展，有了一些新的靶向药物和新的检测办法，发现了位点并且给予相应治疗以后，这类患者的生存期得到了非常显著的提高，已经超过了五年，超过七年也是大有人在，从而达到了肺癌诊疗慢病化的一个过程。第三，做基因检测到底该如何选择测量？目前做驱动基因检测主要有两种办法，我们简单地称为第一代测序办法和第二代测序办法。第一代测序方法的优点是测序速度非常快，而且费用相对便宜，缺点是根据常见位点设计探针，从而去跑PCR的办法来达到测序的目的。也就是说，只能针对我们目前已知的一些少数位点进行相应位点的检测。第二代测序办法的优点就是测序范围会更广，因为它设计探针以后，真正形成了一个相对广谱测序，有可能发现一个少见的，或者是既往没有发现过的驱动基因的情况。缺点就是费用相对来讲比一代测序要高；并且时间成本更长，第一代测序只要一两天就能出结果，而第二代测序在很多医院都要花上两周左右的时间才能拿到一个最终的结果。

所以，做驱动基因的检测对肺癌的诊疗意义非常大，能为肺癌治疗的提升提供一个精准的方向，如果把治疗肿瘤比喻为发射导弹的话，那么进行检测，就类似于导弹上面的循环系统，我们知道让什么样的患者获得一个更好的疗效。

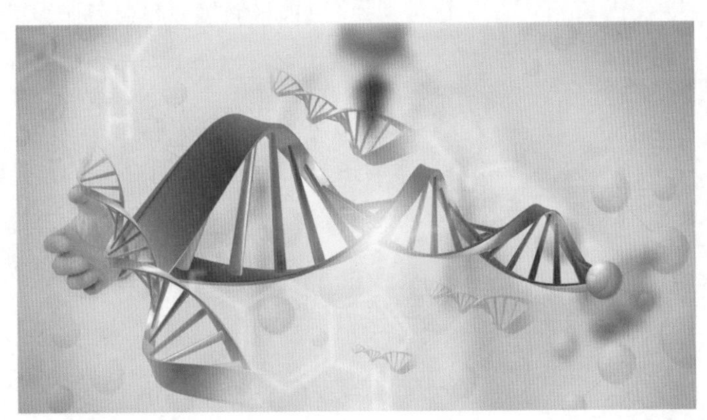

15

肺移植患者如何避免围手术期营养不良

（上海市肺科医院 营养科）

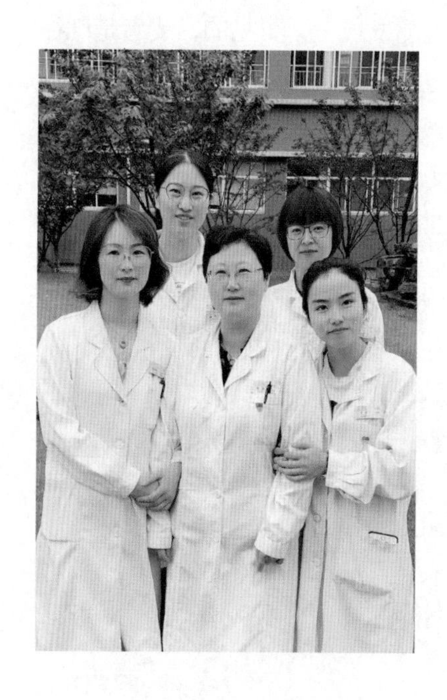

肺移植患者围手术期发生营养不良的情况是非常常见的，营养不良发生率高达20%～70%，且与移植后的生存率明显相关。由于肺移植患者本身处于高代谢高分解的状态，对能量和蛋白质的需求比正常人要高，同时厌食和其他治疗等因素更加剧了营养不良的发生。而这个时候合理和及时的营养支持显得尤为重要，可以帮助患者改善临床结局和预后，缩短住院时间，加速康复，节省医疗费用。那么，患者应该如何进行围手术期的营养支持呢？

术前通过专业的营养筛查被诊断为中重度营养不良的患者，建议增加能量和蛋白质的摄入，一般是通过口服营养补充剂进行补充，有助于达到目标摄入量。而对于肥胖的肺移植患者，建议术前首先要减重。肺移植患者术后的营养支持需要一个过程，饮食要从流质、半流质、软食、普食逐步过渡，营养支持以高蛋白、高热量、高维生素、高钙、富含膳食纤维为原则，如果正常饮食无法满足饮食的需要，那么需要搭配口服营养补充剂进行营养补充。以蛋白质为例，一个正常成年人需要每天每千克体重一克，那么肺移植患者的蛋白质需要量是正常成年人的 1.3 ~ 1.5 倍，所以给予口服营养补充剂更能精准地、科学地帮助患者达到目标需要量。

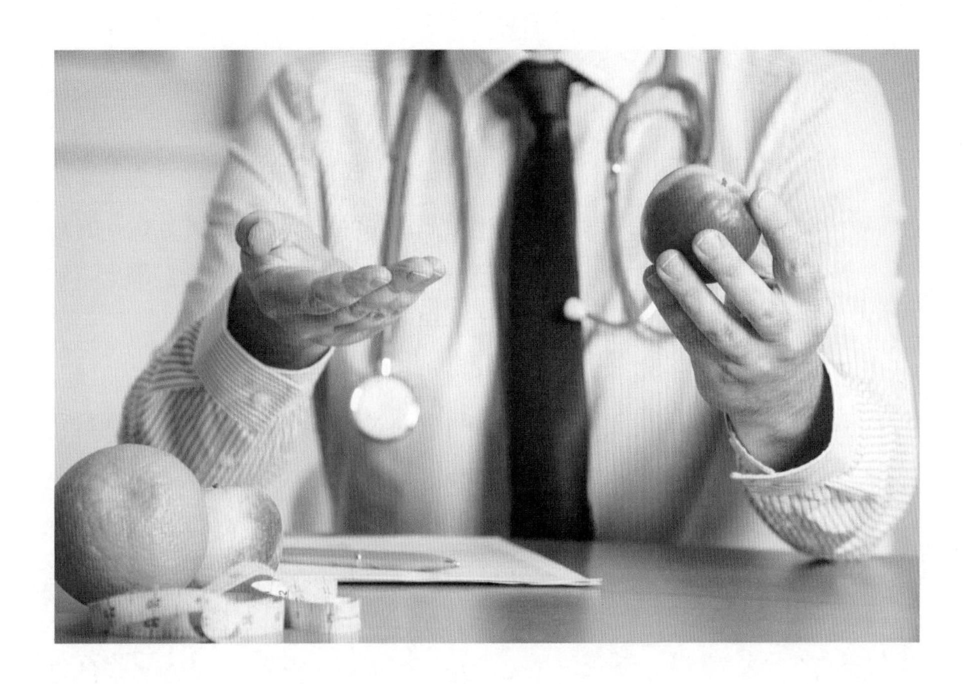

16 乳腺癌的早期发现与诊断

扫描二维码
观看科普视频

殷文瑾 主任医师（上海交通大学医学院附属仁济医院 乳腺外科）

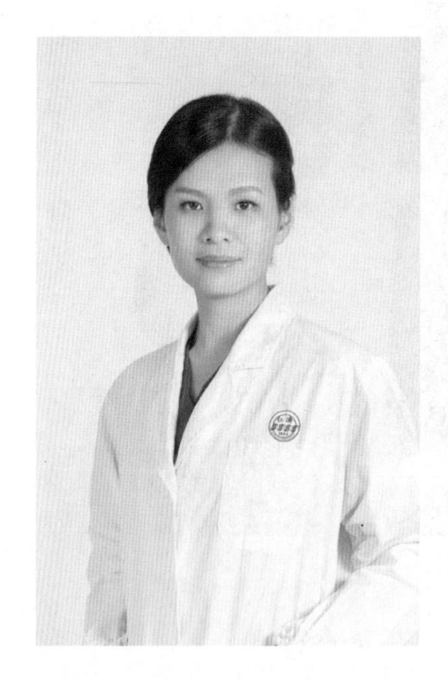

近年来，乳腺癌取代肺癌成为全球发病率最高的恶性肿瘤。“粉红危机”的到来逐渐唤醒了人们的筛查观念。那么，常见的乳房检查方式有哪些?

首先，我们可以自查。在洗澡的时候，我们可以面对镜子抬手叉腰，然后观察乳房的皮肤颜色、大小以及形状等，然后观察皮肤是否有局部的凹陷、红肿以及乳头是否有蜕皮破溃等表现。

其次，我们可以进行触诊检查。触诊的手法其实是相当关键的，在触诊的过程当中，我们需要像在皮肤上弹钢琴一样进行触诊检查，而不是抓捏一般进行触诊检查。如果发现有乳房肿块或者乳头溢液，甚至发现有腋窝肿块的时候，就需要到乳腺外科进行就诊。

到了医院以后，医生会建议进行哪些检查呢？除了常规的体检之外，乳房检查“三兄弟”——B 超、钼靶、磁共振检查是常见的乳房检查方式。

“粉红危机”并不可怕，早期发现、早期诊断、早期采取积极的治疗，大部分患者可以获得长期的生存，并且保持良好的生活质量。

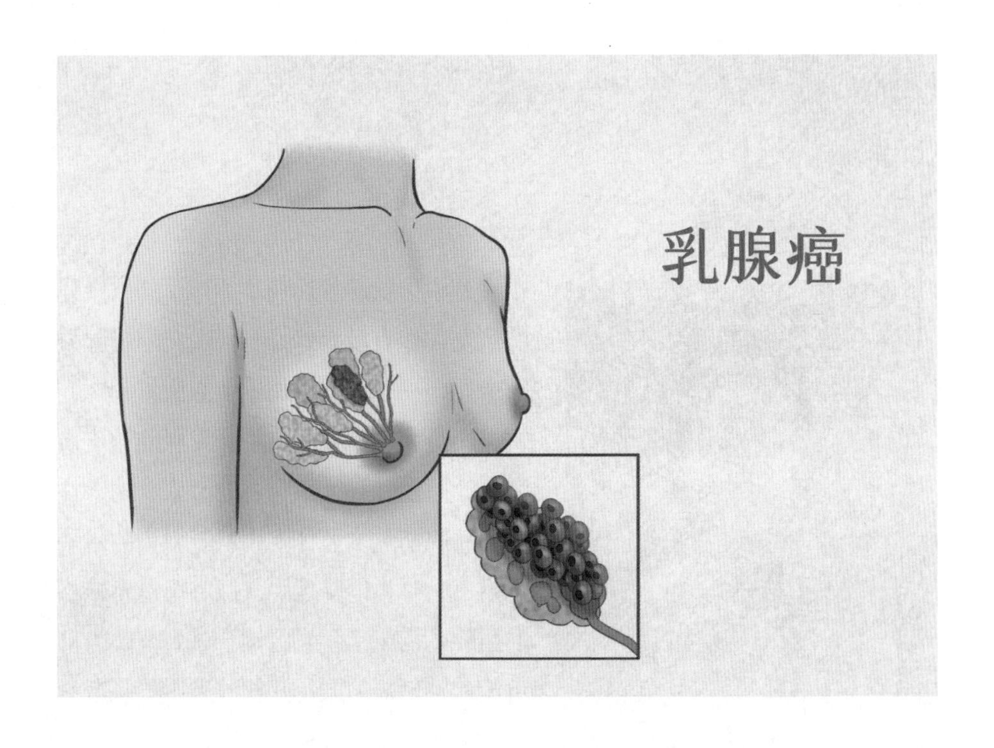

扫描二维码
观看科普视频

17 甲状腺癌患者术后服药指南

刘琬琳 住院医师（复旦大学附属肿瘤医院 头颈外科）

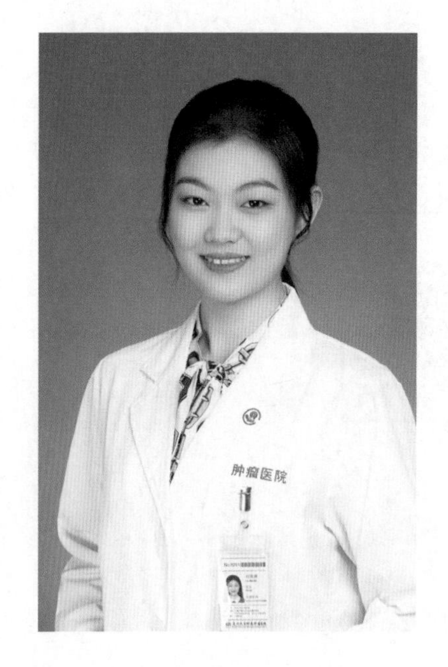

都说甲状腺术后药不能停，那么亲爱的病友，你有没有好好吃药呢？甲状腺肿瘤术后，一般需要服用甲状腺激素药物，这可不是大家常说的吃了会发胖的糖皮质激素，而是一种人工合成的激素，用来补充甲状腺切除术后体内甲状腺激素的水平不足，同时也能降低甲状腺肿瘤复发转移的风险。临床上我们经常会碰到，因为患者没有正确规律服用药物导致甲状腺激素水平控制不佳，我们常会根据手术范围、病理报告等复发风险程度来评估甲状腺激素的用量。

对于患者来说，我们有以下几点建议。

第一，早晨空腹服药，并且服药至少半个小时以后再进食早餐，同时避免用豆浆、牛奶送服药物。第二，服药可不能三天打鱼两天晒网，需要坚持服药。如果某一天忘记了服药也不必过于紧张，只需要保证在长期的时间内服药是规律的就可以。第三，术后随访的当天也是需要服用甲状腺素的。第四，尽量不要私自调整药物用量，如果在服用药物的过程中有任何的不适，建议及时到医院咨询就诊。

最后，希望各位病友好好吃药，定期复查，早日回归健康生活。

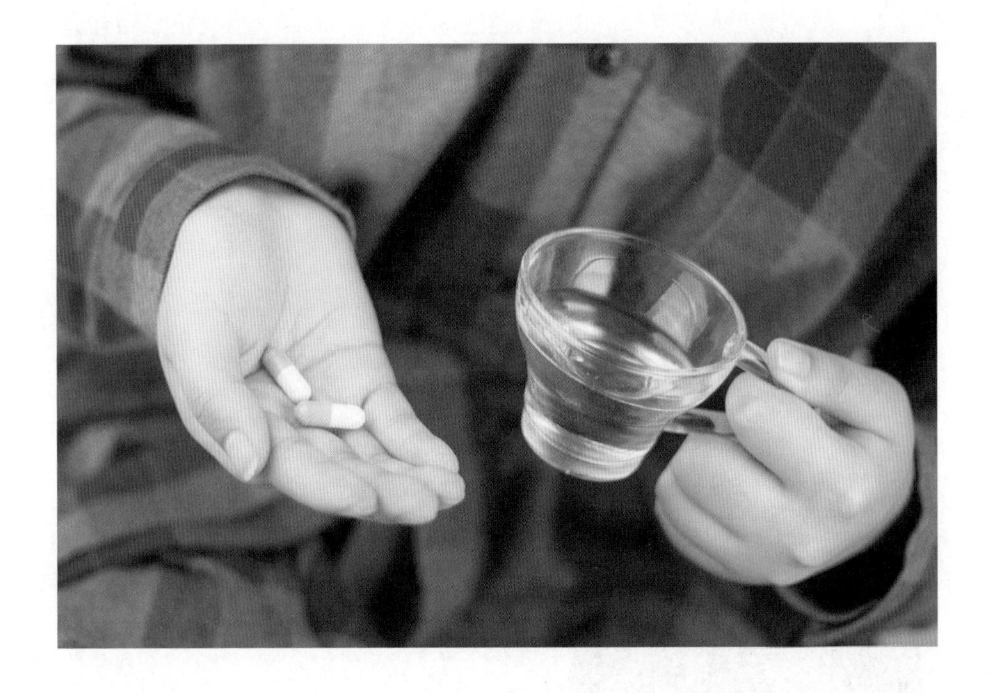

18 如何发现和治疗气管肿瘤

姚 烽 主任医师
（上海市胸科医院 胸外科、气管外科和肺移植外科）

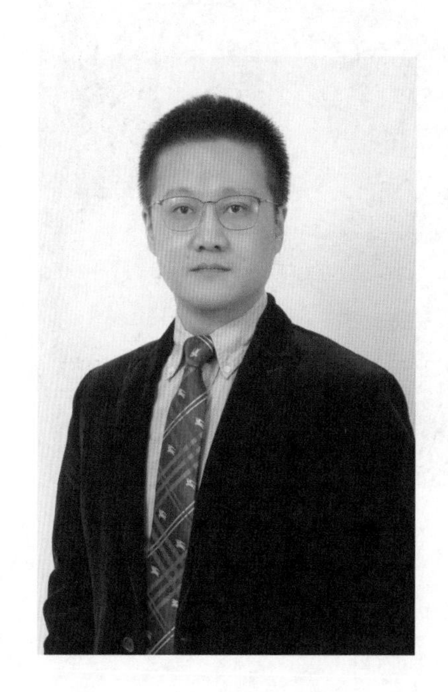

一、气管肿瘤的检查

1. 现在的体检项目当中，很多都会把胸部 CT 作为常规的体检项目，胸部 CT 除了能够发现肺部结节以及早期肿瘤以外，对于气管的肿瘤也是有一定鉴别能力的。

2. 气管镜能够非常清楚地发现气管肿瘤的存在，气管镜下我们可以对气管肿瘤进行活检、确诊。

3. 如果确定气管肿瘤的发生，为了排除转移的可能性，我们一般会推荐患者做 PET-CT，可以确定良恶性，判断有没有全身转移。

4. 血液肿瘤指标的检查。这个在常规的体检项目当中都会覆盖，如果肿瘤进展到一定的程度，我们可以在血液当中检查到肿瘤指标的上升，如癌胚抗原或 CA215 的升高。

二、气管肿瘤的治疗

第一，内镜治疗。内镜治疗更多地适合良性肿瘤，尤其是儿童的良性肿瘤，良性肿瘤通过内镜切除，可以达到根治的效果，而且内镜的治疗创伤更小、恢复更快。

第二，手术治疗。大部分恶性肿瘤首选的治疗方式是手术治疗，手术可以彻底切除肿瘤组织，达到最佳的效果。

第三，放化疗。非常可惜的是，有一部分患者没有早期发现，不能做手术。那么这些患者我们可能会推荐他去做放化疗。

第四，免疫治疗。免疫治疗是一个非常有效的治疗方式，尤其是针对气管鳞癌的患者。

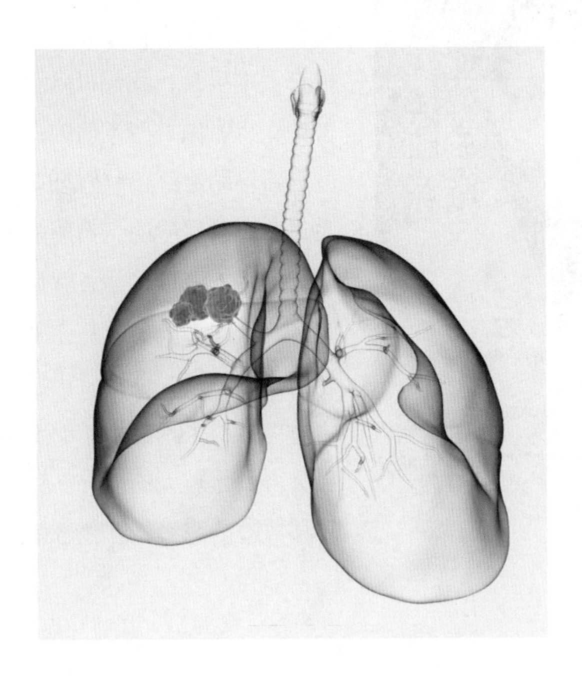

19 为什么有的胰腺癌术前需要辅助治疗

刘 辰 主任医师（复旦大学附属肿瘤医院 胰腺外科）

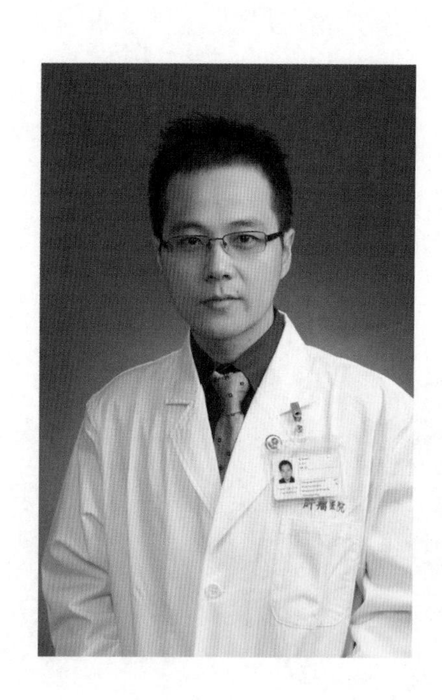

胰腺肿瘤很难在早期发现，大多数患者来就诊的时候已经是局部晚期或者说已经有远处转移了，那么这部分患者也没有失去手术机会，我们可以针对一部分潜在可切除患者做一些术前的系统性治疗，也就是新辅助治疗，希望他的肿瘤能够退缩。原来有血管侵犯的，希望能够从侵犯的血管退出来。这样的话，就达到了转化治疗的目的，患者就可以从原来的三期或者四期转化成二期，这部分患者如果做了化疗之后再进行手术，手术的安全性、根治性都会得到比较大的提升。针对一些有潜在转移风险的患者，在他术前的肿瘤标志物都比较高的情况下，我们也是希望患者能够做一些系统性的化疗，这样的治疗做了之后，可以消除体内的一些微转移病灶，然后再进行手术，那么他的肿瘤的根治性和效果也都会比较好。

很多胰腺患者刚查出来，心里很焦虑，建议这部分患者应该通过一些线上的手段，如线上的问诊平台，找到专业的医生、专业的医院咨询。线上的平台也可以上传影像学资料，让专业的医生进行一个比较全面的评估，决定你是不是需要马上手术，是不是一定要手术，这个是非常重要的。有了评估之后，再进行下一步比较详细的治疗策略的制定，这样病情也不会耽误和延迟。

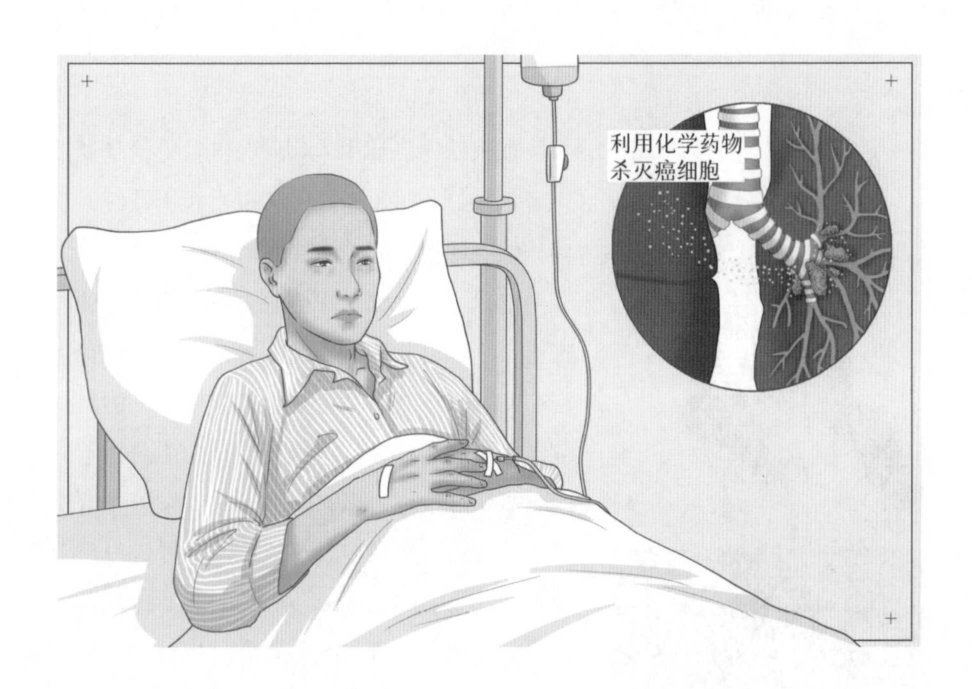

20 如何看懂癌症手术病理报告

扫描二维码
观看科普视频

何妙侠 主任医师
［海军军医大学第一附属医院（上海长海医院） 病理科］
李祎铭 住院医师
［海军军医大学第一附属医院（上海长海医院） 病理科］

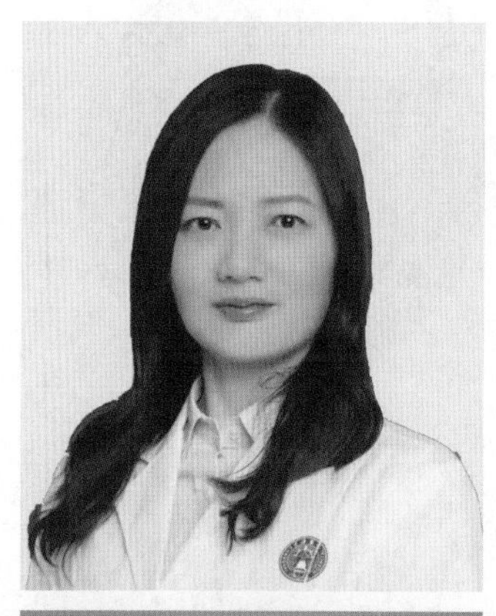

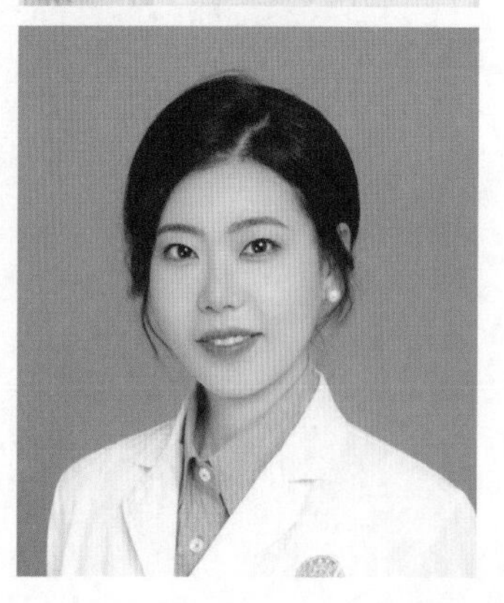

如何看懂癌症手术病理报告？无论是通过患者自助打印机，还是医生电子病历系统，拿到一份病理报告应关注哪些信息？

这是一份上海长海医院直肠癌格式化病理报告，下面就让我们一起来解读一下病理报告当中的各项内容。首先是标本类型，指的是标本来源于哪个器官。大体描述是医生对标本的肉眼观察和描述。取材明细则是病理医生取材的具体内容，并会对其逐一制成切片进行镜下观察，里面的 A、B、C 分别代表不同内容，也是长海医院病理科的特色取材模板，不仅充分取材，并且方便患者后期借阅或其他医院会诊时，也能清晰明了地看到每张切片所对应的内容。形态描述，包括肉眼观察到的肿瘤的位置、个数、大小以及形态，还包括通过显微镜观察病变处的细胞形态、组织结构。浸润深度则指肿瘤生长到肠管的哪一个层次，层次越深说明肿瘤侵袭能力越强，肿瘤的病理分期也就会越高。通过对肿瘤周边取材的镜下观察，可以判断有无侵犯神经、血管、淋巴管等。癌结节与肿瘤出芽都是提示肿瘤侵袭能力的重要指标，可以指导临床医生进一步治疗。切缘与比邻，简单来说代表肿瘤是否切除干净。淋巴结的转移，首先不同的标本分区不同，例如这类直肠癌标本，我们将其淋巴结分为 3 个区，肿物周 3/8 代表肿物周淋巴结找到 8 枚，其中 3 枚有转移，这将直接影响肿瘤的淋巴结分期，也就是 N 分期。N0 代表没有转移，Nc 代表没有淋巴结转移，但有癌结节。

接下来我们可以得到一张病理报告中最重要的两点：病理分级，高分化代表恶性程度低，低分化代表恶性程度高。病理分期：T 由浸润深度决定，N 由淋巴结转移情况而定，Mx 代表病理医生不能判断是否有远处转移，这需要影像和临床医生共同协作得出。对于不同的 TNM 分期，后续治疗和预后也会不同。免疫组化是帮助病理医生进行诊断的一种辅助检查，基因检测亦是为后续治疗提供了强有力的保障。结合以上内容，我们将得出最后的病理诊断，也就是您手中完整的病理报告。临床医生将结合这份报告为您进行下一步治疗。

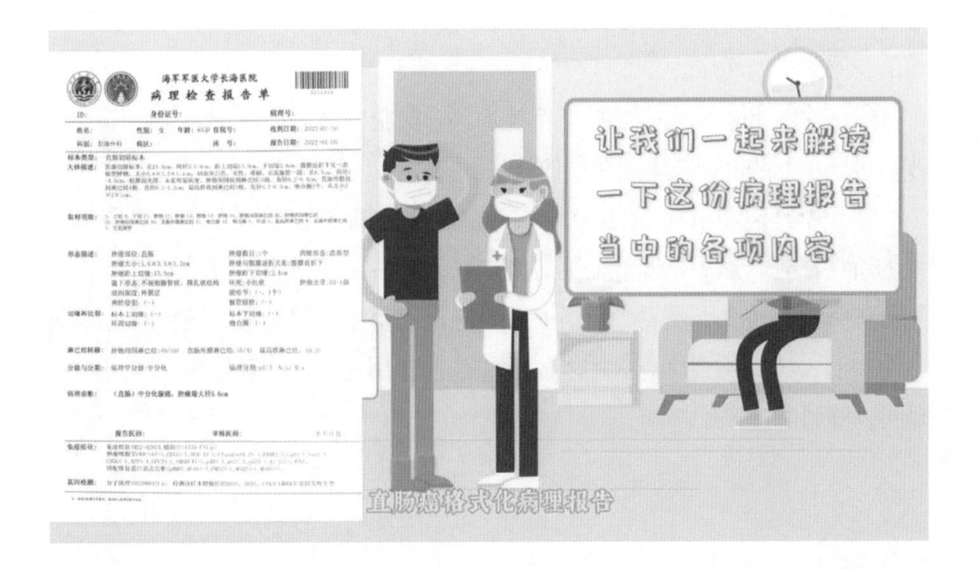

海军军医大学长海医院
病理检查报告单
ID: 身份证号: 病理号:
姓名: 性别：女 年龄：65岁 住院号: 收到日期:
科别：肛肠外科 病区: 床号: 报告日期:
标本类型：直肠切除标本
大体描述: [illegible]
取材明细: [illegible]
形态描述：肿瘤部位：直肠 肿瘤数目：1个 肉眼形态：溃疡型
肿瘤大小：5.6×3.5×1.2cm 肿瘤与腹膜返折关系：腹膜返折下
肿瘤距上切缘：13.5cm 肿瘤距下切缘: [illegible]
镜下形态：不规则腺管状，筛孔状结构 坏死：小灶状 肿瘤出芽: [illegible]
浸润深度：外膜层 癌结节：(+，1个)
神经侵犯：(-) 脉管癌栓：(-)
切缘和比邻：标本上切缘：(-) 标本下切缘：(-)
环周切缘：(-) 吻合圈：(-)
淋巴结转移：肿物周围淋巴结: [illegible] 直肠外膜淋巴结: [illegible] 最高群淋巴结: [illegible]
分级与分期：病理学分级：中分化 病理分期: [illegible]
病理诊断：（直肠）中分化腺癌，肿瘤最大径5.6cm
报告医师: 审核医师:
免疫组化: [illegible]
基因检测: [illegible]
让我们一起来解读
一下这份病理报告
当中的各项内容
直肠癌格式化病理报告

21

麻醉新技术，为患者手术保驾护航

扫描二维码
观看科普视频

（复旦大学附属华东医院 麻醉科）

今天就跟大家来介绍一下麻醉医生在手术室里究竟是做什么的。先来跟大家介绍几个麻醉领域做得比较好的技术。

第一个是大家比较熟悉的肺切除术的麻醉，我们会在超声引导下对支配肺部的神经进行麻醉阻滞，在这基础上用一个更小的喉罩从嘴巴插到咽喉部，它是不进气管的，所以用了这样一个技术后，在这个手术过程中，患者是睡着的，感觉不到疼痛。

第二个是 highflow 的呼吸支持技术，一些肥胖患者在做无痛胃肠镜的时候，可以用 highflow 技术来帮助他呼吸。

第三个是超声引导下的神经阻滞技术，我们能够在超声下准确地看到神经的所在之处，然后把麻醉药物打到神经的周围，使得患者对手术切口这一部分的疼痛感消失，然后少量给一些镇静药，手术当中患者就很自然地睡眠一个小时，感觉不到疼痛。手术后麻醉药物作用一过，轻轻地拍一拍患者，就可以睁眼醒过来了。

第六章 临床研究

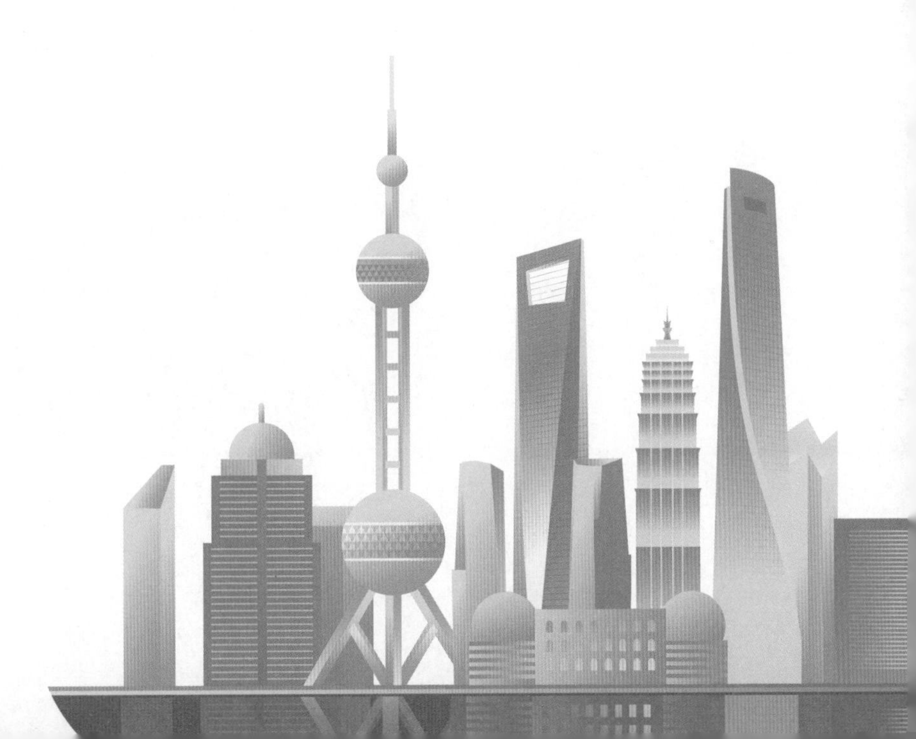

1

全息数据库＋免疫临床研究，给晚期肺癌患者提供新的治疗方向

周彩存 主任医师（上海市肺科医院 肿瘤科）

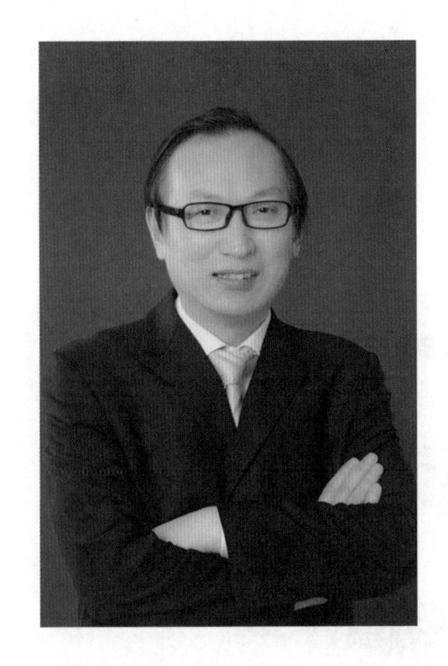

Q1：目前我国肺癌的发病情况如何？哪些人群易患肺癌？

在我国，肺癌是第一大瘤种。在大城市，每 3 ~ 4 个癌症死亡病例中就有一个与肺癌相关。我国最新数据显示，去年我国每年新发肺癌已接近 80 万，发病率非常高，且仍在上升；死亡率也在上升。若不加以控制，预计 4 年后，我国新发肺癌数量将超过 100 万，成为全球最大的肺癌发病国家。

从现状来看，导致我国肺癌发病率高的主要原因分为以下几个方面。

第一，吸烟群体。我国烟民众多，

其中男性群体占比 50% ~ 60%，而肺癌也较易影响抽烟群体。另外，现在女性吸烟人数也在增加，肺癌也悄悄地“跑进”这个群体中。据此，我们可以得出“肺癌可防、可控”的概念。假如大家都不抽烟，肺癌发病率就会降低，所以我们要强调禁止吸烟。

第二，老年群体。以上海人为例，过去上海人的平均寿命在 70 岁，现在已经能到 80 岁以上，一些老人在这一年龄段患上肺癌。

第三，环境因素。除了工厂化工污染，还有家庭污染——厨房、装饰材料、通风情况等问题都和肺癌发病有关系。而女性居家时间较多，患病风险也就相对较高。

Q2：为什么很多肺癌患者一发现就是晚期?

首先，肺有很好的储备功能，即使只有一半肺，也能较好地生存。若肿瘤较小，不影响肺功能，患者可能没有症状；同理，有的肿瘤长在肺周边，患者也有可能没有症状，这是因为肺功能较好。

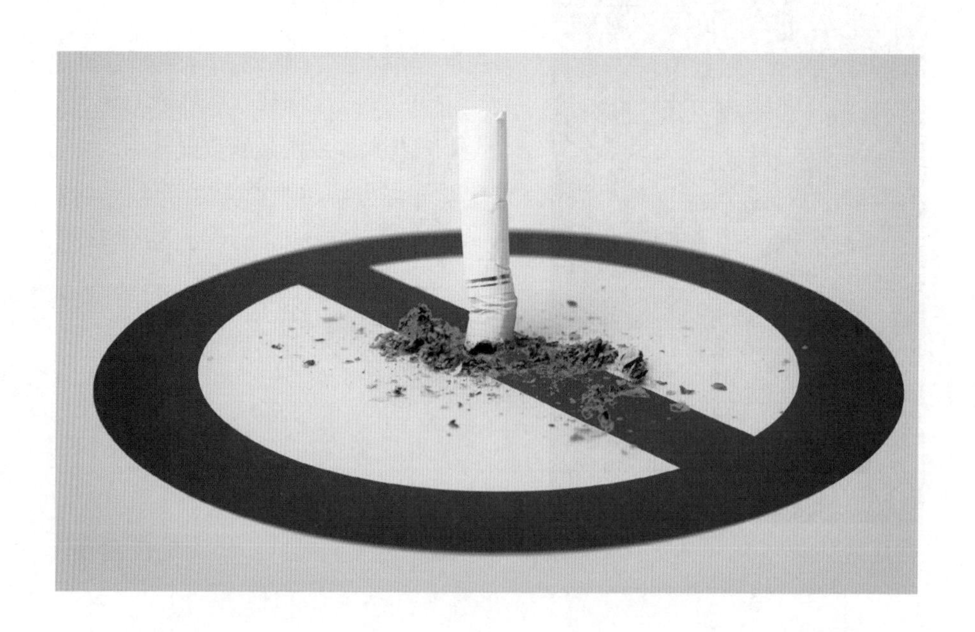

其次，肿瘤小，对肺功能、气道没有影响，则不会有咳嗽、咳痰的症状。所以往往发现时，肿瘤就已经转移扩散了。肺腺癌、长在肺周边的肿瘤，容易产生“儿比母大”的现象，即转移灶比原发灶大，这是肺癌的特征。因此，一旦患者出现症状，说明肺功能受影响较大，发生转移，这时的诊疗效果会较差。

针对肺癌，筛查是关键。肺癌往往是从小结节开始发展的，通过 CT 可以发现小结节，小结节鉴别诊断后，通过手术得以治疗。我们现在强调：肺癌可以早期发现、早期治疗。我们把戒烟称为一级预防，CT 筛查发现称为二级预防。

Q3：继手术、放疗、化疗等传统治疗手段后，免疫治疗正逐步应用，什么是免疫治疗？

实际上在外科手术、放疗、化疗后，紧接着出现的是靶向治疗，再之后是免疫治疗。老百姓口中的“抵抗力”其实就是免疫功能，但现在的免疫治疗和传统的免疫治疗有所不同——很多肺癌患者的抵抗力并不差，那就说明通常提及的免疫力对肺癌帮助不大。

现在免疫治疗的主要目标是采用 PD-1 或 PD-L1 单克隆抗体，阻止 PD-1 和 PD-L1 结合，就有可能把肿瘤细胞“消灭”。免疫治疗的概念，主要是根据免疫检查点信号传导通路的单克隆抗体来阻断免疫检查点信号传导通路，从而使 T 细胞功能得到恢复，来“杀死”肿瘤细胞。

区别于将癌细胞、骨髓细胞“杀死”，且毒副反应较大的化疗，以及封闭癌细胞信号传导通路，而产生其他信号传导通路不一致的靶向治疗，免疫治疗动员体内 T 细胞来“杀灭”肿瘤细胞，没有化疗和靶向的毒副反应，是一种绿色治疗模式。

Q4：《肺癌免疫治疗队列数据库和生物样本全息库的建设》中的数据库会纳入哪些样本？

一个患者的治疗方案是以以往患者治疗数据为依据的。为了将来的患者接受更好的治疗，患者应该有所贡献。患者如果符合信息库条件，建议签字同意参加，分享基础信息、抽烟习惯、生活习惯、病理检查，以及多组学的信息，根据疗效评价，找到标志物，为免疫治疗提供帮助。

另外，有的患者治疗效果不好，需要找到原发性耐药机制是什么；有的患者的治疗效果好，但出现耐药时，耐药机制又是怎样的。我们如何克服原发性获得性耐药机制，需要根据数据库数据来指导我们下一步的发展方向。

Q5：对国内肺癌治疗领域的发展有何展望？

从化疗时代、靶向时代开始就有很多标本库，但并没有产值，没有发挥新作用。而我们首先提出的免疫治疗标本库，对中国患者而言能够明确目标群体、疗效、耐药机制、治疗方案。假如上海的其他研究中心都能将数据共享过来，这样做的帮助会更大。

2 把临床研究数据库用到极致，为乳腺癌患者服务

邵志敏 主任医师（复旦大学附属肿瘤医院 大外科、乳腺外科）

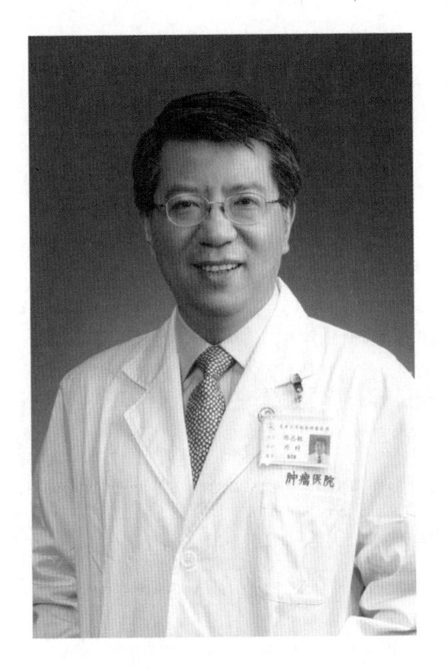

Q1：乳腺癌的发病风险与妊娠、哺乳、基因有关系吗？

大家都在探讨乳腺癌到底与哪些因素相关，但从我们多年的研究来看，乳腺癌的发病因素并不明确，究竟是什么因素直接导致乳腺癌的发生，并没有定论。但有一点非常明确，乳腺癌的发生与雌激素水平相对升高是密切相关的。任何因素导致体内雌激素的累积数量升高，都会相应地引起乳腺癌的发生。随着年龄增长，乳腺细胞就会暴露在更长时间的雌激素刺激之下，初潮时间过早、绝经时间过晚等因素，都会相应地提高乳腺癌发病率。

提到妊娠、哺乳，其实这对乳腺癌是一种保护因素。我们提倡自然的生育状态，该结婚就要结婚、该怀孕就要怀孕、该哺乳就要哺乳，这都是降低乳腺癌发病率的因素。

此外，乳腺癌还有一个比较明显的特征——遗传性。具有家族史、遗传基因变化的乳腺癌患病人群占 5% ~ 10%，在临床上经常会遇到这样的患者。而绝大多数患者（90% 以上）还是属于散发性乳腺癌，这与环境因素密切相关。

Q2：很多女性会有一些乳腺问题，如乳腺结节、乳腺增殖，这些乳腺疾病是否会癌变，导致乳腺癌？

提到乳腺疾病，我们就会关注筛查。一般 40 岁以上的女性开始进行乳腺癌筛查，做 B 超、拍钼靶，可以极大程度地发现早期乳腺癌，同时通过积极治疗可以降低乳腺癌死亡率。通过筛查干预发现的乳腺癌患者比自检发现的乳腺癌患者生存预后更好，死亡率下降 30% ~ 40%。因此，早期筛查对发现乳腺癌是十分重要的。

哪些乳腺疾病与乳腺癌相关呢？我们就要回到乳腺癌的高危因素。比如，我们通过活检发现不典型增殖或者乳头状瘤等癌前期病变，胸部放疗病史，这些都与乳腺癌密切相关。而小叶增殖、乳腺纤维腺瘤等与乳腺癌没有密切相关性。

Q3：您所在的项目课题组建立了上海市乳腺肿瘤重点实验室，并牵头制定和推广了中国乳腺癌诊疗规范和标准。请简单介绍一下。

上海市乳腺肿瘤重点实验室的建立主要是想通过临床研究、基础研究、转化研究等科学研究，发现乳腺癌的诊断、治疗相关的新技术，促进现有治疗水平。这当然也需要一个长期的累积，通过我们的基础研究，发现某些特定的好的靶点、好的药物，从而推广到临床上进一步应用，这是重点实验室的责任所在。

我们知道，手术并不是乳腺癌治疗的全部，为使患者获益，就需要综合性的治疗，如化疗、内分泌治疗、放射治疗、靶向治疗等。只有通过综合性治疗，才能更好地提高乳腺癌患者的生存质量。因此，中国抗癌协会乳腺癌专业委员会在2007年起就开始制定乳腺癌诊疗规范和指南，希望通过这样的行业规范，在广泛的专科领域、基层地区、非专科医院等单位的乳腺癌治疗能更加规范，使乳腺癌患者得到更大获益，使乳腺癌患者的生存得到保障。指南的制定就是要推动行业内乳腺癌规范化治疗，我们也将不断通过临床试验、精准治疗的努力，不断提高诊疗水平，制定指南再推广出去，这也是行业领军团队的职责所在。

Q4：生物样本库与传统病理组织保存有何不同？

生物样本库是一个全面的概念，不单单要求保留新鲜的组织样本和病理信息，还需要保留患者的临床信息和随访资料，如患者术后1年，他的状况究竟如何，到底是否存活，是无瘤存活还是带瘤存活，这些信息对于生物样本信息库而言非常重要。因此，一个完整的生物样本信息库涵盖患者的肿瘤样本（肿瘤标本和病理信息）、影像资料、临床资料、随访资料，这对于全面了解样本特征和治疗效果起到非常重要的作用，可以为临床队列提供非常重要的依据，也是临床研究非常重要的工具。

Q5：采集到的样本数据如何保证质量？

这就要提到生物信息库的质量管理和控制（Standard Operating Procedure，SOP）。在复旦大学附属肿瘤医院，有很严格的SOP把控，通过临床研究中心及伦理委员会严格审核准入并监控管理。而申康的这一项目包含了上海市多家医院，我们也要将SOP经验推广到其他医院，严格控制数据质量。

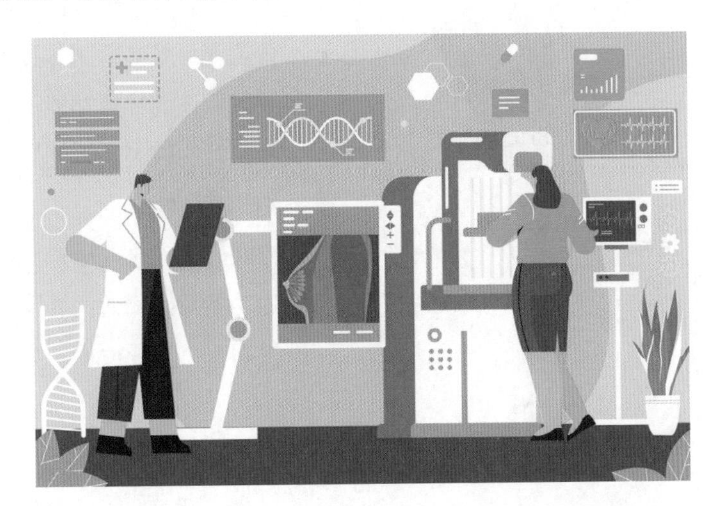

3 我们需要能和国际接轨的高质量脑卒中临床研究

扫描二维码
观看科普视频

刘建民 主任医师
［海军军医大学第一附属医院（上海长海医院） 脑血管病中心］

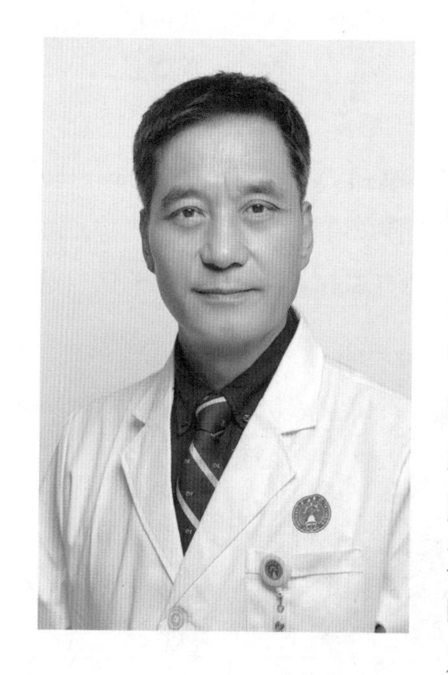

Q1：什么是脑卒中？我国脑卒中的发病率和死亡率如何？

脑卒中是我国成人致死致残的第一大疾病。为什么会这么严重？因为卒中是由于供应大脑细胞的血液循环发生了问题。如果说是栓子形成或者动脉硬化导致的血管闭塞，就会瞬间导致大量的脑细胞缺血缺氧，进而导致功能障碍和死亡。另外，脑血管的破裂会瞬间导致血液涌入大脑细胞和其间隙之间，一方面造成缺血，另一方面造成出血的压迫、刺激，导致脑细胞的功能障碍和死亡。因此，脑卒中具有高发病率、高死亡率、高残疾率的特点。如果我们没有针对病因进行治疗，又会有很高的复发率，所以具有“四高”的特点。正因如此，国家卫健委专门成立了国家脑卒中防治办公室，来推进我国以卒中为首的慢病防控体系。经过十多年的发展，应该说已经取得了显著的成效。

Q2：脑卒中会有哪些前兆？日常生活中如何做好自我识别？

卒中是突然发生的，突然发生一侧肢体的无力，或者一侧肢体的感觉障碍、语言障碍、视力障碍，严重的话可能会发生昏迷、意识丧失。其中，特别要提醒大众的就是，突然发生的相关的神经系统症状和体征，往往卒中的可能性是最大的。上海市闵行区中心医院的赵静主任专门研究了一套适合我们国人识别卒中的特别简单的方法，就是“卒中 120”。也就是说，首先看这个患者的一张脸，一伸舌头一呲牙，嘴巴歪了，看脸是否是歪的；其次，看两只胳膊、两条腿，一旦一侧肢体没有力气，或者说两条腿的一侧没有力气、不对称，这个时候，就要注意是不是患上了卒中。最后，容易忽视的症状就是患者突然的语言障碍，一说话嘴巴里像含着一颗红枣，表达不清晰。如出现以上三类症状，我们就要快速地拨打 120，送到有条件的医院。

Q3：许多医院设立了卒中中心，并开通了脑卒中急救绿色通道，为什么脑卒中发病如此凶险？

之所以我们国家要成立卒中中心，要建立卒中救治的绿色通道，最主要的原因就是大脑对氧的需求、对血液的需求是全身所有器官当中最迫切的，或者说是需求量最大的。反过来说，大脑对缺血缺氧的耐受性是最差的。如果一根血管堵塞，每堵塞 1 分钟，它所供应的脑细胞就会将近死亡 200 万个。因此对于卒中患者而言，一旦发生了缺血，怎样快速地将闭塞血管开通，是挽救患者生命、不留残疾最重要的治疗措施。所以说，正是因为脑细胞对缺血缺氧的耐受性极差，所以卒中一旦发生，我们就要在最短的时间内将闭塞的血管开通。现在开通的方法有药物的静脉溶栓和微创介入的动脉取栓。如果开通血管的时间太晚，即便是血管开通了，这些坏死的脑细胞依然不能挽救，所以依然会造成残疾和死亡。

如何在发病后最短的时间内将这种有效的治疗方法用到每一个患者身上，

这就需要我们建设快速反应的绿色通道，快速的卒中救治团队，同时要将院内和院前“120”进行很好的衔接。一旦知道有卒中患者要送到某一个医院的时候，就要有预警的机制，而这个机制就使得我们所有的诊断评估团队和治疗团队都做好准备。患者到达以后，要用最短的时间完成评估，最短的时间实施治疗，这就是建立绿色通道和卒中救治网络的意义。

Q4：该项目的建设目标之一是要建立脑卒中通用数据元素国家标准，这些元素具体涵盖哪些领域？代表何种意义？

我们国家的临床研究和发达国家相比，还是有较大差距的。而差距的核心是我们的数据不标准、不统一，所以数据质量非常低。为什么我们不能形成高级别的循证医学证据？原因就在于尽管我们做了大量的治疗、大量的手术，但是没有办法把做的数据慢慢地形成证据，而这个数据不能变成证据的核心原因就是数据质量太低。所以说，我们希望在上海申康医院发展中心所管辖的医院当中结合几家医院，在国际化数据标准的情况下，把最底层的数据进行标准化，而这个标准是能够采集到患者的基本信息，包括疾病的基本信息、发病的基本信息、诊疗的基本信息、实施治疗技术的基本信息。而这种信息的标准化、格式化是至关重要的。不管是在哪家医院实施治疗，或者是在同一家医院的不同学科实施治疗，我们最底层的数据，它是标准化的且是可以合并的，这样我们才可能在数据不断扩大的情况下回答同一个大家关注的问题，这就是标准化数据源的最重要的意义。

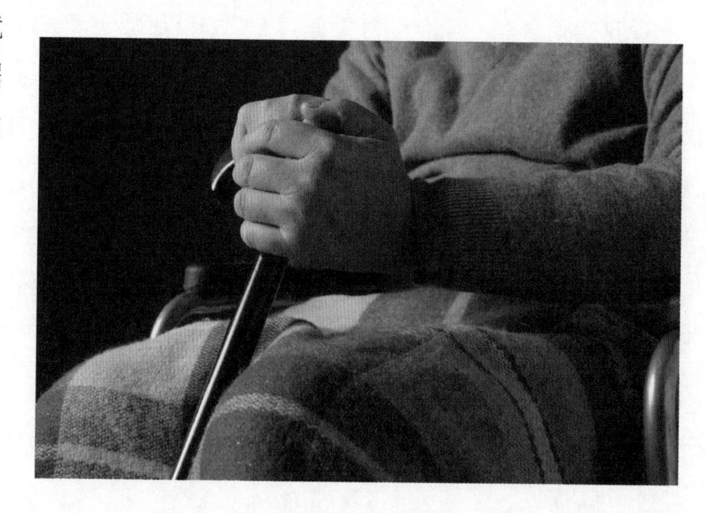

4

探索肺癌真实世界多组学精准诊疗，使肺癌“慢病化”

陆 舜 主任医师（上海市胸科医院 肿瘤科）

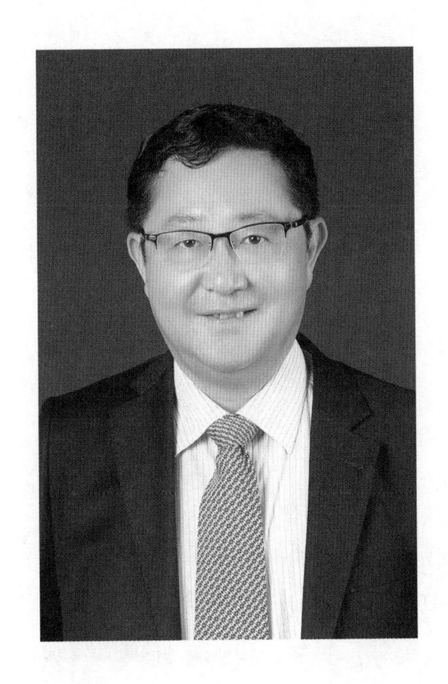

Q1：肺癌包括哪些类型？我国肺癌的发病率和死亡率情况如何？

从病理类型来讲，大致将肺癌分成两类。一类为小细胞肺癌，另一类为非小细胞肺癌。在非小细胞肺癌中又分成两大类，一类是鳞癌，另一类是非鳞癌；在非鳞癌当中，还包括腺癌、大细胞癌等。而现在肺癌的分类也越来越精准，另外还有一些相对罕见的类型，如肠型肺癌、胎儿型肺癌。主要的类型包括鳞癌、小细胞肺癌和大细胞肺癌。

现在我们已经不再满足于肺癌的病理分型，更注重于讨论肺癌的分子分型。

肺癌的分子分型目前在非小细胞肺癌当中已非常精准。我们根据不同的驱动基因大概可以分成EGFR突变的肺癌，ALK阳性肺癌，ROS1、BRAF、HER2、cMET、METex14跳跃突变等。

肺癌毫无疑问是人类肿瘤的第一杀手。尽管在全球来讲，乳腺癌已经超过肺癌成为全球第一高发肿瘤，但是在中国，肺癌不单是死亡率第一的肿瘤，也是发病率第一的肿瘤。在中国，每年肺癌新发病例有80万左右，是一个非常庞大的人群，对我们来讲，如何预防肺癌和治疗肺癌是一个非常重要的任务。

Q2：肺癌的治疗方法包括哪些？

肺癌的治疗分成两部分，一部分是局部的治疗，另一部分是全身的治疗。最经典的局部治疗包括手术和放射治疗，还有一些相对较少见的姑息局部治疗，包括局部的射频、冷冻、热疗等；肺癌的全身治疗，我们也称为系统性治疗，包括传统意义上的化疗、后来的分子靶向药物和最新的免疫治疗，当然，在中国还有中医中药治疗。

Q3：随着CT检查的普及，越来越多人因为在体检中查出肺小结节而感到恐慌，我们如何应对这一问题？

随着CT技术的普及以及人们对体检需求的提高，越来越多的人会接受CT检查，所以能够发现更多的小结节，很多患者就在体格检查中发现了毫米级的结节。但小结节不等于癌症，大部分小结节不是癌症，当然有一部分小结节可能是早期癌症或者是原位癌，但大家无须过度紧张，让专业人士来判断即可。

Q4：作为以数据为基础的精准医疗临床研究项目，如何高效处理数据？

申康中心要求，在该数据库建设的同时，应启动多项基于真实世界的临床研究，使得数据库不单是回顾性地收集数据，也有一些项目会进行前瞻性的数据收集，这样一来，数据的科学性就会更强。另外，我们在处理海量数据时，会使用智能化的工具。比如，我们会使用人工智能抓取技术，以及利用公共的社交平台来进行相应随访。

Q5：能否请您展望一下肺癌未来的治疗发展？

毫无疑问，肺癌研究是这两年发展非常快的一个领域，肺癌已经进入了精准的分子分型。因此，我想未来肺癌的研究一定是基于多组学的数据，并进行相应的治疗。我想说明的是，肺癌不是一种疾病，而是一组疾病，也不只是根据病理来分型，而是更为重要的分子分型、免疫分型，进而逐步达成肺癌更精细化的诊治，最终使肺癌成为慢性病，这才是肺癌未来研究的目标。相信在不远的将来，能够像高血压、糖尿病一样对肺癌以及转移性肺癌进行慢病的管理，实现长期的带瘤生存，我想未来是值得期待的。

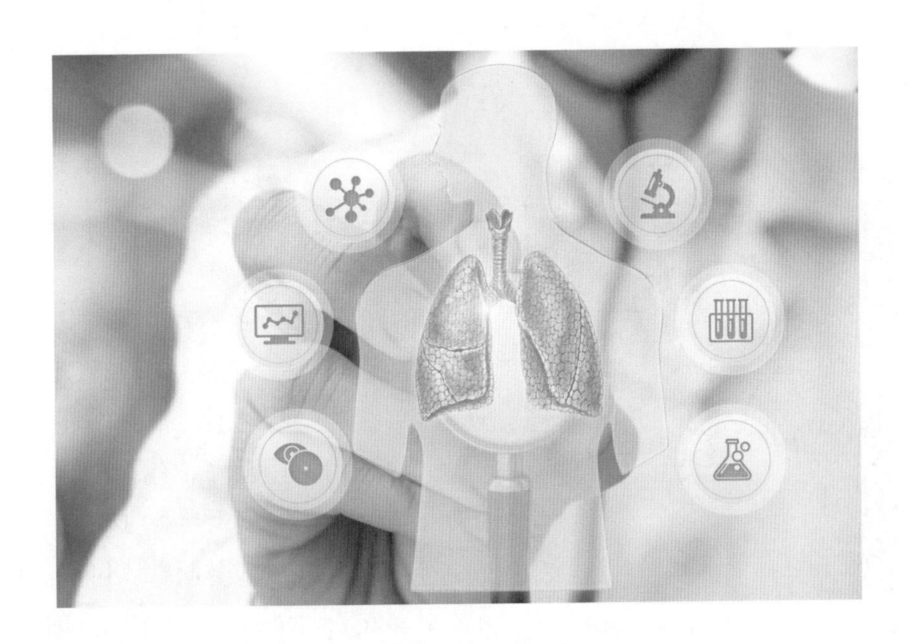

5

先试先行，做出重症肺炎临床诊治的上海方案

瞿介明 主任医师（上海交通大学医学院附属瑞金医院 党委书记）

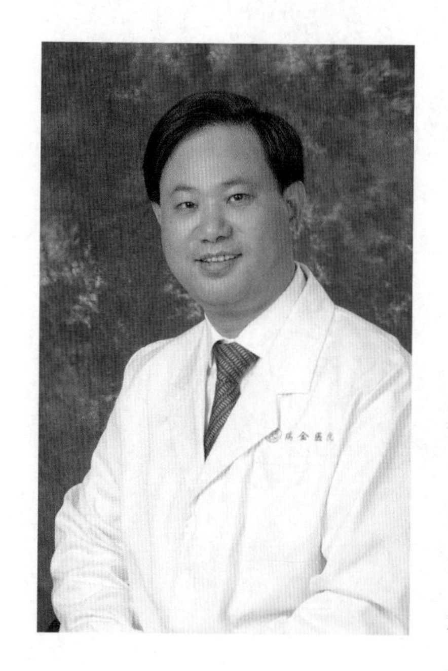

Q1：肺部异常表现是否一定是肺部疾病引起的？肺部感染是否会引起全身其他器官功能障碍？

事实上我们很多的患者在看病的过程中，可能是只做了一个相关的胸部 CT 检查。他拿着片子或影像检查报告来找医生看病，说他肺部有阴影了，有浸润的病灶了。这些患者大多会来呼吸科门诊，但是作为呼吸科医生，他的诊断思路不能只局限在肺部或是肺部疾病所导致的肺部的浸润病灶。思维只局限在肺的疾病所引起的是远远不够的。比方说我们碰到的很多自身免疫性疾病患者，除了全身免疫系统紊乱以外，其实相当多的比例可以在肺部有阴影、有浸润的表现。另外，血液系统疾病可能一开始是血液系统的症状出现或者不出现，但是它可以同时在肺部出现一种病变或浸润，同时也可以有呼吸系统症状。

Q2：胸片、CT、磁共振、PET-CT 等影像学指征是否是诊断和治疗肺炎的首要条件？

诊断肺炎非常重要的前提就是肺部的影像学检查，不管是原来的普通胸片还是现在的 CT，当然磁共振有时候也用在肺部的检查当中，但主要还是 CT。通过这样的影像学检查，在肺部看到浸润病灶，或者是实质性的，或者是间质性的，但肺部一定要有浸润的病灶。再加上临床症状，一般肺炎通常有发热、咳嗽、咳痰，痰经常是脓性痰，也有不少患者没有明显的临床症状，只是表现为胸部影像学有肺部异常的浸润病灶，再加上白细胞升高或者明显的下降，这样的情况也是可以诊断为肺炎的。

Q3：ECMO（体外膜肺氧合）是否是通气策略的“终极武器”？一般情况下，呼吸治疗的步骤包括哪些？

通常来说，体外膜肺氧合治疗不能说是终极治疗，但是确实是非常重要的，是替代肺脏功能，让肺脏得到足够的修复和休息的治疗技术。为什么不能说

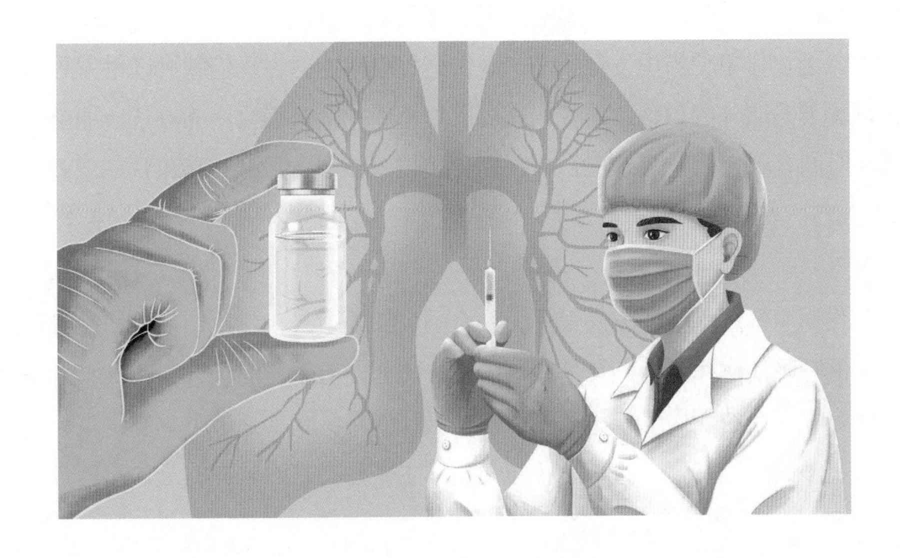

是“终极武器”？因为ECMO用在重症患者当中的时机非常重要，应在实时、精准、动态地评估下选择使用ECMO的时机。

机械通气的使用步骤一般是，第一步戴口鼻面罩或鼻面罩的无创机械通气，通过评估24～48小时治疗效果，如果效果不好，第二步应及时地转换为有创机械通气治疗，就是气管插管或者气管切开之后用呼吸机。如果通过有创机械通气2～3天的评估，效果仍然不好，第三步会用ECMO。整个程序基本上是按照无创机械通气到有创机械通气，再到ECMO。

但事实上，对于大量重症患者的诊治，未必完全都是按照这个程序。有些患者的病情进展很快，完全符合应用ECMO的条件，可以从无创机械通气直接到用ECMO，所以这不是一成不变的，而是应根据患者病情的进展变化来实时进行策略和步骤的调整。并且ECMO的应用也有一些使用禁忌证。

Q4：建立生物样本数据库与临床专病数据库对于出现不明原因的肺炎病例时的鉴定和流行病学管理工作有哪些现实意义？

事实上，对于新发的呼吸道传染性疾病，我们如果有一个多中心的临床数据库和样本库入组单位，就可以在第一时间收集临床病例和样本，那它可以为我们第一时间通过标本的有效方法检测寻找新发病原体，能够在最早时间找到我们现有基因组合（Panel）之外的病原体存在，也就是现有的Panel检测结果阴性，但是患者又是重症肺炎，那我们就可以触发警报。比如说在我们的入组协作单位当中发现了2～3例这种现象的话，我们就可以触发可能出现新发病原体的预警，那我们就可以用全新的全基因测序的办法，能够在第一时间有靶向性、有针对性、有目标性地去确定新发呼吸道传染病的患者。

Q5：在把上海呼吸专科的先进性推广至全国的工作上，有哪些展望？

作为中华医学会呼吸病学分会的全国主任委员，我想我们首先要对我们国家的呼吸疾病体系，尤其是在诊治能级方面能有明显的提升；其次，对我们国家呼吸系统疾病临床研究整体的能级和水平，尤其是多中心的研究，能够出更多的中国方案，这也是我作为全国主委要去着力推进的工作。但是，在全国范围内推广必须要有更多的先行先试，有更多有效的成功经验能够借鉴，这样在全国推广的时候能够更凸显出效果和作用，可能成效也会更明显。所以从这样一个角度思考上海，尤其是对于申康医院发展中心的临床研究项目，上海的呼吸学界包括我们瑞金医院需要在临床研究方面都做很好的规划和布局，包括像我重点研究的肺部感染领域，除了重症肺炎的“两库”多中心的项目以外，也在对慢性肺部气道疾病，如慢阻肺、支气管扩张、肺间质纤维化等积极探索全新的临床治疗手段。如干细胞、干细胞有效成分外泌体、支气管的基底干细胞，我们都开展了一系列临床研究的工作，而且都是多中心的，覆盖上海地区很多医院的呼吸科与危重症医学科，共同来推进多中心的研究。另外，我们医院牵头组建上海血栓疾病和肺栓塞的 VTE 防治联盟，已经扩展到 73 家医院。这对我们整体的医疗安全、医疗质量，对血栓和肺栓塞疾病的“促、防、诊、控、治、康”起到积极推动作用；同时，通过这样一个联盟的建立，我们在联盟当中开展一系列的临床研究，取得了很好的经验并且加以推广。通过临床研究之后，一些关键的科学问题的研究发现，形成上海方案、中国方案，也会造福于民众。

6

让沉默的临床数据“活”起来，我国宫颈癌防治工作任重而道远

华克勤 主任医师（复旦大学附属妇产科医院 前党委书记）

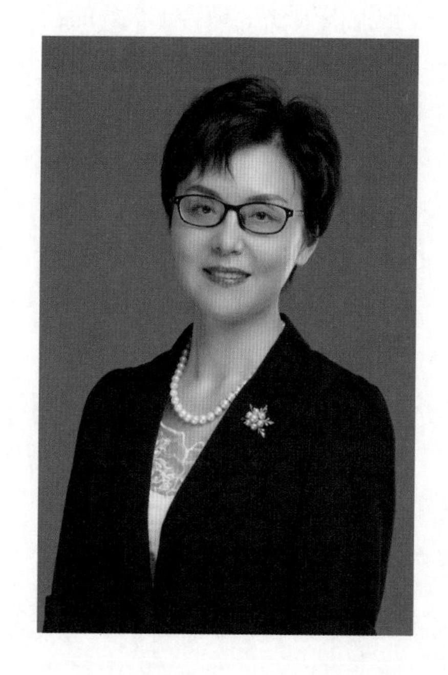

Q1：宫颈癌的高危患病人群有哪些？该病有哪些早期症状？

宫颈癌的高危患者主要包括相对比较早就出现性生活的人群，比如说年龄小于16岁有性生活的，或者有多个性伴侣的；还有一些患者长期使用免疫抑制剂，如器官移植的患者，或者是艾滋病患者，这些人相对来说就是宫颈癌的高危人群。

这一疾病的早期症状一般来说都不太明显，可以出现白带的性状改变，会有水样白带，或者在性生活后出血，或者是通过妇科检查，医生的手套上看到有血染，这些是该病的早期症状，如果是比较典型的话，就会有不规则的阴道流血。

Q2：接种了 HPV 疫苗还会患宫颈癌吗？

接种了 HPV 疫苗，并不代表绝对不患病。HPV 疫苗分为二价疫苗、四价疫苗和九价疫苗。相对来说，打了九价疫苗的大概可以预防 90% 的宫颈癌，但还有 10% 的宫颈癌是不能覆盖的；对于打了二价和四价疫苗的群体，大概可以预防 70% 的宫颈癌，但还有 30% 的概率可能会患病，所以说即使接种了 HPV 疫苗，也并不是说绝对不患病，所以我们还要通过二级筛查手段来进行早期诊断，了解是否出现了癌前病变，这样可以早期干预，来阻止病情的进展。

Q3：衡量宫颈癌筛查结果的关键指标是什么？

宫颈癌的诊断要符合三阶梯的诊断原则，包括细胞学、阴道镜和组织学。筛查的过程主要指宫颈癌细胞学筛查和 HPV 病毒检测。在我国的健康政策方面，要求在 2030 年达到三个数字：第一个数字是在一级预防方面，要求年龄小于 15 岁的女性中，有 90% 的人群能接种宫颈癌疫苗。第二个数字是针对二级预防，要求 35 ~ 45 岁的女性能够达到 70% 的宫颈癌筛查覆盖率。第三个数字是针对三级预防，对于已经患宫颈癌的患者，要求 90% 得到合理的治疗。在 2030 年要达到这样的要求，对我们中国来说是任重而道远的。

目前来说，我们国家的宫颈癌筛查工作并不是非常完善，还远远不足以达到这样一个水准，所以希望通过我们宫颈癌的专病数据库和标准化的字段，以及格式化的病史的书写，能够更加完整、准确地提供患者的相关信息，并且基于大数据的分析和人工智能的辅助方法来帮助患者进行诊断，进行分流和分级管理，从而避免过度的检查和治疗，更便于对早期患者进行及时的管理。此外，宫颈癌专病数据库，对宫颈癌术后患者宫颈残端的细胞学检查，以及我们通过妇科检查对外阴或者肛周疾病的随访同样是有一定的警示意义，能够实现预防、诊断、治疗、随访这样一个全流程的一体化的管理。

Q4：宫颈癌有哪些治疗方法？手术治疗是否需要全切子宫？

接种 HPV 疫苗是一级预防，筛查是二级预防，宫颈癌的治疗其实是三级预防的概念。宫颈癌治疗需要了解患者的年龄、是否有生育的需求，以及病理类型和是否有保育的愿望。比如说患者处于早期病变，我们完全可以通过一些比较小的手术切除病灶，并可保留子宫，还可以孕育生命；如果已处于相对较晚的阶段，而且是一种特殊类型的宫颈癌，如神经内分泌腺癌，或是微偏腺癌，这种相对来说恶性程度比较高的腺癌就不适合保育，所以还是要根据不同的患者的需求来决定究竟采取什么样的治疗方法。

宫颈癌的治疗，包括手术治疗和一些辅助治疗手段，如化疗和放疗。我们要根据患者的期别来决定手术的具体方法，如果是一个 IB_1 的宫颈癌，不单单要做全子宫的切除，还要做广泛的子宫切除，也就是指在切除子宫的过程中还要切除宫旁 2 ~ 3 厘米距离的组织及阴道的一部分组织，这样才能保证病灶完全切除，而且能够减少手术后复发的概率。

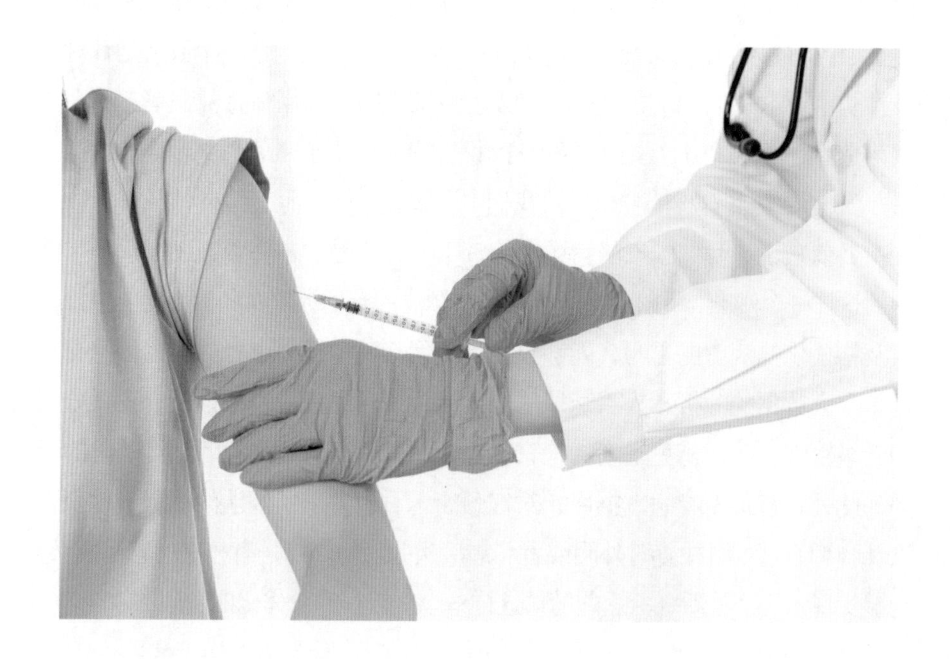

第七章 云端开放

——便民利民

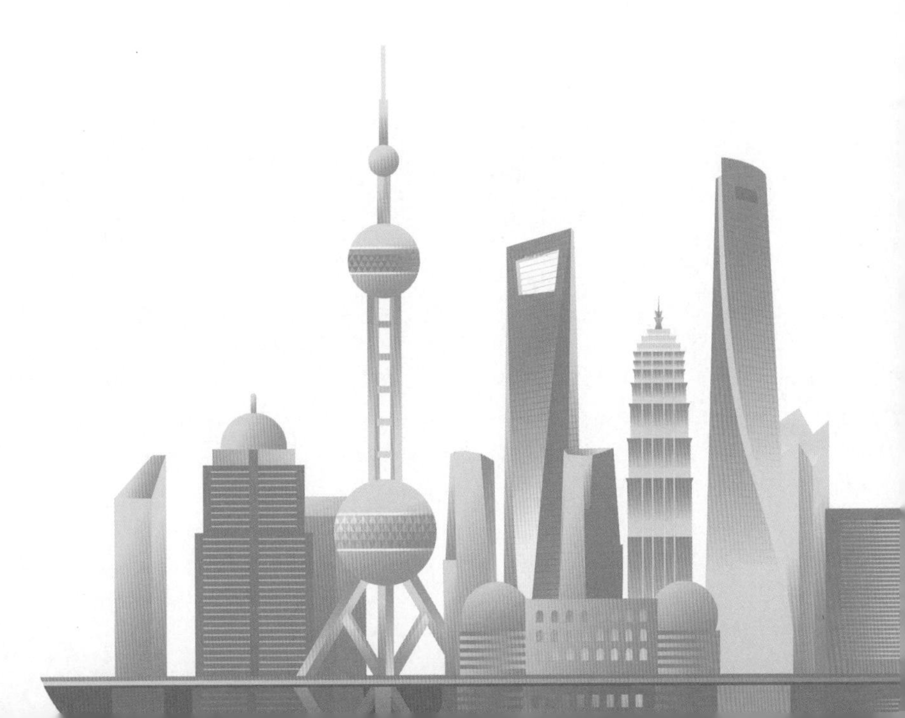

1 精准预约，智能分诊

（上海交通大学医学院附属瑞金医院）

作为率先实现100%在线预约的医院，上海交通大学医学院附属瑞金医院利用大数据、人工智能等技术，测算分析专家接诊历史数据，提升预约时段精度在30分钟内，部分科室在15分钟内。上海市在便捷就医服务数字化转型工作专班牵头下，依托于随申办、上海医联平台，通过全市所有医疗机构的数据互联互通，在全国率先完成省级号源池的统一，全市所有医院目前预约时段都已缩短到30分钟以内。

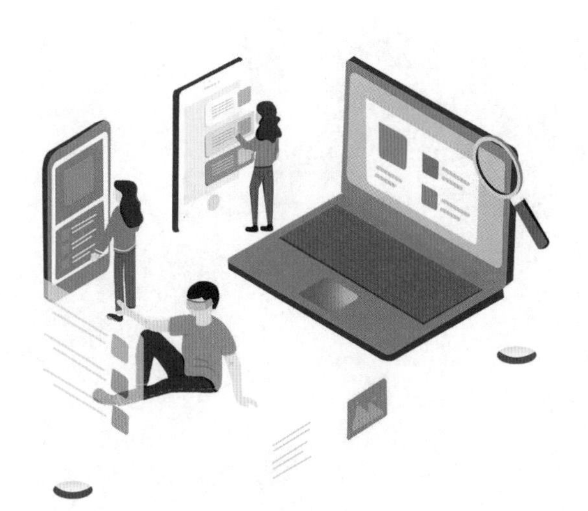

“我最近血糖有点高。”基于自然语义分析，结合患者个人电子健康档案、当前症状、专科和专病及历史接诊数据，为其提供个性化分诊推荐，帮助患者快速找到最适合的专科就诊。

2 用药安全“守门人”，构筑用药“铁三角”

（上海市第一人民医院）

临床药师是患者用药安全的守门人，在患者用药过程的头—尾—中间，有着极具分量的话语权。头是指药师第一次接触患者时的药物重整，以获得患者完整的院外用药清单，与目前正在应用的药物比较，判断用药是否一致或合理的规范化过程。

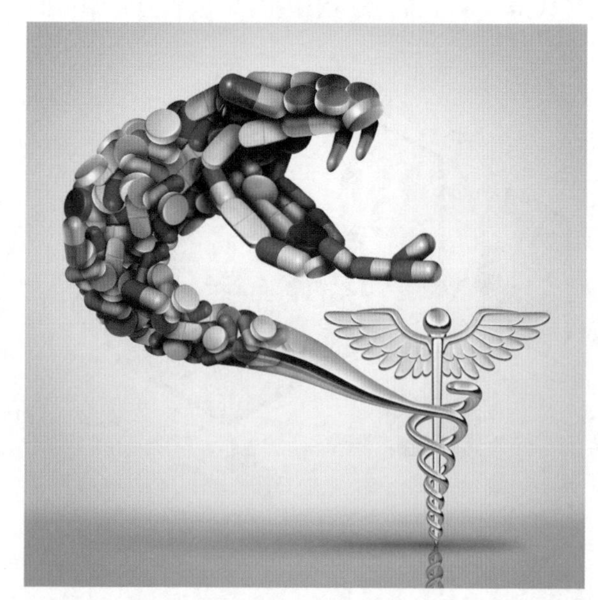

中间是指药师参与患者用药方案的制订、对医嘱进行审核及血药浓度的监测，保障患者用药安全。临床药师与医生、护师组成的多学科的临床医疗团队，充分发挥各自专业特长，医嘱审核功能实时嵌入医师处方过程，最大限度避免了不合理用药。

临床药师既参与了临床科室的工作，同时也履行了临床药学科原有的专业职能。药物的剂量对于疗效有着“增长一分则长、少之一分则短”的高度敏感性，因此需要监测药物在患者血液中的浓度来评价疗效，并给出合理用药方案。

尾指的是临床药师对出院患者、门诊患者、院外患者的用药宣教。以“合理用药”为核心，通过医药联合门诊和微信公众号，连接线上线下、院内院外，全方位开展合理用药宣教工作，保障患者用药安全。

市一医院形成了一支由临床医生主导、临床药师监督、一线护士参与的完整诊疗服务“铁三角”环路。

3

线上就医大不同，互联网医院带来便捷就医体验

（上海市第一人民医院）

互联网医院简单来说就是复诊不用出门，在家就可以实现看病配药。以上海市第一人民医院互联网医院为例，它与线下门诊会有以下 4 点不同。

第一，看病方式不同。对于互联网医院，你不需要出门，只要在家通过手机就可以跟医生进行连线，交流方式也有很多，文字、视频、电话都可以。

第二，预约方式不同。这里要分清，虽然都叫线上预约，可选择会有 2 个，你要出门去医院看病的，请选择线下服务，你要在家进行复诊看病的，一定

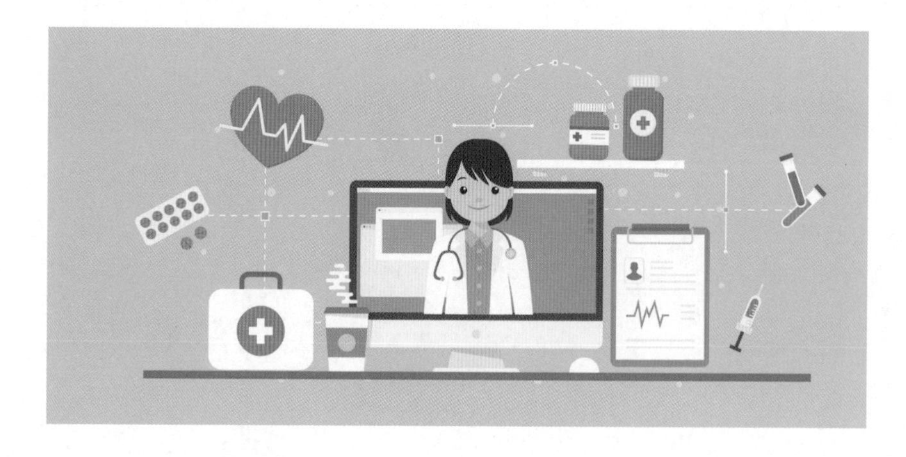

要选择互联网医院。

第三，检查预约不同。以前要跑好几个地方，现在方便了，数据跑人不动，医生通过互联网医院给你开具了检验、检查之后，你在手机上付费，付费之后就可以通过手机来预约时间了，到时直接去检查就好。

第四，药品配送不同。互联网医院的药品，你可以选择物流配送上门，也可以到医院的窗口来自提。

线上就医有疑惑，不要急，你可以随时拨打我们的热线电话：4006168166。